Vera A. Parnes

Krebsviren

Suche — Gedanken — Theorien — Ausblick

Vera A. Parnes

Krebsviren

Suche — Gedanken — Theorien — Ausblick

Autorisierte Übersetzung

In deutscher Sprache herausgegeben von
Dr. med. Ulrich Bergmann

Akademie-Verlag · Berlin
1983

Originaltitel: В. А. Парнес
В поисках вируса рака
Издатаельство ,,Наука"

Aus dem Russischen übersetzt von
Dr. sc. Peter G. Klemm

Erschienen im Akademie-Verlag, DDR-1086 Berlin, Leipziger Straße 3—4

Lizenznummer: 202 · 100/475/83
Printed in the German Democratic Republic
Gesamtherstellung: VEB Druckhaus ,,Maxim Gorki", 7400 Altenburg
Lektor: Christiane Grunow
Einbandgestaltung: Eckhard Steiner
LSV 2705
Bestellnummer: 763 058 7 (6679)
03200

Zum Geleit

Die Geschwulstauslösung durch Viren ist gegenwärtig eines der aktuellsten Probleme der Krebsforschung. Deshalb ist das Buch von Frau Dr. V. A. Parnes, die den Versuch unternommen hat, die oft sehr dramatische Entwicklung dieser Forschungen aus historischer Sicht darzustellen, ein sehr begrüßenswertes Vorhaben. Als Schülerin und Mitarbeiterin zweier bekannter sowjetischer Virologen, nämlich ihres ersten Lehrers N. F. Gamaleja sowie anschließend von Lew Silber, dessen Mitarbeiterin sie auf dem Gebiete der onkogenen Viren über mehrere Jahrzehnte war, besitzt sie volle Kompetenz für die Abfassung einer solchen Monographie. Gleichzeitig wird diesen beiden verdienstvollen Sowjetwissenschaftlern mit diesem Buch ein ehrenvolles Denkmal gesetzt.

Das Buch ist trotz der schwierigen Materie von allgemein verständlichem Charakter, insbesondere auch durch die Einbeziehung vieler biographischer Daten. Damit dürfte es nicht nur für die speziellen Fachleute aus dem Kreise der Mediziner und Naturwissenschaftler, sondern auch für viele interessierte Laien eine willkommene Lektüre sein. Das Buch informiert über die gesamte historische Entwicklung der Erforschung der geschwulstauslösenden Viren von den ersten in ihrer Bedeutung lange verkannten Ergebnissen der Anfänge dieser Forschungsrichtung zu Beginn unseres Jahrhunderts bis zur Gegenwart, in der diese Thematik ein Höchstmaß an Aktualität erreicht hat. Das Erscheinen dieses Buches ist auch deshalb zu begrüßen, weil es Gelegenheit bietet, sich über die von sowjetischen Forschern geleisteten Beiträge zu dieser wichtigen Thematik der Krebsforschung umfassend zu informieren. Weiterhin dürfte so mancher Studierende der Medizin und der verschiedenen naturwissenschaftlichen Fächer durch die Lektüre dieses Buches dazu angeregt werden, sich auf dem späteren Berufsweg vorrangig der Forschungsarbeit zu widmen. Aus diesen Gründen müssen wir der sowjetischen Kollegin für ihre Mühe, die sie mit der Abfassung dieser Monographie auf sich genommen hat, dankbar sein.

Arnold Graffi

Vorwort

In den letzten Jahren hat das Problem des Anteils von Viren an der Entstehung von Tumoren allgemeines Interesse gefunden. In Zeitschriften und selbst in Tageszeitungen erschienen viele Artikel zu diesem Thema. Es interessiert viele, ob es ein Krebsvirus des Menschen gibt, wie die Suche danach vor sich geht, zu welchen Ergebnissen sie bisher geführt hat und was die weiteren Aussichten sind. Bisher gibt es jedoch bei uns kein populärwissenschaftliches Buch, das dem interessierten Leser, nicht dem Spezialisten, helfen könnte, sich im Wesen dieses komplizierten Problems zu orientieren. In dem Bemühen, diese Lücke zum Teil zu schließen, sind wir auf ein Problem eingegangen, auf die Suche nach onkogenen Viren. Weshalb wurde gerade diese Wahl getroffen?

Es ist bekannt, daß onkogene Viren existieren und bei Fröschen, Vögeln, Nagern, Haustieren und Affen natürliche Tumoren erzeugen. Der Mensch stellt natürlich keine Ausnahme dar. Bisher wurde jedoch noch kein Virus isoliert, das bei ihm Krebs erzeugt. Die Ermittlung des Kausalfaktors einer Krankheit ist jedoch immer das Zentralproblem ihrer Bekämpfung. Solange dieser Faktor nicht gefunden ist, tasten sich die Wissenschaftler nur durch das Labyrinth des Problems, während seine Entdeckung ihnen den „Ariadnefaden" in die Hand gibt und ihnen ermöglicht, rasch und sicher auf das Ziel loszugehen.

Über die verschiedenen onkogenen Viren gibt es heutzutage bereits soviele Erkenntnisse, daß sie einen speziellen Zweig der Wissenschaft bilden, der als Onkovirologie* bezeichnet wird. In dieses Buch haben wir lediglich diejenigen Informationen über Viren aufgenommen, ohne die es unmöglich ist, die Erfolge und Mißerfolge bei der Suche nach dem Krebserreger des Menschen zu beurteilen.

In der Onkovirologie gibt es, wie in jeder sich stürmisch entwickelnden Wissenschaft, neben gesicherten Vorstellungen auch viel Strittiges. Eben das macht auch den Hauptinhalt des Buches aus. Im Unterschied zu einem Lehr- oder Handbuch findet der

* grch. onkos — Geschwulst, logos — Wissenschaft

Leser nicht selten auch Fragen, die noch nicht oder noch nicht eindeutig beantwortet werden können. Weshalb sind wir auf sie eingegangen? Für die Wissenschaft bedeutet die Fragestellung schon sehr viel. Um eine Frage aufwerfen zu können, ist ein bestimmter Kenntnisstand erforderlich. Erst wenn die Frage formuliert ist, kann man ein Experiment anstellen.

Einige Worte zur allgemeinen Struktur des Buches. Die ersten drei Kapitel führen den Leser in das Wesen des Problems ein. In ihnen wird die Mehrzahl der verwendeten Termini erklärt. Bei der ersten Erwähnung werden sie kursiv hervorgehoben. Vom vierten Kapitel an wird der Text komplizierter. Die letzten Abschnitte befassen sich mit allgemein-theoretischen Fragen, die weitgehend die Forschungsrichtungen bestimmen.

In Petit sind einige besonders komplizierte Methoden und Details gedruckt, deren Kenntnis für das Gesamtverständnis der Darlegungen nicht zwingend ist. Diese Abschnitte sind also für den mit der Materie vertrauteren Leser bestimmt.

Dem Buch ist ein kleines Wörterverzeichnis angefügt.

Die Verfasserin wird ihre Arbeit dann nicht für vergebens halten, wenn das Buch in gewissem Maße die Mühen der Wissenschaftler deutlich macht, das Rätsel des Krebses zu lösen, und zeigt, daß sich die Wissenschaft langsam, aber unaufhaltsam dem Sieg über den Krebs nähert.

Für die kritische Durchsicht des Buches dankt die Autorin den Professoren W. I. Iwanow, I. A. Rapoport, W. P. Efroimson, den Kandidaten der Biologischen Wissenschaften L. G. Asowa, J. A. Parnes und M. A. Schljankewitsch und für Hilfe bei der Arbeit an dem Buche Z. N. Sagalskaja, J. W. Leontjewa, D. M. Lewina, J. D. Tschchataraschwili, M. A. Belkina sowie den Mitarbeitern der Staatlichen Lenin-Bibliothek O. N. Andrianowa und W. A. Suchowerko.

Sie dankt ferner allen sowjetischen und ausländischen Kollegen, die ihr auf ihre Bitte hin ihre Photographien, biographische Angaben sowie ihre letzten Artikel und Referate übersandten, sowohl bereits veröffentlichte als auch noch im Druck befindliche.

Vorwort zur deutschen Ausgabe

In den sechs Jahren, die seit Erscheinen des Buches vergangen sind, hat sich vieles in der Onkovirologie verändert.

Im Vorwort zur japanischen Ausgabe schrieb ich: „Das Buch ‚Auf der Suche nach dem Krebsvirus' ist eine Art ‚Momentaufnahme' des Standes der Lehre von den onkogenen Viren, die in ihrer Entwicklung neue Richtungen begründet und neue Möglichkeiten für die Suche eröffnet." Nunmehr, da ich in das Buch die Beschreibung der grundlegenden Erfolge auf diesem Gebiet aufgenommen habe, die Identifikation der Onkogene der Hauptklassen der Viren sowie die Bestimmung der Eiweißprodukte dieser Gene, könnte ich dieselben Worte wiederholen. Denn die Wissenschaft ist in ständiger Entwicklung. Vor ihr liegt die Entdeckung des Mechanismus der Umwandlung einer normalen Zelle in eine Tumorzelle unter dem Einfluß eines Virus, eine Aufgabe, der die Wissenschaftler ständig näher kommen, indem sie zahlreiche Experimente anstellen, immer neue Befunden zusammenzutragen und darauf Hypothesen und Theorien aufbauen. Ihre Lösung wird erheblich dazu beitragen, den Anteil von Viren an der Ätiologie des Krebses beim Menschen aufzuhellen.

Natürlich hängt der Fortschritt der Onkovirologie, wie der anderer Wissensgebiete auch, vom Informationsaustausch ab, vom Kontakt der Wissenschaftler verschiedener Länder miteinander.

Die Geschichte unserer beiden Länder kennt Beispiele sehr enger Beziehungen zwischen Vertretern der Wissenschaft. 1972 veröffentlichte ich im Verlag „Wissenschaft" ein Buch über den deutschen Wissenschaftler Anton de Bari. Sein Schüler und enger Freund, mit dem er gemeinsam Arbeiten veröffentlichte, war mein Landsmann Michail Stepanowitsch Woronin.

Woronin hatte als erster die Idee entwickelt, an der Entstehung des Geschwulstwachstums sei ein exogenes infektiöses Agens beteiligt. Das war bereits im Jahre 1866. Seine Arbeiten wurden in deutscher Sprache in Deutschland gedruckt.

In unserem Lande sind die deutschen Forscher gut bekannt, die am Anfang der Entwicklung der Onkologie zur Entwicklung ihrer verschiedenen Gebiete erhebliche Beiträge geleistet haben: Robert Remak und Karl Thiersch, Rudolf Virchow und Julius Cohnheim, Ludwig Rehn und Artur Hanau, Jacob Wolf und Max Borst, Theodor Boveri und Otto Warburg, Friedrich Recklinghausen und viele andere.

Ihre Bücher wurden ins Russische übersetzt und in Rußland gelesen, studiert und diskutiert. Diese Tradition hält an.

Es ist mir sehr angenehm, daß mein Buch auch den deutschen Leser erreicht. Ich habe in ihm von den Bemühungen, Bestrebungen, Versuchen, Gedanken und Theorien talentierter Forscher verschiedener Länder berichtet, die gemeinsam den Krebs attakkieren. Freilich gibt es „etwas, das höher steht, als die Wissenschaftler, selbst die genialen, das ist die Wissenschaft selbst in ihrem evolutionären Angriff". Sie hat das letzte Wort.

Zutiefst zu Dank verpflichtet ist die Verfasserin den Doktoren der Wissenschaften L. L. Kisseljow und M. A. Schljankewitsch, die sich freundlicherweise bereit erklärten, die Veränderungen und Ergänzungen zum Buche sorgfältig durchzusehen, und denen sie eine Reihe wertvoller Bemerkungen verdankt.

V. A. Parnes

Vorwort des Herausgebers

Die virale Genese der Krebsentstehung ist neben dem Bereich der chemischen Kanzerogenese in jüngster Zeit immer mehr in den Mittelpunkt der experimentellen Krebsforschung und der Klinik gelangt. In Verfolgung der neuesten Ergebnisse und Theorien scheint der Augenblick nicht mehr fern, daß Wege zur klinischen Anwendung der gefundenen experimentellen Erkenntnisse gefunden werden.

Genetik und Immunologie scheinen hier entscheidende Ansätze und Erkenntnisse zu liefern.

Die Besonderheit dieser Monographie der Frau Prof. Dr. V. A. Parnes ist es, die Komplexität der Aufgaben der Onkovirologie zu umreißen, sie darüber hinaus interessant, didaktisch klug gegliedert darzustellen und dabei die Leistungen vieler Pioniere auf diesem Gebiet zu würdigen.

Mit dem Engagement der Wissenschaftlerin und erfolgreichen Forscherin, die sich als ein Glied in der Kette verdienstvoller Forscher ihrer Heimat und der Welt sieht, welche sich dem Kampf gegen die Krebskrankheit in ihrem Leben, Arbeiten und Forschen verschrieben haben, hat sie in vollendeter Form ein im besten Sinne populärwissenschaftliches Buch geschrieben.

Auf Anregung unseres hochverdienten Nestors der Onkovirologie Prof. Dr. A. Graffi übernahm der Akademie-Verlag-Berlin die Herausgabe dieser Monographie, damit nicht nur die Leistung der

Frau Prof. Dr. V. A. Parnes und ihrer Lehrer Prof. Dr. N. F. Gamaleja und Prof. Dr. L. A. Silber, sondern die Verdienste vieler Forscher auf diesem Gebiet ehrend.

Es war mir deshalb eine hohe Ehre und Verpflichtung, die mir von Prof. V. A. Parnes und Prof. A. Graffi übertragene Aufgabe der deutschsprachigen Herausgabe dieses Werkes zu übernehmen.

Dem interessierten Fachwissenschaftler, dem Studenten, wie auch dem Kreis der praktizierenden Mediziner und engagierten Naturwissenschaftler wird ein Buch in die Hand gegeben, das ihn durch Inhalt, Didaktik und Materialfülle genauso fesselt wie den wissensdurstigen „Laien".

Die Verfasserin legt nicht nur gesicherte Erkenntnisse und Denkmodelle vor, sondern sie versteht es auch Gedanken, Hypothesen und Theorien vorzustellen, die zu weiterer Bearbeitung anregen.

Ihre Interviews mit anderen Kollegen aus vielen Ländern zeigen aber auch das bunte Kaleidoskop der vielfältigen Bemühungen der Wissenschaftler einer Geißel der Menschheit — Krebskrankheit — den Kampf anzusagen.

Wird diese Monographie in unserem Land die gleiche Anerkennung finden wie in der UdSSR, Japan und anderen Ländern, dann liegt ein Verdienst auch beim Übersetzer, Dr. sc. Peter G. Klemm, der in hervorragender Weise nicht nur sachlich und fachlich richtig, sondern der Intention von Prof. V. A. Parnes folgend, übersetzte.

Die deutschsprachige Ausgabe dieses Buches wird sicher nicht nur viele interessierte Leser erreichen, sondern dazu beitragen, daß im Sinne der Autorin sich junge Menschen finden, die mit Aufopferung und Engagement die Arbeit auf den Gebieten Onkovirologie, Immunologie und Genetik im Kampf gegen die „Krebskrankheit" fortführen.

Ulrich Bergmann

Inhalt

Ein bißchen Geschichte

Dem verdienten Wissenschaftler Nikolai Fjodorowitsch Gamaleja gewidmet

Es gibt Ereignisse, die für lange Zeit, manchmal sogar für das ganze Leben nachwirken. Ein solches Ereignis war für mich eine Konferenz über Krebs. Ich war ganz zufällig dorthin geraten, zusammen mit meinem Onkel, der Arzt war. Man schrieb das Jahr 1937. Im Anatomiehörsaal des I. Moskauer Medizinischen Instituts hatten sich Wissenschaftler, Ärzte und Studenten versammelt. Über die Vorträge der Professoren Michail Michailowitsch Newjadomski und Lew Manussowitsch Schabad zur Entstehung des Krebses kam es zu lebhaften Diskussionen.

Newjadomski war der Ansicht, bösartige Tumoren würden durch mikroskopische Parasiten hervorgerufen, die von außen in den Organismus eindringen. Nachdem er die Literatur, die für einen parasitären Ursprung des Krebses spricht, eingehend dargelegt hatte, beschloß Newjadomski seinen Vortrag mit der Demonstration eigener Experimente. Aber gerade diese erwiesen sich als allerschwächster Punkt seiner Darlegungen und wurden einer vernichtenden Kritik unterzogen.

Schabad war Anhänger der „chemischen Theorie", nach der bestimmte chemische Substanzen, sie sogenannten *Kanzerogene*[1] Ursache des Krebses sind.

Seit langem wußte man, daß Stoffe wie Ruß, Teer, viele Verarbeitungsprodukte der Steinkohle und des Erdöls sowie Anilin und seine Abkömmlinge Krebs hervorrufen, d. h. kanzerogen sind. Man entdeckte sie bei der Untersuchung des Schornsteinfegerkrebses.

In seinem Vortrag bewies Schabad die Existenz von kanzerogenen Stoffen, die sich im Organismus selbst bilden, eine Erscheinung, die er als erster in der internationalen Wissenschaft festgestellt hatte. Das erweiterte den Rahmen der chemischen Theorie. Aber auch hier fanden sich Gegner, die der Ansicht waren, daß die chemischen und physikalischen Einwirkungen nicht die eigentliche Ursache des bösartigen Wachstums sind, sondern ledig-

[1] Kanzerogene — Substanzen, die Krebs erzeugen; lat. cancer — Krebs, grch. genos, genia — Geschlecht, Geburt.

lich begünstigende Faktoren. Die wirkliche Ursache seien dagegen irreversible Veränderungen des Vererbungsapparates, die *Mutationen*, die in jeder beliebigen Zelle des Organismus vorkommen können. Die Nachkommen einer solchen Zelle erben dann die bösartigen Eigenschaften. Die Zellen vermehren sich rasch und bilden einen Tumorknoten, der in die benachbarten Gewebe hineinwächst.

Der unbefangene Zuhörer war außerstande zu entscheiden, was der Wahrheit näher kam. Als ich nach Hause ging, rief ich mir den ganzen Verlauf der Diskussion noch einmal ins Gedächtnis zurück. Aber Klarheit gewann ich dennoch nicht. Weshalb beispielsweise hatte das Auditorium die Parasitentheorie so einhellig abgelehnt?

Allem Anschein nach waren Newjadomskis Versuche anfechtbar. Als er aber seine Ansichten begründete, hatte er auch auf Befunde amerikanischer Wissenschaftler verwiesen, die bei Vögeln und anderen Tieren Viren bösartiger Geschwülste gefunden hatten. Mir war das überzeugend erschienen.

1910 hatte der Amerikaner Payton Rous bei seiner Arbeit mit dem Sarkom der Hühner die *Überimpfung*[2] von Tumorzellen von einem Tier auf das andere angewendet. Seit 1878, seit den Untersuchungen des russischen Wissenschaftlers Mstislaw Alexandrowitsch Nowinski, war diese Methode in der ganzen Welt gebräuchlich geworden. Versuche zur Überimpfung von Tumoren sind schwierig. Der Organismus verfügt über ein Abwehrsystem, das sich in Immunitätsreaktionen äußert, die zur Abstoßung oder Resorption der eingeimpften Zellen führt. Bösartige Zellen wachsen aber sehr schnell, und wenn sie in großer Menge zugeführt werden, können sie die Abwehrkräfte des Organismus überwinden und zum Ausgangspunkt eines Tumors werden.

Rous hatte Glück: Bei einem der von ihm geimpften Hühner entwickelte sich ein Sarkom, und er begann, den Tumor von einem Tier auf das nächste zu überimpfen. Der Tumor wurde immer bösartiger. Für die Überimpfung waren immer geringere Zellmengen erforderlich. Rous kam auf den Gedanken, den Hühnern ein zellfreies Tumorfiltrat einzuimpfen. Dennoch entwickelte sich bei den Vögeln wieder ein Sarkom. Was befand sich dann aber in dem Filtrat? Verbirgt sich vielleicht im Tumorgewebe ein Virus?

---

[1] Überimpfung – Spezialbegriff, der die Übertragung einer Geschwulst von einem Organismus auf den anderen bezeichnet; auch Übertragung, Einimpfung.

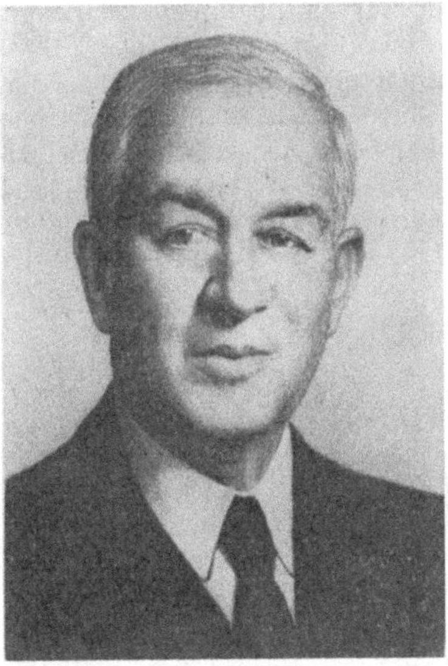

Payton Rous

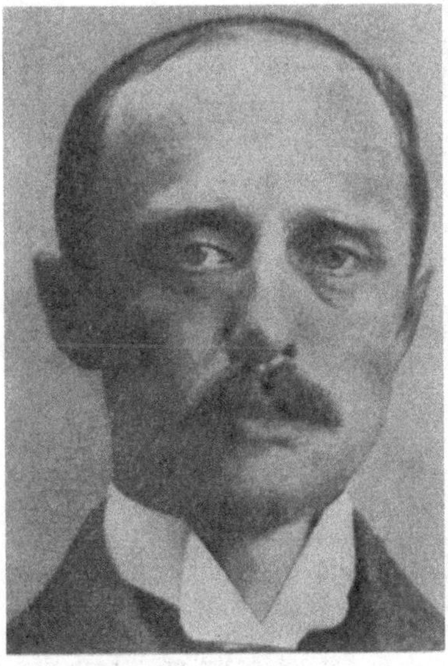

Wilhelm Ellermann

Die Begeisterung für die Viren war zu Beginn des 20. Jahrhunderts allgemein. Man suchte diese unter dem üblichen Mikroskop nicht sichtbaren Organismen überall, wo es nicht gelang, Bakterien zu finden. Man preßte Material von kranken Menschen oder Tieren durch spezielle Porzellan- und Asbestfilter mit winzigen Poren, die Bakterien und lebende Zellen zurückhielten, und dann überprüfte man, ob das zellfreie Präparat noch imstande war, die Erkrankung hervorzurufen. Für das Hauptmerkmal der

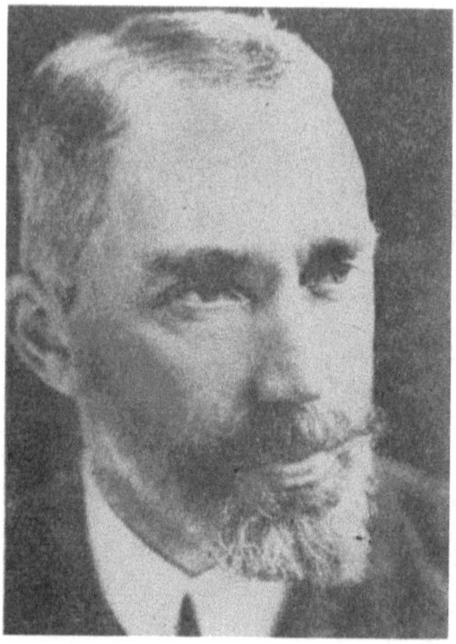

Olaf Bang

Viren hielt man ihre kleinen Abmessungen, die es ihnen ermöglichen, Filter zu passieren. 1907 stellte der Franzose Borrel die Hypothese auf, Krebs hinge mit einer Virusinfektion zusammen. Aber sie ließ sich nicht stützen: Bei Säugetieren und beim Menschen ließen sich Tumoren nicht mit Filtrat übertragen, dazu waren Zellen erforderlich.[1]

Rous jedoch hatte mit Vögeln experimentiert. Und kann denn ein Forscher nicht seine eigene Hypothese überprüfen? Rous

---

[1] 1908 überimpften Wilhelm Ellermann und Olaf Bang die Hühnerleukose durch zellfreies Filtrat und erklärten, die Krankheit sei durch ein Virus bedingt. Auf der Konferenz von 1937 wurde ihre Entdeckung jedoch nicht erwähnt, da die Tumornatur der Leukosen noch bezweifelt wurde.

wiederholte den Versuch mit allen Vorsichtsmaßnahmen, um zu verhindern, daß Zellen in das Filtrat gelangten. Die Vögel erkrankten: Am Injektionsort des zellfreien Materials erschienen dicke sarkomatöse Knoten.

Das war eine Entdeckung. Nach Ansicht von Rous sogar eine Entdeckung von ungewöhnlicher Bedeutung. Er publizierte also über die Existenz eines Virus, das Sarkom hervorruft. Virus und Sarkom! Ein Schlag gegen die herrschenden Ansichten. Sofort

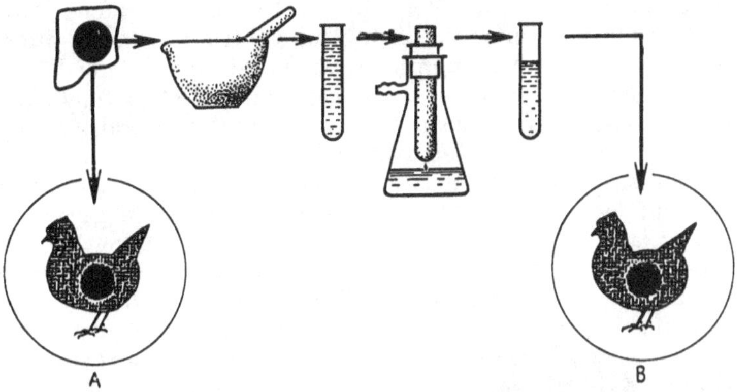

Überimpfung eines Tumors durch zelluläres und zellfreies Material
A – zelluläre Überimpfung. Die injizierten Tumorzellen wuchern und bilden einen Tumorknoten. B – Überimpfung durch zellfreies Filtrat. Das darin befindliche Virus wandelt normale Zellen in Tumorzellen um, aus denen sich ein Tumor bildet

erhoben sich zwei Gruppen von Wissenschaftlern gegen Rous. Die einen leugneten die Virusnatur des filtrierbaren Agens: Nicht alles, was das Filter passiere, sei ein Virus. Die anderen bezweifelten die Krebsnatur des Tumors. Schließlich können ja bei allen möglichen Infektionen – bei Tuberkulose, Syphilis und vielen anderen – ebenfalls knotenförmige Gebilde entstehen, die jedoch nichts mit Tumoren gemein haben. Beim Sarkom der Hühner bilden sich durch Verschleppung der Zellen aus dem primären Herd manchmal *Metastasen*[1]. Aber das Sarkom der Hühner kann auch

[1] Metastase – sekundärer Tumorknoten, der durch die Verschleppung von Tumorzellen entsteht; grch. metastasis – Übertragung, Ortsveränderung.

resorbiert werden. Das jedoch gehört nicht zu den Eigenschaften der bösartigen Tumoren.

Um die Argumente seiner Widersacher zu entkräften, brachte Rous zahlreiche Belege bei, um zu beweisen, daß es sich bei den Hühnersarkomen um bösartige Tumoren handele, und er wies nach, daß das filtrierbare Agens alle Eigenschaften eines Virus aufweist.

Bereits wenige Tage nach der Injektion des Filtrats bildete sich an der Injektionsstelle ein sarkomatöser Knoten, der, rasch wuchernd, zum Tode der Vögel führte. Die hervorgerufenen Sarkome waren sehr unterschiedlich in ihrer Struktur und in ihrem Aussehen, in ihrer Wachstumsgeschwindigkeit und in ihrer Fähigkeit, in Nachbargewebe einzudringen. Eine Beobachtung fand Rous besonders erstaunlich: Sehr wenig bösartige und langsam wachsende Tumoren ließen sich nicht immer durch das Filtrat überimpfen. War in ihnen vielleicht kein Virus vorhanden? Oder lag es an den Hühnern, gab es unter ihnen welche, die gegen das Virus relativ unempfindlich waren? Rous stellte zahlreiche Versuche an, bis er schließlich feststellte, daß das Virus wieder in Erscheinung trat, wenn man Zellen einer „*nicht filtrierbaren*" (d. h. nicht durch das Filtrat übertragbaren) Geschwulst hochempfindlichen Hühnern einimpfte: Das Sarkom wird wieder durch zellfreies Material überimpfbar.

Eine „nicht filtrierbare" Geschwulst kann man also in eine „*filtrierbare*" umwandeln. Zu den nicht filtrierbaren Tumoren gehörten damals alle bösartigen Tumoren der Säugetiere und des Menschen.

Rous veröffentlichte seine neuen Befunde.' Aber die wissenschaftliche Welt begriff die ungeheure Bedeutung seiner Forschungen wiederum nicht. Konservatismus und Skeptizismus verhinderten die ihnen gebührende Anerkennung (erst ein halbes Jahrhundert später erhielt Rous den Nobelpreis für seine Arbeiten über das Sarkom der Hühner). Rous entdeckte noch mehrere Arten von Virustumoren bei Vögeln. Da er sich jedoch außerstande sah, die allgemeine Geisteshaltung zu verändern, wandte er sich schließlich anderen wissenschaftlichen Aufgaben zu.

Es fanden sich jedoch Nachfolger seiner Forschungen, und das Problem „Virus und Krebs" geriet nicht in Vergessenheit.

Es sammelten sich Informationen dahingehend an, daß nicht nur viele unter natürlichen Bedingungen entstehende Sarkome der Vögel nach einer Reihe von Überimpfungen filtrierbar werden, sondern auch Sarkome, die durch chemische kanzerogene Substanzen hervorgerufen werden.[1]

Im Jahre 1932, 20 Jahre nach der Entdeckung von Rous, berichtete der Amerikaner Richard Shope über die Isolierung eines Virus aus einem gutartigen Tumor, dem *Fibrom* der Kaninchen, und etwas später, 1934, aus Warzen bzw. *Papillomen* des Kaninchens. Die Warzen bereiteten Shope erhebliche Schwierigkeiten. Zunächst ging alles gut: Die Überimpfung eines Filtrats aus dem Tumor eines Wildkaninchens auf Hauskaninchen erzeugte regelmäßig ein Papillom. Das bestätigte die Existenz eines Virus. Weitere zellfreie Überimpfungen von einem Versuchskaninchen auf ein anderes gelangen jedoch nicht. War das Virus vielleicht verschwunden, oder rief es keinen Tumor mehr hervor?

Auf die Zufuhr eines Virus antwortet der Organismus mit einer Immunitätsreaktion. Shope wies nach, daß die Warzen von Versuchskaninchen eine solche Reaktion auslösen, folglich befindet sich das Virus zwar in dem Tumor, aber es wird larviert, es tritt nicht in Erscheinung.

Bei einem der Versuchskaninchen bemerkte der Forscher, daß an der Stelle der Warze eine Krebsgeschwulst entstand. Über diese interessante Beobachtung informierte er Rous. In kurzer Zeit fanden sich noch eine Reihe solcher Fakten. Es entstand der Eindruck, daß zwischen der durch das Virus hervorgerufenen Warze und dem Krebs irgendein Zusammenhang besteht. Das Laboratorium von Rous schaltete sich in die Forschungen ein. Weder Shope noch Rous gelang es jedoch, im Krebsgewebe der Kaninchen ein Virus zu finden. In den Einzelfällen, in denen dennoch ein Virus gefunden wurde, rief es Warzen, aber keinen Krebs hervor. War nun ein Virus die Ursache des Krebses bei den Kaninchen, und existiert überhaupt ein Virus des Hautkrebses bei Kaninchen? Diese Fragen blieben unbeantwortet.

---

[1] In seinem Referat erwähnte M. M. Newjadomski nicht, daß schon vor Rous, nämlich 1908, zwei Wissenschaftler, Wilhelm Ellermann und Olaf Bang die Beteiligung eines Virus an der Hühnerleukose nachgewiesen hatten (diese Krankheit wird manchmal auch als „Blutkrebs" bezeichnet). In jenen Jahren zählte man sie zu den Systemerkrankungen des Blutbildungsgewebes, nicht aber zu den malignen Geschwülsten. Die Entdekkung des Leukosevirus bekräftigte die Ansicht nur. Daher reagierten die Forscher nicht auf die Entdeckung von Ellermann und Bang. Sie blieb nahezu unbeachtet. Heutzutage gilt natürlich das Virus der Hühnerleukose als erstentdecktes onkogenes Virus, das malignes Wachstum erzeugt.

Aber etwa zur gleichen Zeit wurden noch zwei weitere Tumorviren entdeckt: das eine bei Fröschen, das andere bei Mäusen. 1934 bemerkte der amerikanische Pathologe Baldwin LUCKÉ, daß Leopardenfrösche ziemlich oft an Nierenkrebs leiden. In den Kernen der Krebszellen fand er auf besondere Weise angefärbte Gebilde, analog den *Partikeleinschlüssen* bei Viruskrankheiten. Er vermutete, der Nierenkrebs des Frosches werde durch ein Virus hervorgerufen, und bekräftigte diese Annahme durch erfolgreiche Überimpfungen des aus den Tumorzellen gewonnenen Trockenextraktes. Sie führten stets zur Entwicklung eines Nierenkrebses: In den Tumorzellen fanden sich die charakteristischen Partikeleinschlüsse. (20 Jahre später wurde die virale Natur des Nierenkrebses beim Frosch durch Versuche mit Filtraten des Tumorgewebes bestätigt.)

Frösche sind jedoch Amphibien und verschieden von den Säugetieren. Wie groß war aber das Erstaunen der Wissenschaftler, als im Jahre 1936 der Amerikaner John BITTNER über seine erfolgreichen Versuche mit Tumoren der Milchdrüsen von Mäusen berichtete.

In gewissen Mäusefamilien treten Krebsgeschwülste besonders oft auf. Durch Kreuzung von Geschwistern aus diesen Familien über eine Reihe von Generationen erhielten die Forscher Mäusefamilien bzw. -linien mit einem sehr hohen Prozentsatz an Krebs. Man bezeichnete sie als „*hochkarzinome*" Mäuse. Auf analoge Weise wurden auch Familien von „*niedrigkarzinomen*" Mäusen, mit einem minimalen Prozentsatz an Krebsfällen gezüchtet. Eine sorgfältige Analyse ergab, daß die Krankheit bei den hochkarzinomen Mäusen in der mütterlichen Linie übertragen wird: von der Mutter auf die Nachkommen. Aber wie? Über die Eizelle, über die Plazenta oder über die Milch?

BITTNER unternahm folgenden Versuch: Er nahm gesunden hochkarzinomen Weibchen den Wurf unmittelbar nach der Geburt fort und setzte ihn zu niedrigkarzinomen Weibchen. Bei den Versuchstieren entwickelten sich keine Karzinome. Auch in der folgenden Generation war die Anzahl der Milchdrüsentumoren niedrig. Ferner stellte sich heraus, daß sich bei den Nachkommen von niedrigkarzinomen Weibchen, die mit der Milch gesunder hochkarzinomer Weibchen ernährt werden, in vielen Fällen Milchdrüsentumoren entwickeln.

„Schuld" hatte also die Milch. Mit der Milch der hochkarzinomen Weibchen wurde offensichtlich irgendein Faktor übertragen, der zur Entwicklung von Milchdrüsentumoren führte. BITTNER bezeichnete ihn als „*Milchfaktor*".

Der „Milchfaktor“ wies alle Eigenschaften eines Virus auf. Injizierte man ihn neugeborenen Mäusen, dann rief er Milchdrüsenkrebs hervor. Interessanterweise entstanden die Tumoren erst nach sehr langer Zeit, nach 8–10 Monaten. Das ist fast die Hälfte eines Mäuselebens! Bei unterschiedlichen Mäusestämmen war die Latenzperiode von der Injektion des Virus bis zur Erkrankung unterschiedlich. Sie verkürzte sich, wenn das Weibchen häufig geworfen hatte und die weiblichen Geschlechtshormone aktiviert waren. Vom Hormonspiegel hing nicht nur der Zeitpunkt der Krebserkrankung ab, sondern auch der Prozentsatz der Krankheitsfälle. Milchdrüsenkrebs konnte sogar bei Männchen auftreten, wenn man ihnen weibliche Geschlechtshormone zugeführt hatte. Zwischen Virus und Hormon bestanden irgendwelche komplizierten Wechselbeziehungen.

Alle diese Fakten hatte NEWJADOMSKI zur Unterstützung seiner Theorie angeführt. Was aber gab es für Gegenargumente?

Erstens gab es keine Beweise, daß die von den Amerikanern durch Filtrate überimpften Tumoren tatsächlich bösartig waren.

Zweitens ist Krebs keine Infektionskrankheit. Tausendjährige Erfahrung der Medizin beweist, daß er nicht ansteckend ist.

Drittens bedeutet die Entdeckung infektiöser Agenzien in einem Tumor noch nicht, daß sie die Hauptursache des Krebses sind.

Diese Konferenz wies meinen Interessen die Richtung.

Krebs! Diese furchtbare und rätselhafte Krankheit!

Aber die Menschheit ist ja auch mit den Schwarzen Pocken fertiggeworden, die Abertausende von Leben dahingerafft haben. Und wenn Krebs tatsächlich durch ein Virus hervorgerufen wird, kann man dann nicht vielleicht ein Gegenmittel finden?

Diesem Problem habe ich meine Arbeit, mein Forschen und mein Leben gewidmet.

* * *

1941 brach der Große Vaterländische Krieg aus. Er setzte das Los von Dutzenden und Hunderten von Millionen von Menschen aufs Spiel. Was zählten dagegen die Opfer, die der Krebs forderte. Die Untersuchung der Krebskrankheiten wurde ausgesetzt.

Kaum war der Krieg aber zu Ende, da erinnerte man sich wieder der schweren Krankheiten, gegen die anzukämpfen man noch nicht gelernt hatte. Die Arbeit in den wissenschaftlichen Laboratorien hub wieder an.

Als ich nach dem Kriege nach Moskau kam, beschloß ich, einigen kompetenten Wissenschaftlern ein von mir verfaßtes Traktat zu zeigen, das den Titel trug: „Der Krebs als Krankheit einer Doppelattacke oder über den Anteil synergetischer Wechselwirkungen an der Entwicklung des viralen Prozesses". Dieser ausgeklügelte Titel schreckte jeden ab, an den ich mich wandte. Sofort jedoch machte man mich auf die Ungereimtheit der Verbindung von Krebs und Infektion aufmerksam. Der offene oder verhüllte Spott über die Ideen meiner „Schöpfung" stachelten jedoch nur meinen Wunsch an, ihre Richtigkeit zu beweisen. Und mein Traktat setzte wie ein Schneeball immer neue Argumente an und wurde dabei immer dicker. In der Unbekümmertheit meiner Jugend dachte ich, das sei gut. Aber die Wissenschaftler, die ich bat, meine Arbeit

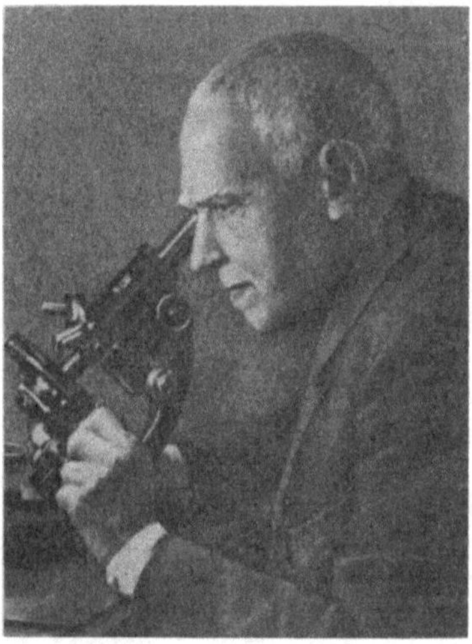

Ehrenmitglied der Akademie
Nikolai Fjodorowitsch Gamaleja

durchzusehen, gerieten schon vom bloßen Anblick in Entsetzen, ehe sie noch den Titel gelesen hatten.

Zum Glück wohnte in dem Sanatorium „Uskoje", das zeitweilig das Heim meiner Familie war, eine Etage unter mir das Akademiemitglied Nikolai Fjodorowitsch Gamaleja. „Interessant", sagte er, wobei er gleichsam das Manuskript mit den Händen abwog. Am nächsten Morgen jedoch kam seine Tochter Maria Nikolajewna, um mich zu ihm zu bitten.

Nikolai Fjodorowitsch lag im Bett. Neben ihm, auf dem Tisch, auf den Stühlen, auf dem Fußboden neben dem Bett lagen Bücherhaufen. „Machen Sie sich einen Stuhl frei. Wir wollen miteinander reden." Dieses unvergeßliche Gespräch dauerte bis zum Mittagessen. „Also gut, junge Kollegin, kommen Sie täglich zu mir und berichten Sie. Der Krebs beschäftigt mich schon seit langem. Sie begeistert die Idee der Synergie[1], mir aber ist jetzt der Gedanke gekommen, ob nicht zwischen dem Krebsvirus und anderen Viren ein Antagonismus besteht. Könnte das nicht ein Ansatz für die Krebsbehandlung sein?" – Er überlegte eine Minute. – „Hier brauchen wir das Experiment, ebenso wie bei Ihrer Sache. Nirgendwo führt unsere Unkenntnis und unsere Ohnmacht zu so fatalen Konsequenzen wie beim Kampf gegen die bösartigen Tumoren ... Nun, reden wir ein andermal weiter. Wenn Sie sich in die Idee verliebt haben, dann ist die Hauptsache, daß sie ständig darüber nachdenken und sich bemühen, daß nichts Ihrer Aufmerksamkeit entgeht".

Seitdem sind Jahre vergangen. Die engen Pfade sind zu einer breiten Landstraße der modernen Wissenschaft über die tumorerzeugenden Viren geworden. Lediglich an einigen Meilensteinen werden wir in diesem Buche stehenbleiben.

Virus und Tumor

Im Jahre 1946 erschien ein kleines Büchlein: „Die Virustheorie für die Entstehung bösartiger Geschwülste". Sein Verfasser, der begabte Wissenschaftler Lew Alexandrowitsch SILBER, lieferte darin eine glänzende Analyse der zu jener Zeit bekannten experimentellen Daten und kam zu folgenden Schlußfolgerungen.

Erstens ist die Existenz von Viren, die Krebs erzeugen, zweifelsfrei bewiesen. Wenn sie in den Organismus gelangt sind, können sie ihre Aktivität rasch entfalten, wie das Virus von ROUS, oder langsam, nach einer Latenzperiode, wie der „Milchfaktor", oder aber im Laufe des Lebens des Tieres überhaupt nicht in Erscheinung treten. Chemische kanzerogene Substanzen und andere Einwirkungen, die zur Gewebswucherung führen, aktivieren die tumorerzeugenden Viren.

Zweitens gibt es Tumoren, die durch Viren hervorgerufen werden, aber keine Viruspartikel enthalten oder aber die Viren in larvierter Form enthalten. Es ist daher möglich, daß auch die zahlreichen bösartigen Tumoren von Tier und Mensch, die nicht durch Filtrate übertragbar sind, durch Viren erzeugt werden.

[1] Synergie – gemeinsames Wirken; grch. syn – zusammen, ergos – wirkend.

Das Fehlen prinzipieller Unterschiede zwischen Tumoren, deren virale Natur eindeutig erwiesen ist, und denjenigen, deren Wesen noch nicht klar ist, läßt sie Annahme einer gleichartigen Entstehung zu.

Drittens entstehen die onkogenen Viren nicht im Organismus selbst, sondern dringen von außen ein; darin liegt ihre Ähnlichkeit mit infektiösen Viren. Der durch sie bewirkte Prozeß unterscheidet sich jedoch wesentlich von den üblichen Infektionskrankheiten,

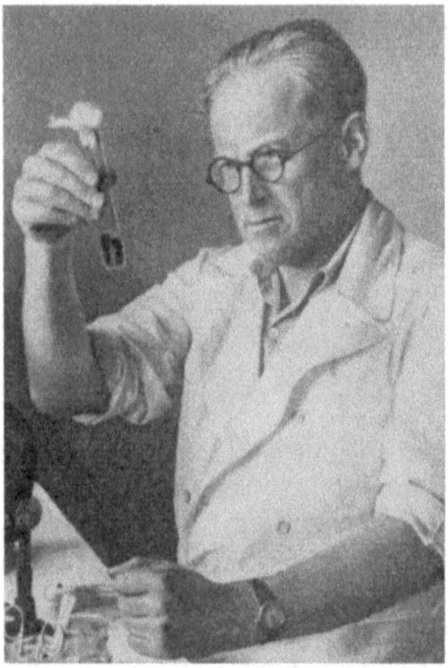

Lew Alexandrowitsch SILBER

die mit Fieber und Gewebezerstörung einhergehen; ihm liegt vielmehr eine erbliche Veränderung der Zelleigenschaften zugrunde, der Übergang zur Bösartigkeit. Nachdem das Virus die normale Zelle in eine bösartige umgewandelt hat, wirkt es auf die weitere Entwicklung des Tumors nicht mehr ein.

In dem von SILBER eingerichteten Laboratorium begann man mit der Suche nach tumorerzeugenden Viren. Zwei Hauptrichrichtungen bildeten sich heraus:

- der Nachweis von Viruseiweiß in nicht durch Filtrat übertragbaren Tumoren und
- Versuche, das „schlafende", verborgene Virus im Organismus gesunder Tiere zu aktivieren.

Jedes Viruseiweiß, das man damals für das Hauptsubstrat des Virus hielt, weist nur ihm eigene, spezifische Eigenschaften auf. Gelangt es nämlich in den Organismus, dann löst es als spezifisches *Antigen* die Bildung spezifischer Eiweiß-*Antikörper* aus.

Für den Nachweis viraler Eiweiß-Antigene gibt es ein ganzes Arsenal von Methoden. Mit ihnen wappnete man sich. 1949 erhielten die Mitarbeiter des Laboratoriums von SILBER die ersten positiven Ergebnisse: N. W. NARZISSOW ermittelte die Antigendiffe-

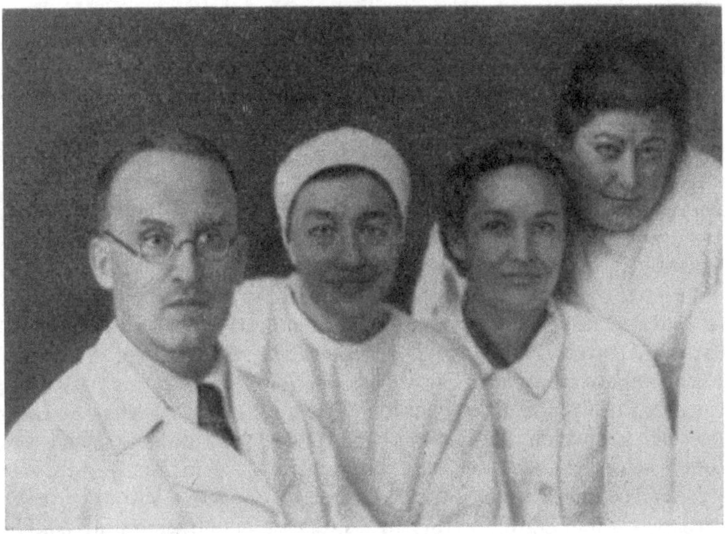

Die Mitarbeiter des Laboratoriums von Silber: N. W. NARZISSOW, S. L. BAIDAKOWA, S. A. AWENIROWA, A. M. GARDASCHJAN

renzen zwischen Normal- und Tumorgewebe bei der Ratte, und der Verfasserin dieser Zeilen gelang es, diese Unterschiede zwischen normaler und durch Leukose geschädigter Milz des Menschen nachzuweisen. Beteiligt an diesen Untersuchungen waren S. L. BAIDAKOWA, A. M. GARDASCHJAN, D. M. LEWINA, später auch R. M. RADSIKOWSKAJA, W. W. GORODILOWA, W. A. ARTAMONOWA, I. J. SCHUSTROWA und andere Mitarbeiter. Zahlreiche Befunde sammelten sich an, und alle bestätigten die Existenz besonderer Antigene im Geschwulstgewebe, die von denen im Normalgewebe verschieden waren.

Beweisen diese Ergebnisse aber die kausale Rolle des Virus? Können derartige Unterschiede nicht auch ohne Virusinfektion auftreten? Das mußte im Experiment überprüft werden.

Bei der als *Amyloidose* bezeichneten Krankheit verändern sich bekanntlich die inneren Organe ganz wesentlich: Im Gewebe wird ein besonderer Eiweißstoff, abgelagert, das *Amyloid*, das Aussehen und Farbe der Organe spezifisch verändert. Meine Versuche mit der Amyloid-Milz des Menschen ergaben, daß sich sich hinsichtlich ihrer Antigene von der normalen Milz unterscheidet. Spielte hier ein Virus eine bestimmte Rolle? Nachdem wir bei Mäusen durch oftmals wiederholte Zufuhr von Gallenpräparaten eine künstliche Amyloidose erzeugt hatten, fanden wir im Milzgewebe wiederum besondere Antigene. Damit wurde klar, daß eine Veränderung der Antigeneigenschaften eines Gewebes nicht immer auf das Wirken eines Virus zurückgeführt werden kann. Aber eben die Erfahrungen des SILBERschen Laboratoriums, in dem man die Antigendifferenzen zwischen normalem und Tumorgewebe festgestellt hatte, bahnten den Weg zur Entwicklung der Lehre von der Immunität gegen Tumore.

Wesentlich weniger erfolgreich gestalteten sich die Forschungen zur Aktivierung des Virus durch immer neue Übertragungen von Material, durch Passagen. Diese Methode wird in der Virologie häufig angewendet, um ein Virus aus dem „Schlaf" in Aktivität zu überführen. Man hatte sich das Ziel gesetzt, das Virus der Leukose bei gesunden Mäusen nachzuweisen. Das dazu entwickelte Modell schien ziemlich erfolgversprechend zu sein: Immerhin war ja das Virus der Hühnerleukose als erstes onkogenes Virus entdeckt worden! Zudem ist der Verlauf der Leukose bei Mäusen und Vögeln in vielem ähnlich und erinnert mehr als jede andere Geschwulstkrankheit an einen viralen Prozeß. Leukose läßt sich bei Mäusen durch kanzerogene Substanzen hervorrufen, selbst wenn diese Mäuse unter natürlichen Bedingungen nur selten erkranken. Das bedeutet, daß sich das Virus in ihrem Organismus befindet!

Die Aktivierungsversuche stellte ich während fast zwei Jahren mit Knochenmark, Milz, Leber und anderen Organen an, die bei Leukose besonders leicht befallen werden. Zellfreie Gewebssuspensionen wurden Mausen durch Injektion in den Brustraum, in die Bauchhöhle, in die Milz und durch Inhalation zugeführt. Jede Materialübertragung bzw. Passage wurde sowohl in Wochen- als auch in Monatsabständen durchgeführt, da das Virus seine Wirkung möglicherweise nur langsam entfaltet. Für die Versuche wurden insgesamt 2000 Mäuse verwendet, eine unerhört arbeitsaufwendige Untersuchung. Aber die Zeit verging — und keine einzige Leukose! Die Versuche wurden abgewandelt, und die Untersuchung weitete sich immer mehr aus. Onkogene Viren sind recht eigenwillig, und gerade, wenn man sie sucht, haben sie es gar nicht so eilig damit, sich zu zeigen. BITTNER begann seinen ersten Versuch mit dem „Milchfaktor" im Januar 1934, und erst am 14. August 1936 erschien ein kurzer, vorläufiger Bericht darüber. Der zweite Versuch dauerte 18 Monate. Der Experimentator braucht Ausdauer und Geduld.

Im Jahre 1951, als diese Untersuchungen im vollen Gange waren, erschien eine sensationelle Arbeit des Amerikaners Ludwig GROSS: Das Virus der Leukose der Mäuse war gefunden. GROSS hatte Gewebsextrakt von kranken Tieren Mäusen injiziert, die selten an Leukose erkranken, aber hochempfindlich auf Leukosezellen reagieren, vor allem in jungem Alter. Er hatte seine Versuche 1945 begonnen und zunächst noch saugende Mäusejunge verwendet. Während reichlich zweijähriger Beobachtung – bis zum natürlichen Tod der Tiere – erhielt GROSS keinerlei überzeugende Ergebnisse.

Vom Mißerfolg enttäuscht, war er darauf und dran, sich von seiner Idee zu trennen. Aber gerade zu dieser Zeit erschienen Veröffentlichungen, daß bei Mäusen vom zweiten Lebenstage an die Empfindlichkeit für Coxsackie-Viren[1] absinkt oder sogar verlorengeht. Vielleicht verlieren die Mäuse kurz nach der Geburt auch die Empfindlichkeit gegenüber dem Leukose-Virus? Diese Hypothese veranlaßte GROSS, eine neue Versuchsreihe anzusetzen, aber jetzt an einen Tag alten Mäusen. Sie begann im Januar 1950 und war erfolgreich: In der einen Gruppe erkrankten 7 von 14 Versuchstiere innerhalb von 8–11 Monaten an Leukose und in der anderen 29 von 44 innerhalb von 4–20 Monaten. Und 1951 berichtete GROSS über seine Resultate.

Aber es war noch zu früh, den Sieg zu feiern. Im Verlaufe mehrerer Jahre schlugen alle Versuche, seine Experimente zu wiederholen, fehl. Viele Forscher wurden ihm gegenüber mißtrauisch und nahmen an, sein Material habe doch Leukosezellen enthalten. Aber GROSS verteidigte seine Schlußfolgerungen hartnäckig. Und letzten Endes waren die Skeptiker die Blamierten: Bei exakter Beachtung aller Einzelheiten des Experiments trat das Virus der Leukose bei den Mäusen in Erscheinung. Die Versuche von GROSS eröffneten eine neue Periode in der Erforschung der onkogenen Viren.

---

[1] Die Coxsackie-Viren gehören zur Gruppe der Darmviren des Menschen. Sie wurden 1948 erstmalig isoliert.

Die Leukose der Mäuse ist der der Vögel und des Menschen in vielem ähnlich. Selbstverständlich schlug man sofort von den Untersuchungen GROSS' eine Brücke zur Krankheit des Menschen. Waren nicht vielleicht die Mißerfolge der Überimpfungen vergangener Jahre dadurch bedingt, daß man für die Versuche erwachsene Tiere genommen hatte, bestenfalls junge, aber keine neugeborenen?

Diese Mutmaßung bedurfte der experimentellen Überprüfung. In vielen Laboratorien in allen möglichen Ländern begann man,

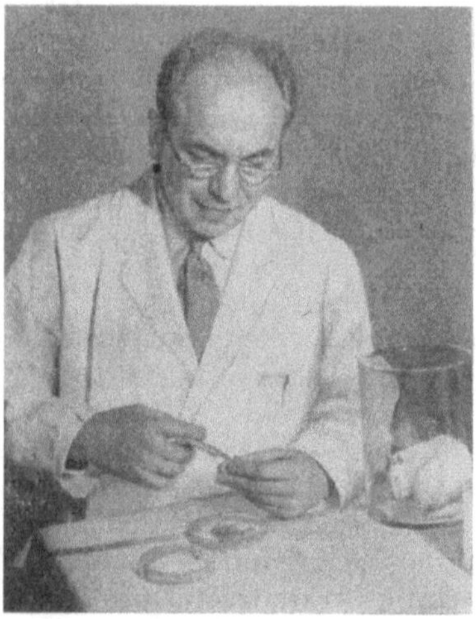

Ludwig GROSS

neugeborenen Tieren Extrakte und Filtrate von Geweben mit Leukose oder anderen Tumoren des Menschen zu injizieren. In unserem Lande führten A. I. AGEJENKO, W. M. BERGOLZ, V. A. PARNES, W. W. SUNZOWA, G. I. JAKOWLEWA und andere derartige Versuche durch. Es waren langwierige und komplizierte Forschungen, aber als noch schwieriger erwies sich ihre Interpretation. In manchen Fällen entstanden in der Versuchsgruppe erheblich mehr Leukosen oder Tumoren als in der Kontrollgruppe, in anderen hingen die Ergebnisse von der Wahl des Mäusestammes ab, und in wieder anderen – und das war die Mehrzahl – blieb die Anzahl der Tumoren unverändert.

Die positiven Befunde erklärte man aus der Aktivierung latenter onkogener Viren bei der Zufuhr von Fremdgewebeextrakt.

Insgesamt waren also die Versuche, das Virus durch Zufuhr von Extrakten aus menschlichen Tumoren an neugeborenen Tieren nachzuweisen, nicht von Erfolg gekrönt. Natürlich widerlegte das die Virustheorie nicht. Möglicherweise waren die Tiere nicht gegen onkogene Viren des Menschen empfindlich.

Aber die Überimpfung ist nicht der einzige Weg, Viren nachzuweisen. Bei der Leukose der Vögel und der Mäuse und beim Milchdrüsenkrebs der Mäuse gelang es, sie im Elektronenmikroskop sichtbar zu machen. Derartige Untersuchungen wurden auch mit menschlichen Tumoren gemacht, und man fand virusähnliche, ultramikroskopische Teilchen bei Leukose und beim Karzinom. Es erwies sich jedoch als außerordentlich schwierig, ihre wahre Natur und vor allem ihren ursächlichen Zusammenhang mit den Geschwulsterkrankungen nachzuweisen, da normale Zellkomponenten die gleiche Form und Größe haben wie Viren.

1953 fanden V. A. Parnes und N. N. Solowjow bei der Untersuchung von Leukosepatientenmaterial unter dem Elektronenmikroskop „geschwänzte" Partikel, die Bakteriophagen ähnlich waren. Sie waren nicht mit anderen Innenbestandteilen der Zelle zu verwechseln. Die gleichen Partikel beschrieben 1962–1964 auch andere Untersucher bei Mäuseleukose, nämlich A. Dalton, R. Zeigel und F. Rauscher, M. Rich und L. Jones, E. de Harven und Ch. Friend.

Damals hielt man sie jedoch lediglich für Artefakte im Zusammenhang mit der Zubereitungstechnik der Präparate.

Später gelang es für die Elektronenmikroskopie Präparate herzustellen, die die Struktur und Lage der Partikel in den Zellen erkennen ließen. 1959 beschrieb der Amerikaner Leon Dmochowski bei der Leukose des Menschen Strukturen, die den Viren bei der Mäuseleukose sehr ähnlich waren: mit einem Kern im Zentrum und zwei Hüllen. Andere Untersucher fanden jedoch Teilchen von anderer Art. Die elektronenmikroskopische Untersuchung lieferte keine definitiven Resultate.

Auch die Untersuchungen zur Immunität gegen Tumoren, die wir oben erwähnt haben, wurden ausgeweitet. Mitarbeiter des Laboratoriums von Silber, W. W. Gorodilowa, D. M. Lewina, V. A. Parnes und W. W. Schermulskaja, entdeckten spezifische Antigene nicht nur in Geweben, sondern auch im Blut von Menschen, die an Leukose oder Krebs litten. In dem von D. M. Lewina und W. Artamonowa entdeckten „spezifischen" Antigen des Leberkrebses fand Garri Israilewitsch Abelew bald darauf ein Eiweiß, das üblicherweise nur beim Embryo auftritt. Im gesunden Organismus des Erwachsenen gibt es solche Eiweiße nicht.

Folglich konnten die Antigenunterschiede zwischen Normal- und Tumorgewebe nicht direkt dem Virusantigen zugeschrieben werden. Es gelang also nicht, das Vorhandensein von Viren in menschlichen Tumoren nachzuweisen.

Auf dieser Etappe der experimentellen Arbeit neigten viele Wissenschaftler dazu, die Hypothese zu vertreten, daß das Virus, nachdem es den Tumor hervorgerufen hat, am weiteren bösartigen Prozeß unbeteiligt ist und deshalb auch nicht notwendigerweise

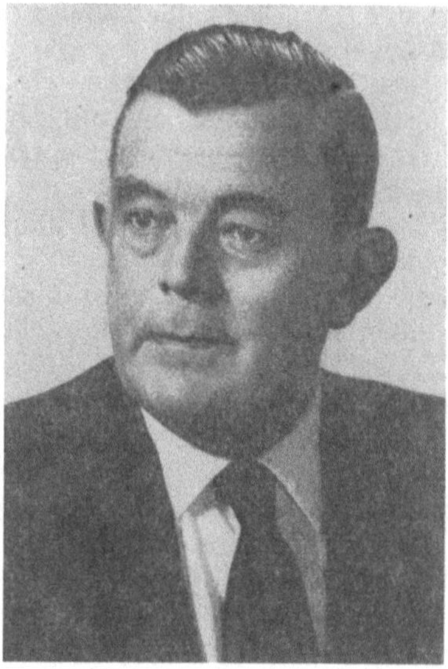

LEON DMOCHOWSKI

nachweisbar sein muß. „Der Mohr hat seine Schuldigkeit getan, der Mohr kann gehn", sagte L. A. SILBER anschaulich.

Entspricht das aber der Realität?

Was wir von den Viren wissen

Krebsviren wurden also beim Menschen nicht gefunden, aber die Hypothese, daß sie an der Entstehung der Krankheit beteiligt sind, blieb. Wenn wir das Krebsvirus des Menschen nicht gefunden haben, können wir natürlich auch nichts über es aussagen. Was aber ist uns generell über Viren bekannt?

Lange Zeit war man der Ansicht, daß Hauptsubstrat des Virus sei das Eiweiß. Dem Eiweiß maß man die Hauptbedeutung für die Vererbung zu.

Der Vererbungsapparat der Tiere und Pflanzen wird durch die Chromosomen dargestellt, die aus komplizierten Eiweißen bestehen, den Nukleoproteiden, die das eigentliche Eiweiß und Desoxyribonukleinsäure enthalten, abgekürzt DNS. Außer der DNS ist noch eine Klasse von Nukleinsäuren[1] bekannt, die Ribonukleinsäure oder RNS.

Anfang der 40er Jahre stellte man fest, daß die Erbeigenschaften in der Zelle in der DNS niedergelegt (oder, wie man zu sagen pflegt, „kodiert") sind; deshalb spielt auch die DNS und nicht das Eiweiß die Hauptrolle bei der Vererbung. Der Vererbungsapparat der Viren besteht aus reiner Nukleinsäure, bei den einen aus DNS, bei den anderen aus RNS.

Was aber sind nun Nukleinsäuren?

Chemisch gesehen, ist das Molekül der Nukleinsäure ein Polymer[2], das aus zahlreichen Abschnitten besteht. Jeder Abschnitt ist ein *Nukleotid.* Es enthält drei Komponenten: *Stickstoffbase,* Zucker und Phosphat. In der DNS enthalten die Nukleotide *Desoxyribose*[3] und in der RNS *Ribose.* Daher auch die Bezeichnung dieser Nukleinsäure, Desoxyribonuklein- und Ribonukleinsäure.

In jedem Molekül der Nukleinsäure unterscheiden sich die einzelnen Nukleotide nur durch ihre Stickstoffbasen, die beiden anderen Komponenten — Phosphat und Zucker — sind gleich. In der Nukleinsäure gibt es vier Arten von Stickstoffbasen, in der DNS Adenin, Guanin, Cytosin und Thymin, und in der RNS Adenin, Guanin, Cytosin und Uridin. Man bezeichnet die Nukleotide für gewöhnlich nach ihrer Stickstoffbase als Adenyl-, Guanyl-, Cytidyl-, Thymidyl- und Uridylsäure, abgekürzt: A, G, C, T, U. Die Nukleotide sind untereinander fest zu einer Kette verbunden, wobei sie auf ganz unterschiedliche Weise aufeinanderfolgen. Das Molekulargewicht eines Nukleotids beträgt im Mittel 330. Im Molekül der DNS gibt es davon einige Zehntausend. Im Vererbungsapparat des Menschen gibt es etwa 3,5 Milliarden Nukleotide. Das Molekulargewicht der DNS erreicht Dutzende und Hunderte von Millionen; es ist ein gigantisches Molekül mit einer Breite von bis zu 200 nm und einer Länge bis zu Dutzenden oder

---

[1] Die Bezeichnung „Nuklein"säure rührt von dem lateinischen Wort nucleus — Kern her, da man sie als erstes in Zellkernen entdeckte.

[2] grch. poly — viel, meros — Teil.

[3] frz. des — Entfernung, desoxy — Entfernung eines Sauerstoffatoms.

Hunderten von Mikrometern. Das größte Eiweißmolekul ist hundert- oder tausendmal kleiner als das Molekül der DNS.

Vier Arten von Nukleotiden und in jedem drei Komponenten – so einfach ist die Substanz aufgebaut, die Träger der Erbinformation aller Lebewesen ist. Man kennt auf der Erde etwa 2 Millionen Arten. Woher rührt diese Mannigfaltigkeit der so einfach aufgebauten Moleküle? Die Ursache liegt darin, daß die Umstellung eines Nukleotids über die ganze Länge des Nukleinsäuremoleküls seine Spezifik, seine Eigenschaften verändert. Die Anzahl möglicher Kombinationen der Nukleotide zu einer Kette ist unermeßlich. Dar-

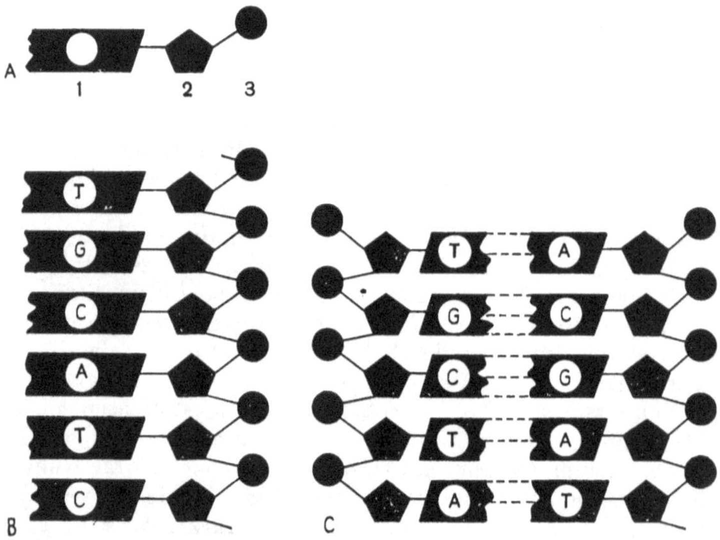

Struktur der DNS

A – Nukleotid, B – Polynukleotid, C – komplementäre Nukleotidsequenzen in einem Abschnitt der DNS-Doppelhelix. 1 – Stickstoffbase, 2 – Desoxyribose, 3 – Phosphat; in den Kreisen: A – Adenin, G – Guanin, T – Thymin, C – Cytosin

aus erklärt sich die Existenz dieser ungeheuren Mannigfaltigkeit von Nukleinsäuren, die alle Erbeigenschaften der lebenden Organismen übertragen. Es sei daran erinnert, daß man mit Hilfe des Morsealphabets durch die wechselnde Folge nur zweier Zeichen – Punkt und Strich – jedes beliebige Wort jeder beliebigen Sprache wiedergeben kann.

Ungeachtet der einfachen Zusammensetzung ist die Struktur der DNS-Moleküle der Zelle kompliziert. Das Molekül besteht aus zwei Nukleotidketten, die so angeordnet sind, daß dem A (Adenyl-Nukleotid) immer ein T (Thymidyl-Nukleotid) gegenübersteht, dem C (Cytidyl-Nukleotid) immer ein G (Guanyl-Nukleotid) dem T immer ein A und dem G immer ein C. Diese Anordnung der DNS-Stränge bezeichnet man als *komplementär*[1]: Die Moleküle von Adenin und Thymin sowie von Guanin und Cytosin entsprechen einander in ihrer Konfiguration wie die Zähne eines Reißverschlusses oder wie die Ränder einer zerbrochenen Glasscheibe, anders gesagt, sie ergänzen einander. Die beiden Stränge sind über die ganze Länge des Moleküls untereinander durch Wasserstoffbrücken „verkettet", die sich zwischen den einander nahegekommenen Enden der Stickstoffbasen bilden. Dabei gibt es zwischen Adenin und Thymin zwei solcher Verbindungen, zwischen Guanin und Cytosin drei. Da sie sich ständig wiederholen, „halten" die Wasserstoffbrücken die beiden Stränge fest zusammen. Das Molekül der DNS stellt gewissermaßen eine Treppe dar, deren Seitenteile aus Zucker und Phosphorsäure bestehen, die Stufen dagegen aus Paaren von Stickstoffbasen, die durch Wasserstoffbrücken verbunden sind. Diese Treppe ist gewendelt, sie windet sich spiralig um ihre Zentralachse. Die DNS läßt sich leicht aufdrillen, und stellt ihre Struktur rasch wieder her.

Was tut nun die DNS in der Zelle? Sie steuert die Synthese der Eiweiße, die alle Lebensfunktionen der Zelle bestimmen, und produziert ihren Nachfolger für die Tochterzellen, damit in ihnen Eiweiße mit gleicher Struktur und Funktion synthetisiert werden. Den Tocherzellen werden also die Eigenschaften und Merkmale der Mutterzelle übergeben. Die Nachfolger werden durch Verdoppelung der DNS gebildet, durch *Replikation*[2] des Moleküls. Bei der Teilung gelangt in jede der Tochterzellen ein identisches DNS-Molekül. An sich ist die DNS jedoch kein sich selbst reproduzierendes Molekül, d. h. für den Prozeß der Replikation sind besondere Eiweiße erforderlich, die die chemischen Reaktionen beschleunigen, die sogenannten *Fermente*[3]. Das wichtigste von ihnen ist die *DNS-Polymerase*[4]. Vom einen Ende des DNS-Moleküls beginnend, wer-

---

[1] lat. complementum — Ergänzung.

[2] Verdoppelung; lat. replicatio — in der alten Ordnung zusammenfügen; re — Vorsilbe, die die Wiederholung bezeichnet, plico — zusammenfalten.

[3] lat. fermentum — Sauerteig.

[4] Die Mehrzahl der Fermente trägt die Endung -ase. Polymerase — Ferment, das an der Bildung eines Polymers beteiligt ist.

den die Wasserstoffbrücken zwischen den Stickstoffbasen zerstört und die Stufen „weichen auseinander". Aus dem Zellinhalt werden sofort neue Nukleotide „angebaut", die sich zu einem neuen Strang verbinden. Dieser Anbau erfolgt nach dem Prinzip der Komplementarität, d. h., an A wird T angebaut, an T – A, an C – G und an G – C. Es bilden sich zwei „Treppen", die eine exakte Reproduktion der ursprünglichen sind. Die Rolle der DNS der Mutterzelle reduziert sich darauf, daß sie die Anordnung der Nukleotide in den neu zu bildenden Strängen „vorgibt". Bei der Zellteilung gelangt die DNS in den Chromosomen in die Tochter-

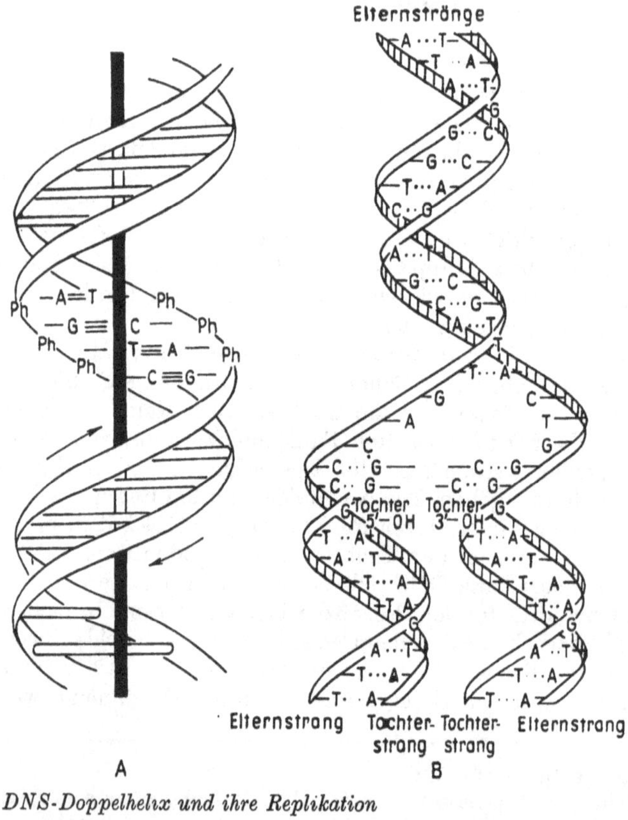

DNS-Doppelhelix und ihre Replikation

A – Schema der Doppelhelix, B – Replikation der DNS. Am einen Ende der Mutter-DNS (1) weichen die Stränge auseinander und an sie werden neu synthetisierte Tochterstränge (2) angebaut. A – Adenin, G – Guanin, T – Thymin, C – Cytosin, Ph – Phosphat

zellen, so daß in jeder von ihnen die gleiche Menge von Erbsubstanz vorhanden ist.

Im Viruspartikel stellt die Nukleinsäure den zentralen Kern dar, das *Nukleoid*[1]. Den darf man freilich nicht mit dem Zellkern verwechseln. Das Nukleoid ist von einer Hülle umgeben, dem *Kapsid*[2]. Zusammen stellen sie das *Nukleokapsid* dar. Die Hülle, das Kapsid besteht aus Einheiten mit Eiweißstruktur, den *Kapsomeren*[3]. Alle Kapsomere sind gleichartig und symmetrisch um den Viruskern, das Nukleoid, angeordnet. Einige Viren haben noch eine weitere äußere Hülle. Die Erbinformation, die für die Bildung

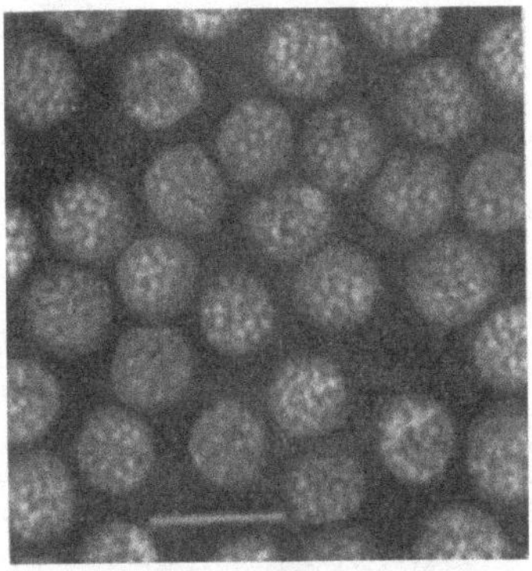

Viruspartikel (elektronenmikroskopische Aufnahme)
Man sieht die Kapsomeren, die die Hülle des Warzenvirus des Menschen bilden. Die eingezeichnete Gerade hat eine Länge von 100 nm

und das Funktionieren des Virus unerläßlich ist, trägt die Nukleinsäure. Sie stellt auch den Vererbungsapparat des Virus, sein Genom dar. Es ist ähnlich dem Vererbungsapparat der Zelle höherer Organismen aufgebaut, da nur Nukleinsäure vertreten ist, DNS oder RNS, die zwei- oder einsträngig sein kann. (Der Vererbungsapparat der Zelle ist, wie wir bereits sagten, immer zweisträngige DNS.)

Alle Viren sind Zellparasiten. Und ihre Vermehrung erfolgt nur innerhalb der Zelle. Nach der Art ihrer Vermehrung unterscheiden sie sich grundlegend von den anderen Lebensformen pflanzlichen

---

[1] lat. nucleus – Kern.
[2] lat. capsa – Kapsel.
[3] Kapsomer – Teil des Kapsids; grch. meros – Teil.

oder tierischen Ursprungs. Neue Virusgenerationen entstehen nicht durch Teilung, sondern völlig anders: Ihre Komponenten, die Nukleinsäure und die Hülleneiweiße, werden getrennt in der Zelle synthetisiert und vereinigen sich dann zu Partikeln.

Die bisher bekannten Viren lassen sich unter Berücksichtigung ihres Molekulargewichts und der Art der Nukleinsäure (ein- oder

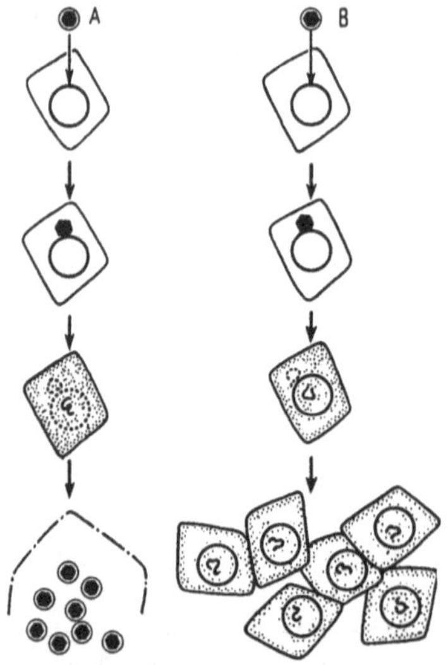

Die beiden Formen einer Virusinfektion

A – produktive Infektion, B – Transformation. Weiße Kreise – Zellkerne, kleine Kreise mit schwarzem Sechseck – Viruspartikel. Sechseck – Nukleoid. Bei beiden Formen der Infektion dringt das Virus in den Zellkern ein; bei der produktiven Infektion jedoch vermehrt es sich, und die Zelle geht zugrunde; bei der Transformation verändert das Virus die Zelle so, daß sie anfängt, sich ungehemmt zu vermehren (nach Werner Henle)

zweisträngig), der Menge der Erbinformation, der Anzahl der Kapsomeren, des Symmetrietyps, des Vorhandenseins oder Fehlens einer äußeren Membran, des Bildungsortes des Nukleokapsids, ihrer Größe, des Ortes und der Art und Weise der Bildung der Partikel sowie einer Reihe anderer Eigenschaften in Gruppen einteilen.

Bei der Infektion wird das Virus zunächst an der Zelloberfläche adsorbiert und gelangt dann entweder als Ganzes ins Innere, indem es gleichsam verschluckt wird, oder es wirft seinen Eiweiß-„mantel“ ab und gelangt in „entkleidetem“ Zustand in die Zelle, als „nackte“ Nukleinsäure. Die Befreiung des Virus von seinem Eiweißmantel wird deshalb auch als „Enthüllung“ bezeichnet.

Nicht alle Zellen sind gegen eine Virusinfektion in gleichem Maße empfindlich. Das Virus dringt nur in diejenigen Zellen ein, die an ihrer Membranoberfläche die dafür erforderlichen *Rezeptoren*[1] haben, d. h. Stellen, die die Viruspartikel adsorbieren. Es ist freilich für das Virus nicht leicht, eine empfindliche Zelle zu erreichen. Auf seinem Wege befinden sich zahlreiche Hindernisse: Schleimhäute, im Organismus entstehende Entzündungsherde, aus dem Blut stammende antivirale Stoffe und *Phagozyten*[2], spezielle Zellen, die abgestorbenes und fremdartiges Material vernichten, das von außen in den Organismus gelangt ist, jene Phagozyten, über die bereits I. L. Metschnikow geschrieben hatte. Die Erhöhung der Azidität im geschädigten Gebiet sowie die Temperatursteigerung stellen ebenfalls ungünstige Bedingungen für das Virus dar. Aber selbst wenn es in eine empfindliche Zelle eingedrungen ist, muß das Virus seinen Kampf ums Dasein noch fortsetzen.

Im Verlaufe der Evolution hat die Zelle die Fähigkeit erworben, ihren Vererbungsapparat gegen den Einfluß von Erbsubstanzen einer anderen Art zu schützen. Eines dieser Abwehrmittel ist die Produktion eines speziellen Eiweißes, des *Interferons*[3]. Außerdem erscheinen im Organismus als Reaktion auf die Virusinfektion Antikörper. Von ihnen gibt es zwei Arten: solche, die frei im Blut zirkulieren, und solche, die von immunen Zellen produziert werden. Die einen wie die anderen schützen die Belange des Organismus: Sie verbinden sich mit den Viruspartikeln, die aus den Zellen in den Interzellularraum, die Lymphe und das Blut gelangen, und verhindern die Infektion anderer Zellen. Antikörper und Viruseiweiß, das Antigen, kann man sich wie die beiden Hälften eines Druckknopfes an einem Kleid vorstellen. Und ein guter Druckknopf läßt sich nicht so leicht auseinanderziehen.

Aber dennoch erweisen sich die Viren oft als Sieger. Wie jeder „Eroberer“ richten sie sich in den Zellen ein, ohne sich um die Interessen des Wirtes zu kümmern. Das weitere Geschehen kann auf unterschiedliche Weise ablaufen. In den einen Zellen kann sich das Virus leicht vermehren, in anderen ist die Vermehrung er-

---

[1] lat. recipio — entgegennehmen, gestatten.
[2] grch. phagos — Fresser, cytos — Zelle.
[3] lat. interfero — unterbrechen, hindern.

schwert, und in wieder anderen ist sie ganz unmöglich. Dementsprechend teilt man die Zellen in solche ein, die die Vermehrung des Virus „*zulassen*", und in solche, die sie „*nicht zulassen*".

Woran liegt das? Eine endgültige Erklärung hat man noch nicht gefunden. Es gibt Hinweise auf einen besonderen Faktor, der für die Vermehrung des Virus notwendig ist. Er befindet sich in den Chromosomen der Zelle. Das Virus produziert nur dann Nachkommen, wenn die Zelle diesen Faktor enthält.

Man hat auch andere Hypothesen aufgestellt: Die erste besagt, daß das Virus sich nicht in Zellen vermehrt, die ein spezielles hemmendes *Repressoreiweiß*[1] produzieren; nach der zweiten kommt es zwischen dem infizierenden Virus und der Zelle zu einer Konkurrenz um die begrenzten Plätze zur Synthese von Erbsubstanz, wodurch dann der Verlauf der Infektion bestimmt wird; drittens schließlich sollen der physiologische Zustand der Zellen, die Milieubedingungen und die Entwicklungsphase der Zellen die Virusvermehrung erheblich beeinflussen.

Jede sich teilende Zelle weist einen Lebenszyklus auf, der vier Phasen umfaßt; G_1 — erste Wachstumsphase, Vorbereitung zur Synthese der DNS; S — Phase der Synthese der DNS; G_2 — zweite Wachstumsphase oder Zwischenphase und M — Teilungs- oder *Mitose*phase. Besondere Bedeutung mißt man heutzutage der der Ruhephase G_0 bei.

In den Frühstadien der *Embryonal*entwicklung[2] ist die Geschwindigkeit der Zellteilung sehr groß. Alle Zellen sind gleichartig, und die Dauer der Phase G_1 ist minimal, oder sie fehlt ganz. Später beginnen die Zellen, sich zu spezialisieren; jeder Zelltyp entwickelt für ihn spezifische Besonderheiten, und die Wachstumsphase G_1 verlagert sich ständig. Gegen Ende der *Differenzierung*[3] stabilisiert sie sich. Für jeden Zelltyp im Gewebe stellt sich eine bestimmte Dauer der G_1-Phase ein. Bei so hochdifferenzierten Zellen wie den Nerven- und Muskelzellen erstreckt sich die G_1-Phase auf die gesamte Lebensdauer des Organismus. Anders gesagt, diese Zellen befinden sich ständig in der G_1-Phase und teilen sich nie. Man nimmt allgemein an, daß die Steuerung der Zellteilung in der Wachstumsphase G_1 erfolgt, da der Übergang in die Phase S immer von einer Zellteilung gefolgt wird. Die Dauer der Phasen variiert nur unbedeutend.

Wenn Zellen in einer Kultur außerhalb des Organismus in Glasgefäßen mit einer Nährlösung wachsen, durchlaufen sie denselben

---

[1] lat. repressor — Unterdrücker.
[2] grch. embryon — Keim.
[3] lat. differo — unterscheiden.

Lebenszyklus. Nachdem die Zellen ausgesät worden sind und ihre Vermehrung beginnt, ist die Phase G_1 minimal. Sie variiert in Abhängigkeit vom Vermehrungstempo. Sobald die Zellen in der Kultur zahlreich werden und miteinander in Kontakt geraten, verlieren sie ihre Beweglichkeit, und die Teilung hört auf. Man bezeichnet das als „*Kontakthemmung*". Die Zellen bleiben gleichsam in der Phase G_1 stecken.

Für das Virus ist es nicht gleichgültig, in welcher Phase es in die Zelle gerät. Man stelle sich eine Zelle vor, die zwei Vererbungsapparate enthält: einen hochorganisierten, den einer Zelle eines höheren Organismus, in dem die DNS fest mit dem Eiweiß verbunden ist und ein einheitliches Molekül eines Nukleoproteids bildet, und einen anderen, viralen Nukleinapparat. Unter dem Aspekt der Evolution ist der Vererbungsapparat des Virus einer der einfachsten, unabhängig davon, welche Ansicht hinsichtlich des Ursprungs der Viren wir vertreten.

Bis zur jüngsten Zeit, bevor man im Virus eigene Fermente entdeckte, veranlaßte das völlige Fehlen eines eigenen Stoffwechsels der Viren zu der Annahme, sie seien durch eine *regressive Evolution*[1] entstanden, d. h., sie seien von einer höheren Organisationsstufe auf eine niedrigere übergegangen. Nach dieser Theorie stammen die Viren von pathogenen Bakterien ab, die die höchste Stufe des Parasitismus erreicht und die Fähigkeit zur Vermehrung außerhalb einer lebenden Zelle verloren haben. Nach einer anderen Theorie entstammen die Viren normalen Zellkomponenten, die sich allmählich verselbständigten und in gewissem Maße eine unabhängige Daseinsweise erwarben. Und schließlich betrachtet man die Viren auch als primäre Elemente des Lebens, die einen selbständigen Zweig darstellen, aus dem im Verlaufe der Evolution möglicherweise die zellulären Formen entstanden sind. Damit sind allerdings die Hypothesen über den Ursprung der Viren durchaus noch nicht erschöpft.

Der Vererbungsapparat des Virus ist außerordentlich einfach und besteht nur aus ganz wenigen *Genen*, d. h. Nukleinsäureabschnitten mit jeweils einer bestimmten Funktion. In der DNS der menschlichen Zelle gibt es Hunderttausende von Genen, in den Nukleinsäuren der Viren sind es ein paar, einige Dutzend oder höchstens ein paar Hundert. Diese Einfachheit des Vererbungsapparates des Virus ermöglicht zweifellos eine sehr leichte und schnelle Vermehrung.

---

[1] lat. regressus – Rückkehr.

In einer von einem Virus infizierten Zelle befinden sich also zwei Vererbungssysteme: ein außerordentlich kompliziertes und ein einfaches. In dem zwischen ihnen entstehenden Konflikt kann die Widerstandsfähigkeit des komplizierteren Systems niedriger sein als die des einfachen, wodurch das Virus die Kommandoposition einnimmt und der Infektionsprozeß sich ausdehnt. Er verläuft in verschiedenen Formen.

Wenn es dem Virus gelingt, in der Zelle eine neue Generation von Viruspartikeln zu produzieren, bezeichnet man die Infektion als *produktiv*[1]. Wenn die Ansammlung von Partikeln sehr schnell geht, wird die von ihnen angefüllte Zelle irgendwann zerstört, und sie geht zugrunde. Wenn sich das Virus langsam vermehrt, treten die Partikel nach und nach aus der Zelle aus, und sie funktioniert noch für lange Zeit weiter.

Eine andere Form der Infektion ist die *abortive*: Das Virus macht in der Zelle nur die Anfangsstadien seiner Entwicklung durch, dann bricht der Prozeß gleichsam ab, so wie beim Abort die Schwangerschaft abbricht. Es bildet sich keine Nachfolgegeneration des Virus.

Bei der dritten Form geht die normale Zelle in eine bösartige über. Man bezeichnet das üblicherweise als onkogene *Transformation*[2]. Der Kürze halber werden wir im folgenden einfach Transformation schreiben und darunter die onkogene Transformation verstehen.

Wie verhält sich nun der Vererbungsapparat des Virus, seine Nukleinsäure, in der Wirtszelle?

Damit kommen wir zu ziemlich komplizierten Problemen. Dabei geht es vor allem um die Begriffe. Wissenschaftler neigen dazu, in ihre Terminologie ungewohnt klingende Wörter aufzunehmen, die nicht selten anderen Bereichen entlehnt sind. So verwendet man zur Erklärung der Funktion des Vererbungsapparates die Termini „Code“, „Transkription“ und „Translation“, wobei man die beteiligten Substanzen mit Buchstaben bezeichnet. Insgesamt macht sich das aber nicht schlecht.

Wir haben bereits geschrieben, daß die Funktion des Vererbungsapparates der Zelle darauf hinausläuft, daß er das „Kommando“ zur Synthese von Eiweißen gibt, die die Lebensfunktion der Zelle sichern, und daß er sich selbst reproduziert. „Das Kommando geben“ heißt in der Sprache der Molekularbiologie „Information übertragen“. Die Eiweiße werden im Zytoplasma an besonderen

---

[1] lat. productivus – verlängerbar.

[2] lat. transformo – umgestalten, umwandeln.

Strukturen gebildet, den *Ribosomen*[1]. Bei der Bildung eines neuen DNS-Moleküls bleibt die ganze Information, die in den Muttermolekülen enthalten ist, in den Tochtermolekülen erhalten. Jedoch kann die DNS die Information nicht direkt auf die Ribosomen übertragen.

Das von Francis CREEK aufgestellte Grundpostulat der Molekularbiologie lautet: Der Strom der Erbinformation kann immer nur in einer Richtung fließen – von den Nukleinsäuren zu den Eiweißen. Der Rückfluß von den Eiweißen zu den Nukleinsäuren ist verboten. Dabei kann der Strom entweder von der DNS über die RNS zu den Eiweißen fließen oder von der RNS zu den Eiweißen. Als Vermittler bei der Informationsübertragung fungiert die RNS. Man bezeichnet sie daher auch als „*Boten-RNS*", abgekürzt *bRNS*, bzw. „*Messenger-RNS*", abgekürzt *mRNS*. Die Messenger-RNS wird im Kern synthetisiert und ist das Spiegelbild, die Kopie der DNS.

Unter Beteiligung des Ferments *RNS-Polymerase* werden die in der Zelle befindlichen freien Nukleotide zu einem RNS-Strang zusammengefügt, wobei sie einen Abschnitt der DNS gleichsam „abformen". Die Bildung der RNS als Kopie der DNS wird als „Überschreiben" bzw. *Transkription*[2] der Information bezeichnet. Das Grundprinzip der Transkription ist die *Komplementarität*: Dem Adenin steht Uridin gegenüber (das strukturell dem Thymin ähnlich und ihm funktionell äquivalent ist) und dem Guanin Cytosin. Insgesamt ist die Abfolge der Nukleotide im Strang der Messenger-RNS komplementär zu dem DNS-Abschnitt, von dem die Information überschrieben wird. Die mRNS geht aus dem Kern ins Zytoplasma über und nimmt dann an der Synthese des Eiweißes an den Ribosomen teil.

Eiweiße sind Polymere. Ebenso wie die Nukleinsäuren bestehen sie aus zahlreichen Teilen, nur heißen die Teile der Nukleinsäuren Nukleotide, die der Eiweiße hingegen Aminosäuren. Eiweißmoleküle bestehen aus *Polypeptidketten*. Von der Reihenfolge der Aminosäuren in der Kette hängen Art und Eigenschaften der Eiweiße ab und von den Eigenarten aller Eiweiße einer Zelle die Zelleigenschaften.

Wodurch wird nun die Reihenfolge der Aminosäuren im Eiweißmolekül bestimmt? Für jedes Eiweiß ist sie in einem bestimmten Abschnitt des DNS-Gens programmiert und hängt ausschließlich

---

[1] RNS-haltige zytoplasmatische Strukturen, die an der Eiweißsynthese beteiligt sind.

[2] lat. transcribo – überschreiben, übertragen.

vom Strom an Erbinformation ab, der von diesem Gen auf das Ribosom übergeht, dieser winzigen biochemischen Maschine, in der die Eiweißsynthese erfolgt. In die Ribosomen werden Aminosäuren geliefert, die sich immer in der Zelle befinden. Sie haben ihr eigenes „Verkehrsmittel", spezielle RNS-Moleküle, die als „*Transport-RNS*", abgekürzt „*tRNS*", bezeichnet werden. Diese Moleküle sind relativ klein. An das eine Ende der tRNS-Kette lagert sich die Aminosäure an. In der Krümmung des tRNS-Moleküls befinden sich drei Nukleotide, ein sogenanntes *Triplett*[1]. Jede Aminosäureart (und es gibt davon zwanzig) hat ihre eigene „Kutsche" mit dem „Familienwappen", dem Triplett. Die Messenger-RNS steuert die Reihenfolge, in der die verschiedenen Arten der tRNS ins Ribosom eintreten, gelenkt durch das in sie „überschriebene" Programm der Eiweißsynthese und durch das Prinzip der Komplementarität.

Wenn beispielsweise die mRNS-Kette aus folgenden Nukleotiden besteht: U-G-G-A-G-C-A-A-A-U-G-U-C-C-C-A-G-C-U-G-G-U-A-C, dann tritt in das Ribosom zunächst eine tRNS mit dem Triplett ACC und der Aminosäure Tryptophan ein, dann folgen tRNS mit den Triplitten UCG, UUU, ACA, GGG, UCG, ACC und AUG, die die entsprechenden Aminosäuren tragen: Serin, Lysin, Zystein, Prolin, Serin, Tryptophan und Tyrosin. Jedes Triplett der mRNS kodiert die entsprechende Aminosäure.

Die Übersetzung aus der „Sprache" der Nukleotide in die „Sprache" der Aminosäuren wird als *Translation*[2] bezeichnet. Im Ribosom wird jede Aminosäure mit der vorhergehenden verbunden. Nachdem die Transport-RNS ihren „Fahrgast" abgesetzt hat, verläßt sie das Ribosom um eine neue Aminosäure aufzuladen. Die Anlagerung der Aminosäuren an die Kette dauert solange, bis die mRNS ihr Programm vollständig abgewickelt hat.

Die in der Zelle gebildeten Eiweiße entsprechen exakt dem vom Genom vorgegebenen Bauprogramm. Von einem Gen wird nicht nur eine Kopie mRNS „überschrieben", sondern deren viele. In einer Zelle gibt es Tausende von Ribosomen. Ihre Menge entspricht der Intensität der Eiweißsynthese. Jedoch werden nur die Eiweiße synthetisiert, die im Vererbungsapparat der Zelle, in ihrer DNS, programmiert sind.

Durch die Vererbung wird das Programm der Eiweißsynthese, wie es in der DNS vorliegt, von der Mutterzelle auf die Tochterzelle übertragen. Den ganzen Verlauf der Übertragung der Erb-

---

[1] lat. triplex – dreifaltig, aus drei Teilen bestehend.
[2] lat. translatio – Übertragung, Übersetzung.

information kann man folgendermaßen darstellen:

$$\text{DNS} \xrightarrow[\text{Transkription}]{} \text{mRNS} \xrightarrow[\text{Translation}]{} \text{Eiweiß}$$

Alles, was hier beschrieben wurde, bezieht sich auf die Zelle. Was aber wissen wir vom Virus, diesem Parasiten, der seine Lebenstätigkeit nur innerhalb einer Zelle äußert?

Nachdem das Virus alle Barrieren überwunden hat und in die Zelle gelangt ist, verhält es sich als Eroberer. Es nimmt die führenden Positionen ein. Die Zelle wird gezwungen, sich den „Kommandos" des Vererbungsapparates des Virus zu unterwerfen. Diese „Kommandos" übermittelt das Virus durch seine Messenger-RNS. Sie entsteht durch Transkription von der Virus-Nukleinsäure und trägt das Gepräge ihrer Spezifik. In den Ribosomen übertragen die mRNS das Programm der Synthese von Eiweißen, die ebenfalls das „Firmenzeichen" des Virus tragen. In der Zelle sammeln sich Produkte mit Virusspezifik an.

Die Information der Erbsubstanz des Virus wird in zwei Phasen transkribiert, einer Früh- und einer Spätphase. Die erstere sichert die Synthese der *„frühen" Eiweiße*, die die weitere Transkription der Information von der Nukleinsäure des Virus sowie einige andere Prozesse in der Zelle steuern. Für die Bildung neuer Moleküle der Virus-Nukleinsäure werden die in der Zelle vorhandenen Bausteine, die Nukleotide benutzt.

An ihrer Bereitstellung und Vereinigung zu einer Kette, die zur Virus-Nukleinsäure komplementär ist, sind eine Reihe von Fermenten beteiligt. So nehmen Polymerasen am Aufbau der Nukleotidkette teil, Ligasen[1] schließen offensichtlich die Verbindungen innerhalb des Moleküls, Nukleasen lösen die DNS der Zelle in ihre Bestandteile auf, wenn es an Baumaterial mangelt. An der Replikation der Erbsubstanz des Virus sind sowohl Zellfermente als auch Virusfermente[2] beteiligt.

Nach der Replikation beginnt die zweite Phase, die Transkription der Information von den Abschnitten, die die „späteren" Funktionen steuern. Dazu gehört die Synthese der Eiweiße der Virushülle.

Sobald sich in der Zelle Vorräte an Virus-Nukleinsäuren und Viruseiweißen angesammelt haben, beginnt die „Montage" der Viruspartikel. Sie erfolgt im Kern oder im Zytoplasma. Viruspartikel, die eine zusätzliche äußere Hülle haben, reifen endgültig

---

[1] lat. ligo – verbinden.

[2] Die Existenz der entsprechenden Fermente ist heutzutage bei einigen Viren exakt bewiesen.

auf den Zellmembranen aus. Jede Gruppe von Viren hat ihren eigenen Ort, an dem die reifen Partikel gebildet werden.

In allen Fällen werden in der Zelle Stoffe mit Virusspezifik gebildet: Nukleinsäuren der Viren, „*frühe*“ und „*späte*“ Virus-mRNS, „*frühe*“ und „*späte*“ Viruseiweiße (Eiweiße der Viruspartikel, Antigene, Fermente, Eiweiße mit Regulationsfunktionen). Der Nachweis eines dieser Produkte in der Zelle zeugt von einer Virusinfektion.

Wenn es daher nicht gelingt, aus einer Zelle reife, infektiöse Viruspartikel zu isolieren, dann dienen Produkte mit Virusspezifik als Indikatoren für die Anwesenheit des Vererbungsapparates des Virus, als Indikator der Infektion. Das gibt dem Forscher ein Mittel für die Suche nach einem maskierten, in der Zelle verborgenen Virus an die Hand.

Der Verbrecher hinterläßt immer eine Spur, an Hand derer man ihn finden kann. Man muß ihn nur suchen. Das ist die Formel des Kriminalisten. Ebenso denkt auch der Virologe, wenn er dem Verursacher einer Infektion nachjagt.

Das Geheimversteck des Virus

Lange Zeit schlugen sich die Wissenschaftler mit der Frage herum, wo sich das onkogene Virus in der Zelle verbirgt. Das aufzuklären gelang erst, nachdem zwei neue Viren entdeckt worden waren, das Polyomavirus und das SV-40-Virus.

Als Ludwig Gross mit der Mäuseleukose experimentierte, machte er eine wichtige Beobachtung: Filtrate aus Leukosegewebe riefen manchmal bei den Mäusen keine Leukose, sondern Tumoren der Ohrspeicheldrüse hervor. Als Gross das Material sorgfältig untersuchte, fand er in den Filtraten ein Virus mit anderen Eigenschaften als das Leukosevirus.

Zwei Amerikanerinnen, Sarah Stewart und Bernice Eddy fanden ebenfalls mit Hilfe einer anderen Methode bei leukosekranken Mäusen ein Virus, das bei Überimpfung auf neugeborene Mäuse Geschwülste in den verschiedensten Organen erzeugte — in den Ohrspeicheldrüsen, den Nieren, den Nebennieren, den Knochen, unter der Haut, in der Thymusdrüse und in der Milchdrüse. Und da es zur Bezeichnung von Tumoren üblich ist, das Suffix -oma zu verwenden, wurde das neue Virus, das vielfältige Tumore erzeugte, *Polyomavirus* genannt.

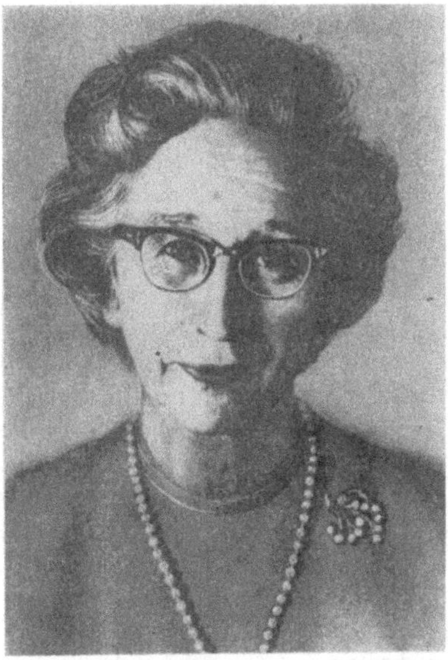

Sarah STEWART

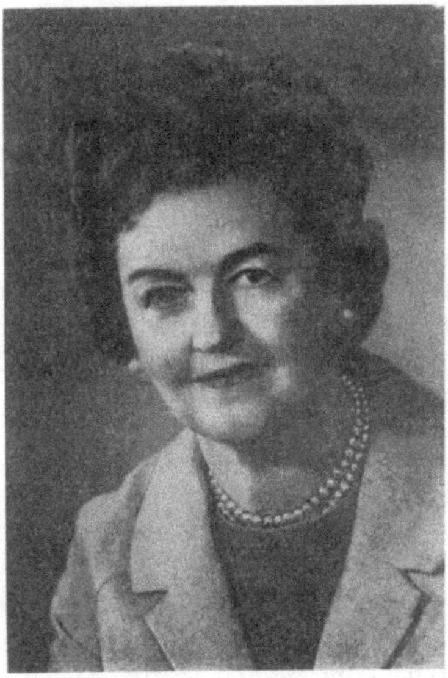

Bernice EDDY

Es stellte sich heraus, daß dieses Virus unter Wildtieren weit verbreitet ist. Es ist außerhalb des Organismus beständig, wird durch direkten Kontakt, aber auch durch die Luft, durch Staub und durch die Nahrung übertragen, wie viele infektiöse Agenzien, erzeugt aber unter natürlichen Bedingungen keine Tumoren. Wodurch ist das zu erklären?

Es zeigt sich, daß Mäuse gegen das Virus nur während einer ganz kurzen Zeitspanne nach der Geburt empfindlich sind. Dann nimmt ihre Empfindlichkeit rasch ab. Mit der Muttermilch und über die Plazenta erhalten die Jungen Antikörper gegen das Polyomavirus, und es bedarf einer sehr erheblichen Dosis, um die Immunität zu überwinden. Eine solche Dosis kann nur im Experiment verabfolgt werden.

Die Latenzperiode der Entwicklung einer durch das Polyomavirus erzeugten Geschwulst ist sehr lang, und zwar um so länger, je geringer die infektiöse Dosis ist, und Wildtiere sterben relativ früh. Daher sind polyome Geschwülste unter natürlichen Bedingungen nicht zu beobachten.

Labormäuse sind auch häufig mit dem Polyomavirus infiziert. Um einer Infektion vorzubeugen, bedarf es besonderer Haltungsbedingungen. Bemerkenswert ist, daß in den sich bei den Mäusen entwickelnden Tumoren das Virus mit keinem einzigen der bekannten Verfahren nachweisbar ist.

Alle diese Besonderheiten des Polyomavirus erklären anscheinend vieles aus der Pathologie des menschlichen Krebses. Früher hatten die Gegner der Virustheorie darauf verwiesen, daß die Mannigfaltigkeit der menschlichen Tumoren die Existenz einer ebenso großen Anzahl von Viren voraussetzt, was jedoch schlechthin unwahrscheinlich sei. Dieser Einwand ist heutzutage hinfällig: Analog dem Polyomavirus könnte das hypothetische Virus des Menschen an verschiedenen Tumoren schuld sein. Die Mißerfolge mit der Isolierung des Virus aus menschlichen bösartigen Tumoren lassen sich auch erklären: Es ist nicht immer in dem offensichtlich von ihm hervorgerufenen Tumor nachweisbar.

Die Wissenschaftler machten noch eine wichtige Beobachtung: Das Polyomavirus der Mäuse ist fähig, bei Überimpfung auf neugeborene Goldhamster Tumoren zu erzeugen.

Der Goldhamster (*Cricetus auratus*) ist eine neue Art von Versuchstieren. Er stammt aus Syrien. Die Leichtigkeit, mit der er sich züchten läßt, das nahezu vollständige Fehlen natürlicher Tumoren bei hoher Empfindlichkeit für eine Virusinfektion, die Möglichkeit, ihm sogar fremdartige Tumorzellen in die Backentaschen zu injizieren, wohin keine Antikörper gelangen und daher günstige Bedingungen für die Anpassung bestehen, alles das hat den Goldhamster zu einem bevorzugten Versuchsmodell gemacht.

Im Jahre 1958, als amerikanische Wissenschaftler über die Empfindlichkeit des Goldhamsters für Polyomaviren publizierten, herrschte noch die Vorstellung, daß onkogene Viren nur die Tierart schädigen, von der sie stammen. Die Fähigkeit des Rousschen Hühnersarkomvirus, Tumoren bei Säugetieren zu erzeugen, die 1957 von L. A. Silber und G. J. Swet-Moldawski entdeckt worden war, galt als Besonderheit dieses Virus. Unter dem Aspekt der Versuche mit dem Polyomavirus wurde klar, daß die Entdeckung der sowjetischen Forscher große prinzipielle Bedeutung hat: Strenge Artspezifik ist keine notwendige Eigenschaft eines onkogenen Virus. In der Folgezeit stellte sich heraus, daß das Polyomavirus nicht nur bei Mäusen und Goldhamstern Tumoren erzeugt, sondern auch bei Ratten, Kaninchen, Meerschweinchen, bei der afrikanischen Sandratte und beim Iltis.

Noch wichtigere Ergebnisse wurden bei der Untersuchung des Virus SV-40 gewonnen. Zunächst fand man es in einer normalen Kultur von Nierenzellen des Rhesusaffen. Affenzellen werden in großem Umfange verwendet, um Vakzine gegen Poliomyelitis und andere Virusinfektionen herzustellen.

Die amerikanischen Virologen B. Sweet und M. Hilleman entdeckten in den Affenzellen zahlreiche „schlummernde" Viren, die sich durch nichts zu erkennen geben, sie zerstören die Zellen nicht und verändern auch die Art der Kultur nicht. Aber kann man denn unbesorgt eine Vakzine verwenden, die mit diesen Viren infiziert ist? Sind sie für den Menschen gefahrlos? Man beschloß, sie auf ihre Onkogenität zu überprüfen.

Zu diesem Zweck wurden im Laboratorium von Eddy Flüssigkeiten aus Nierenkulturen gesunder Rhesusaffen, aus denen Vakzine hergestellt wurde, 23 neugeborenen Goldhamstern injiziert. Die Wahl fiel auf diese Tiere, weil sie besonders empfindlich auf die onkogene Wirkung des Polyomavirus reagieren. Nach einigen Monaten (zwischen 4 und 15) entwickelten sich bei 20 Versuchstieren Tumoren. Das Ergebnis war mehr als unerwartet. Hatte man doch mit solchen Vakzinen Millionen von Menschen geimpft. Der Versuch wurde wiederholt. Und wieder entstanden bei 109 von 174 Goldhamstern Sarkome.

Normale Kulturen der Nieren gesunder Affen erzeugten also Tumoren. Natürlich erhob sich die Frage: Sind nicht Vakzine, die aus diesen Kulturen hergestellt werden, für den Menschen gefährlich? So entstand das Problem der Gefährlichkeit von Virusvakzinen.

Zunächst aber gelang es nicht, aus den Tumoren der Goldhamster, die eine Kultur von Affenzellen erhalten hatten, das Virus zu isolieren. Man brauchte das zerriebene Tumormaterial nur zu filtrieren, und es hörte auf, Tumoren zu erzeugen. War die onkogene Wirkung vielleicht überhaupt nicht auf ein Virus zurückzuführen?

EDDY schrieb 1961 die onkogene Aktivität der Kulturen einer Substanz ungeklärter Natur aus den Nierenzellen der Affen zu. Die Frage nach der Natur dieses wirkenden Agens vermochten die Versuche von SWEET und HILLEMAN der Lösung näher zu bringen. Sie wiesen nach, daß sich in den Nierenzellen der Rhesusaffen ein „schlummerndes" Virus befindet, das sofort aus der „Erstarrung" erwacht, wenn man es in die Zellen der grünen Meerkatze verbringt. Nach kurzer Zeit entstehen in den Zellen zahlreiche Bläschen, Vakuolen, und die Zellen gehen zugrunde. Nach der Wirkungsweise erhielt das Virus die Bezeichnung vakuolisierendes Agens. Später wiesen SWEET und HILLEMAN ihm seinen Platz in ihrer Klassifikation der Affenviren zu, in der jedes durch die Buchstaben SV (engl. simian virus = Affenvirus – d. Übers.) und eine Nummer bezeichnet wurde. Das vakuolisierende Agens wurde als Virus SV-40 bezeichnet.

EDDY und ihre Kollegen beschlossen zu klären, ob nicht das SV-40-Virus im Tumor des Goldhamsters vorhanden ist. Sie übertrugen Material aus dem Tumor in eine Kultur aus Zellen der grünen Meerkatze und fanden eine Vakuolisierung, wie sie für dieses Virus typisch ist. Nun war noch zu klären, ob es Tumoren erzeugt. Die Untersuchungen bestätigten auch das. Das SV-40-Virus erwies sich als identisch mit dem onkogenen Agens aus den Nierenzellen des Rhesusaffen. In unabhängig von EDDY durchgeführten Versuchen stellten A. GIRARDI und andere Wissenschaftler ebenfalls seine hohe Onkogenität bei Goldhamstern fest. Damit war ein neues Virus entdeckt, das beim Tier Tumoren erzeugt.

Etwa zur gleichen Zeit fand in unserem Lande Galina Issaakowna DEITSCHMAN, daß normale Kulturen von Affennieren bei der Ratte Tumoren erzeugen. Zunächst war das erstaunlich, aber nach den Versuchen von EDDY führte man die Onkogenität der Kultur natürlich auf das SV-40-Virus zurück.

Später stellten die Wissenschaftler fest, daß das SV-40-Virus nicht nur Goldhamster und Ratten schädigt, sondern auch afrikanische Vielzitzenmäuse, Mäuse und Marmosettaffen.

Bei seinen natürlichen Wirten, den Affen, rief das Virus keine Tumoren hervor, obwohl es sich im Organismus der Affen aufhält und vermehrt und in die Umwelt ausgeschieden wird.

Sweet und Hilleman stellten fest, daß es bei Rhesusaffen weit verbreitet ist. Das Virus wurde in allen Vakzinechargen gegen Poliomyelitis gefunden, die aus Kulturen von Affennieren gewonnen worden waren. Es ist sehr beständig gegen Wärme und Formalin und bewahrt daher seine Aktivität nicht nur in Lebendvakzinen, sondern auch in abgetöteten. Und da diese Vakzine Menschen injiziert wurden, vor allem Kleinkindern und Säuglingen, ist das für jeden verblüffend.

Wie ist nun das Schicksal der Geimpften? Es mußte dringend geklärt werden, ob sich das SV-40-Virus im menschlichen Organismus vermehrt und ob es Tumoren erzeugt.

Bei Personen, die solche Vakzine erhalten hatten, fand man im Blut Antikörper gegen das Virus. Das wies auf eine Infektion hin. Bei einigen Kindern, die die Vakzine als Schluckimpfung erhalten hatten, fand sich das SV-40-Virus im Stuhl. Experimentelle Zufuhr der Vakzine an Freiwillige führte nicht zur Erkrankung, aber nach 7–11 Tagen fand sich in Rachenabstrichen das SV-40-Virus, und im Blut befanden sich Antikörper dagegen. Es ruft also beim Menschen eine symptomlose Infektion hervor, kann sich im Organismus vermehren, führt zur Bildung spezifischer Antikörper und wird sogar ausgeschieden.

An Geimpften wurden Langzeitbeobachtungen durchgeführt. Sie dauern bis heute an. Eine onkogene Wirkung des SV-40-Virus beim Menschen wurde nicht festgestellt. Dennoch war die potentielle Gefährdung durch das SV-40-Virus Anlaß, die ganze Technologie der Vakzineproduktion grundlegend zu verändern, um auch jede nur mögliche Wirkung des SV-40-Virus auf die Geimpften auszuschließen.

In Moskau wurde im Poliomyelitis-Institut der Akademie der Medizinischen Wissenschaften der UdSSR bei fast einem Drittel des Personals, die mit Rhesusaffen oder Kulturen von Affenzellen arbeiteten, das Vorhandensein von Antikörpern gegen das SV-40-Virus nachgewiesen, obwohl viele von ihnen niemals vakzinisiert worden waren, weder mit Lebendvakzine noch mit abgetöteter. Offensichtlich war das das Ergebnis einer Infektion bei der Tierpflege oder während der Experimente. Und wiederum war die Bildung der Antikörper von keinerlei Erkrankung begleitet.

Mit dem SV-40-Virus wurden intensive Untersuchungen an Gewebskulturen durchgeführt. Es transformierte Zellen von Goldhamster, Maus, Kaninchen, Schwein und sogar vom Menschen. Wurden solche Zellen Tieren eingeimpft, entwickelten sich in vielen Fällen Tumoren. Das zeugte vom malignen Charakter der Transformation.

In Amerika stellte KOPROWSKI mit seinen Mitarbeitern einen Versuch mit durch SV-40-Viren transformierten menschlichen Zellen an hoffnungslosen Krebskranken an. An der Injektionsstelle entstanden sarkomatöse Knötchen, die aber rasch wieder resorbiert wurden. Selbstverständlich unterscheiden sich Krebskranke in ihrer Widerstandsfähigkeit erheblich von Gesunden; daher ist die Bedeutung dieser Tatsache gering.

Das Polyomavirus und das SV-40-Virus sind in vielen Eigenschaften dem Papillomvirus der Kaninchen ähnlich. Alle enthalten DNS, wodurch sie sich prinzipiell von den onkogenen RNS-Viren unterscheiden.

Die DNS dieser Viren ist zweisträngig und hat eine Ringstruktur. Sie vermehren sich im Kern. Ihre Partikel bestehen aus der gleichen Anzahl von Kapsomeren (72). Die Viren sind gegen Wärme beständig. Alle drei Viren sind onkogen.

Der Amerikaner Joseph MELNICK schlug vor, sie zu einer Gruppe zusammenzufassen, die er als „*Papova*“ bezeichnete (aus den ersten Silben der Wörter Papillom, Polyom und vakuolisierendes Agens).

Weitere Forschungen erhöhten die Anzahl der Vertreter der Papova-Gruppe. Man unterteilte sie in zwei Untergruppen: in die größeren Papillomviren mit einer Teilchengröße von 53 nm[1] und einem Molekulargewicht der DNS von 5 Millionen und in die Untergruppe der kleinen Papova-Viren mit einem Teilchendurchmesser von nur 43 nm und einem Molekulargewicht der DNS von etwa 3 Millionen.

In die erste Gruppe fallen die Papillomviren von Kaninchen, Hirsch, Schaf, Hund, Katze, Zieselmaus, Hamster, Rind, Pferd, Affe und Mensch, in die zweite das Polyomavirus, SV-40, das K-Virus der Mäuse, die vor kurzem entdeckten Viren des Frosches und des Schweines sowie einige SV-40-ähnliche Viren, die beim Menschen gefunden wurden (BK, JC u. a.)[2].

---

[1] Nanometer = 10^{-9} m; grch. nanos – Zwerg.

[2] In die Papova-Gruppe wurden in der Folgezeit auch noch andere Viren einbezogen. Sie hat jetzt 7 Vertreter: Polymavirus, vakuolisierendes Virus der Affen und der Kaninchen, K-Virus der Mäuse, Warzenvirus des Menschen, Papillomvirus des Kaninchens und des Rindes.
Beide Viren erhielten ihren Namen nach den Initialen der Patienten, aus denen sie isoliert wurden. Das Virus JC wurde 1971 isoliert, sechs Jahre nachdem ZU REIN und SCHOU sehr kleine, dem Polyomavirus ähnliche Partikel im Hirngewebe von Patienten mit eben dieser Krankheit beschrieben hatten. Nach der Arbeit der Amerikaner PADGETT u. a. wurde das Virus JC bei mehr als zwei Dutzend analoger Patienten isoliert.

Die Entdeckung von Menschenviren, die dem Affenvirus SV-40 ähnlich sind, erregte großes Aufsehen. Man erinnerte sich an den grandiosen „Versuch“ mit der Impfung Tausender von Menschen mit einer Poliomyelitis-Vakzine, die mit dem SV-40-Virus infiziert war. Damals ergab die Überwachung der Geimpften keine schädliche Wirkung des Affenvirus. Welche Eigenschaften hatten aber die neu entdeckten Agenzien? Es begannen intensive Untersuchungen.

Am besten ist bisher das BK-Virus untersucht. Es wurde von GARDNER u. a. aus dem Urin eines Patienten mit transplantierter Niere isoliert, bei dem zu therapeutischen Zwecken die Funktion des Immunsystems unterdrückt wurde. Das BK-Virus vermehrt sich nur in einigen Zellarten von Affe und Mensch, am besten in den Zellen von embryonalem menschlichen Nierengewebe. Ebenso wie das SV-40-Virus transformiert auch das BK-Virus in der Kultur Zellen von Säugetieren und vom Menschen.

Das JC-Virus wurde bei Patienten mit einer seltenen Hirnkrankheit gefunden (PADGETT u. a.). Im Experiment erzeugen beide Viren, BK und JC, beim Goldhamster Tumoren, jedoch ist das erstere nur schwach, das letztere dagegen stark onkogen.

SV-40-ähnliche Viren sind beim Menschen weit verbreitet. Beispielsweise wurden Antikörper gegen das BK-Virus bei rund 30% der untersuchten gesunden Personen gefunden.

Unter natürlichen Bedingungen befinden sich diese Viren in den Nieren des Menschen im maskierten Zustand. Nur unter besonderen Umständen werden sie aktiviert. Auch in dieser Hinsicht erinnern sie an das SV-40-Virus: Wußte doch niemand von seiner Existenz, geschweige denn von seiner „Schädlichkeit“, bevor SV-40 nicht den Forschern in die Hände fiel.

SV-40-ähnliche Viren wurden bei Personen gefunden, die niemals eine Polio-Schutzimpfung erhalten hatten. Es gibt gute Gründe dafür, sie für die „menschlichen“ Verwandten von SV-40 zu halten. In den Jahren 1974/75 wurden diese „Verwandten“ bei einigen Patienten mit Hirngeschwülsten gefunden. Das rief die Wissenschaftler noch mehr auf den Plan. Der Anteil dieser Viren an der Entstehung von Tumoren beim Menschen bleibt jedoch unbewiesen.

Das Molekulargewicht der DNS aller Viren der Papova-Gruppe ist im allgemeinen sehr gering, es liegt bei 3–5 Millionen. Dementsprechend verfügen sie auch nur über eine begrenzte Menge von Erbinformation. Ihre DNS besteht aus wenigen Genen und ist nur fähig, die Synthese weniger Eiweiße mittlerer Größe zu steuern.

Das Virus BK wurde ebenfalls 1971 von den Engländern GARDNER u. a. erstmals isoliert. Später wurden analoge Agenzien aus dem Urin einer Reihe von Patienten, die nach Nierentransplantation Immunsuppressiva erhalten hatten, sowie bei Patienten mit Tumoren gefunden, die chemotherapeutisch behandelt wurden.

Aus den Partikeln isoliert, ist sie infektiös und *tumorogen*, d. h. fähig, bei Übertragung auf einen geeigneten Wirt Tumoren zu erzeugen (G. DI MALLORCA, I. ITO).

Wie verhalten sich nun die Träger einer so geringen Menge von Erbinformation in der Zelle?

Um diese Frage zu beantworten, wurden die beiden Hauptarten der Wechselbeziehungen, die diese Viren mit der Zelle eingehen, sorgfältig untersucht: die eine, die zum Untergang der Zelle und die andere, die zu ihrer Transformation führt. Versuchen wir das Bild einer gewöhnlichen produktiven Infektion zu zeichnen, die mit einer Formierung von Viruspartikeln und einer Zerstörung der Zelle einhergeht, und zwar am Beispiel des SV-40-Virus.

Die Viruspartikel werden an den Rezeptorabschnitten der Zellhülle adsorbiert, dringen in die Zelle ein und bewegen sich in Richtung auf den Kern zu. Hier lösen die Zellfermente die Eiweißhülle des Virus auf. Das „nackte" Virus läßt sich nicht sofort im Kern nachweisen. Es tritt eine Phase ein, in der es sich vor dem Forscher verbirgt. Die Nukleinsäure des Virus beginnt jedoch bereits ihre Arbeit. Den ersten „Befehl" gibt das Virus durch seine frühe Messenger-RNS. Ihrem Ursprung nach ist es reine Virus-RNS, d. h., sie ist von der DNS des Virus transkribiert, aber nicht von der der Zelle. Das läßt sich deutlich durch eine spezielle biochemische Methode beweisen, die man als *Hybridisierung der Nukleinsäuren* bezeichnet.

Sie beruht darauf, daß verwandte Nukleinsäuren, die homologe Abschnitte haben, Hybride liefern, fremdartige dagegen nicht. Um den Verwandtschaftsgrad zu erkennen, genugt es, die Messenger-RNS radioaktiv zu markieren und dann den Grad der Hybridisierung von Virus-DNS und Zell-DNS zu bestimmen.

Im Ergebnis dieser Versuche stellte sich heraus, daß die frühe Messenger-RNS nur mit der Virus-DNS Hybride bildet, d. h., sie hat eine Nukleotidstruktur, die zu der der Virus-DNS komplementär ist.

Die frühe RNS enthält, obwohl sie von der Virus-DNS transkribiert wurde, nicht die gesamte Virusinformation, sondern etwa die Hälfte. Das liegt daran, daß die Transkription zunächst nur von einem Teil des Virus-Genoms erfolgt, von den Abschnitten der „frühen" Gene. Beispielsweise wird beim Papovavirus SV-40 dieser Abschnitt nur von dem einen Genom *A* repräsentiert.

Die Synthese der Viruseiweiße, für die die Information von der frühen Messenger-RNS des Virus übertragen wird, erfolgt in der Zelle, in den Ribosomen. Hier werden Eiweiße synthetisiert, die man als *T-Antigen*[1] bezeichnet. Das *T*-Antigen unterscheidet sich sowohl von den Eiweißen der Virushülle als auch von den normalen Zelleiweißen: Es hat besonders, in bezug auf das Virus spezifische antigene Eigenschaften. Um seine Bedeutung aufzuhellen, haben die Wissenschaftler große Mühe aufgewendet, dennoch besteht darüber noch keine völlige Klarheit.

In der Zelle sammelt sich das T-Antigen in großer Menge an, und gleichzeitig erhöht sich in der Zelle unter dem Einfluß des Virus die Aktivität der Fermente, die für die DNS-Synthese er-

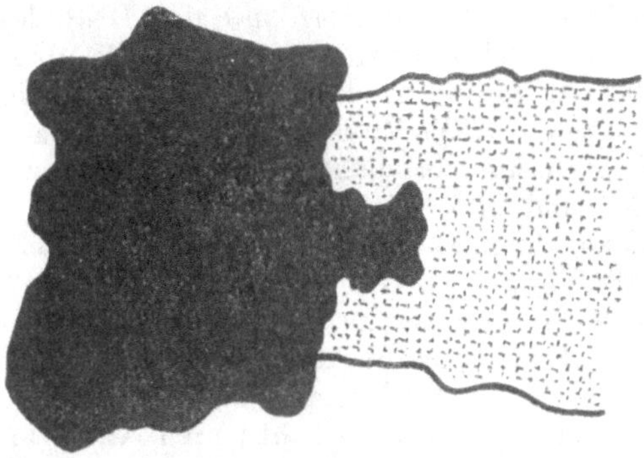

Antigen und Antikörper (nach J. WATSON)

forderlich sind. Die Viren nutzen sie für ihre Zwecke. Ob nun das Virus ihre Bildung unmittelbar stimuliert oder ob es nur Repressor-Substanzen beseitigt, die die Fermentbildung in der ruhenden Zelle begrenzen, ist noch nicht bekannt. Nicht ausgeschlossen ist, daß das T-Antigen aus dem Zytoplasma in den Kern übergeht und die Rolle eines Eiweißes spielt, das das Verbot der Informationsübertragung aufhebt, aber diese Hypothese bedarf noch des Beweises.

Die Zellfermente synthetisieren Virus-DNS und nur in unbedeutender Menge Zell-DNS. Offensichtlich unterscheiden sie nicht zwischen Virus-DNS und Zell-DNS und unterwerfen sich leicht dem Kommando des Virus. Die Synthese der DNS des SV-40-Virus

[1] Das T-Antigen erhielt seinen Namen aus dem lateinischen Wort „Tumor", Geschwulst, da es erstmals in einem durch ein Virus erzeugten Tumor gefunden wurde. In der Folgezeit wurde jedoch festgestellt, daß es auch bei einer gewöhnlichen Infektion gebildet wird, wenn keine Transformation, sondern die Bildung von Viruspartikeln erfolgt. Das T-Antigen hat ein niedriges Molekulargewicht von etwa 70000.

erfolgt im Kern. Neben Virus-DNS, die die Mutter-DNS korrekt kopiert, erscheinen in der Zelle auch defekte Formen. Von den neusynthetisierten Tochterketten der Virus-DNS (teils auch von der mütterlichen) wird die Information auf die späte RNS transkribiert[1]. Ihre Hauptfunktion ist die Informationsübertragung für die Synthese von Viruseiweißen.

Im Zytoplasma sammeln sich Eiweiße der Virushülle an, die später in den Kern eindringen. Dabei werden Eiweiße, die für die Lebenstätigkeit der Zelle unerläßlich sind, nur in unzureichender Menge synthetisiert, und der Zellstoffwechsel wird gestört.

Die Viruseiweiße verbinden sich im Kern mit der DNS des SV-40-Virus und bilden Partikel, die dann die ganze Zelle überschwemmen. Es erscheinen zahlreiche Bläschen – Vakuolen. Schließlich wird die Zelle zerstört. Die Viruspartikel gelangen nach außen. Ein Teil der Viruseiweiße verbindet sich in der Zelle mit der defekten Virus-DNS und bildet defekte Partikel, die fähig sind, weitere Zellen zu infizieren. Aber sie können keine Nachkommen produzieren. Mit Verlaub, das Sprichwort: „Keine Familie ohne Mißgeburt" gilt auch für Viren.

Defekte Partikel unterscheiden sich in ihrem Bau und in ihren Antigeneigenschaften nicht von normalen, aber sie sind leichter, da sie weniger DNS enthalten. Das ermöglicht, ihren Anteil an den aus der Zelle freigesetzten Partikeln zu berechnen. In einer Zelle können bis zu 100000 Partikel gebildet werden, unter ihnen sind etwa 99000 leichte und 1000 schwere. Von den letzteren hängt die Weiterentwicklung der produktiven Infektion ab.

Durch den Untergang der Zelle geraten auch Moleküle der Virus-DNS und von Viruseiweißen in das umgebende Milieu, die bei der Formierung der Partikel nicht benutzt wurden, da die Menge der „Virus-Bausteine" für gewöhnlich erheblich größer ist, als das für den Aufbau der Partikel verwendete Material. Ihr Schicksal ist natürlich von Interesse, zumal wenn man bedenkt, das die aus dem Polyomavirus und dem SV-40-Virus stammende DNS sowohl einen Infektionsprozeß als auch die Umwandlung der Zellen in bösartige bewirken kann. DNS, die nicht von einer Eiweißhülle umgeben ist, unterliegt gewissen Einflüssen. Aber defekte DNS, die als Bestandteil defekter Partikel in die Zelle eindringt, verhält sich anders. Sie ist vor zahlreichen Unannehmlichkeiten geschützt, die dem „nackten" Nukleinsäuremolekül drohen. Was

---

[1] Beim SV-40-Virus wurden drei späte Messenger-RNS gefunden, von denen jedes die Information für die Synthese eines speziellen Viruseiweiß trägt.

passiert in der Zelle mit der defekten DNS? Auf diese Frage werden wir später zurückkommen.

Betrachten wir diejenige Form der Wechselwirkung des SV-40-Virus mit der Zelle, die zur malignen Transformation führt.

Die ersten Stadien, von der Adsorption an den Zellrezeptoren bis zur Synthese des T-Antigens, verlaufen ebenso wie die bei der produktiven Infektion, aber die Bildung von Viruspartikeln in der Zelle wird unterdrückt. In einer durch das SV-40-Virus transformierten Zelle lassen sich weder infektiöse Viruspartikel noch die ihm eigenen überdrehten Ringmoleküle der DNS und Eiweiße der Virushülle nachweisen.

Die negativen Resultate mit Überimpfungen von Filtraten des Tumorgewebes, bei elektronenmikroskopischen und biochemischen Untersuchungen bestätigen anscheinend, daß das Virus, nachdem es die Zelle verändert hat, ihr „untreu wird" und verschwindet. Dennoch wurden die Versuche, das Virus aufzuspüren, fortgesetzt, bis schließlich eine neue Methode gefunden wurde, den Vererbungsapparat des Virus in der Zelle nachzuweisen. Diese Methode beruht auf der Verschmelzung einer transformierten Zelle mit einer, die für die Zerstörungswirkung des Virus empfindlich ist, die also seine Vermehrung „zuläßt" und die Voraussetzungen für die Bildung von Viruspartikeln bietet.

Für gewöhnlich werden bei Verschmelzungsexperimenten abgetötete Sendai-Viren[1] verwendet. Unter ihrer Einwirkung verschmelzen die Zellen. Zwischen ihnen bilden sich Zytoplasmabrücken. Sie verbreitern sich, bis die Zellen völlig miteinander verschmelzen, und dann sind zwei oder mehrere Kerne in einer Zelle eingeschlossen.

Die Verschmelzung kann zwischen gleichartigen oder verschiedenartigen Zellen der gleichen Art erfolgen, zwischen Zellen verschiedener Arten oder sogar Klassen von Tieren. Die sich bildenden Hybridzellen werden *Heterokaryonen*[2] genannt.

Bei der Verschmelzung von durch das Virus transformierten Zellen mit solchen, die für es empfindlich sind, werden Bedingungen geschaffen, die der Vermehrung des Virus günstig sind. Möglicherweise befindet sich in den letzteren ein Faktor, der für die

---

[1] Die Wirkung des Sendai-Virus ist durch den toxischen Effekt seiner Lipoproteinmembran bedingt. Daher bewahrt das Virus seine Fähigkeit zur Zellverschmelzung selbst dann, wenn es unter dem Einfluß ultravioletter Strahlen, die sein Genom schädigen, seine Aktivität völlig verloren hat.

[2] grch. karyon – Kern, hetero – fremdartig.

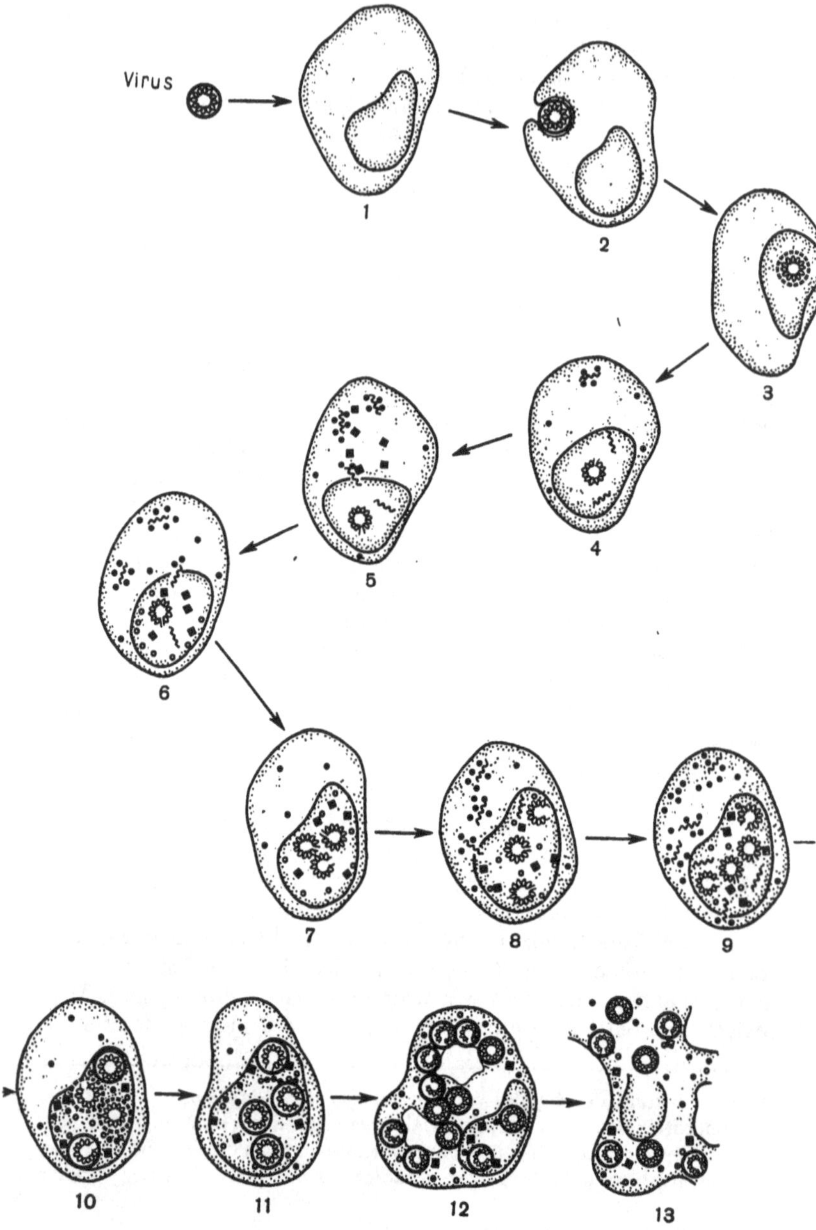
Virus
1
2
3
4
5
6
7
8
9
10
11
12
13

Produktion von Viruspartikeln notwendig ist. Sobald sich dieser Faktor in der erforderlichen Menge angesammelt hat, beginnt die Bildung von Virusnachkommen.

Um in einer Tumorzelle des Goldhamsters das SV-40-Virus nachzuweisen, verwendet man im Verschmelzungsexperiment Zellen der grünen Meerkatze, unter deren Einfluß sich reife Viruspartikel bilden. Sie gehen auch in die Kerne der Affenzellen über. Im Heterokaryon sammeln sie sich immer mehr an, bis die Zelle zerstört wird. Der Untergang zahlreicher Zellen läßt sich leicht in der Gewebskultur nachweisen. Die von den Zellen befreite Flüssigkeit aus einer solchen Kultur enthält das infektiöse Virus, das in der Lage ist, andere normale Hamsterzellen zu transformieren. Sobald aber die normale Zelle zu einer malignen wird, gelingt es wiederum nicht mehr, Viruspartikel nachzuweisen.

Durch Verschmelzung mit empfindlichen Zellen und auf andere Weise gelang es in vielen Fällen nachzuweisen, daß in den transformierten Zellen Erbsubstanz des Virus vorhanden ist. Wo aber verbirgt sie sich? Um diese Frage zu beantworten, bediente man sich der Methode der Hybridisierung von Nukleinsäuren.

Aus den Viruspartikeln wurden reine überdrehte DNS-Moleküle ohne Beimischungen von Zell-DNS isoliert, und man erhielt auf künstlichem Wege komplementäre RNS-Präparate, die radioaktiv markiert wurden. Dann wurde jeweils aus dem Zytoplasma, den Kernen und dem Kernsaft normaler und durch das SV-40-Virus bzw. das Polyomavirus transformierter Zellen DNS gewonnen. Jeder dieser DNS wurde zur Hybridisierung mit markierter RNS verwendet.

Verlauf einer produktiven Infektion mit dem Virus SV-40

1–2 – die Viruspartikel wird an der Zellhülle adsorbiert, dringt dann in die Zelle ein und bewegt sich in ihr vorwärts; 3 – „Entkleidung" der Partikel; 4 – Auftrennung eines Stranges des Ringmoleküls der Virus-DNS und Beginn der Transkription von den frühen Virusgenen; 5 – Synthese des T-Antigens; 6 – Übergang des T-Antigens in den Kern und Aktivierung der Fermente, die an der DNS-Synthese beteiligt sind; 8 – Transkription der Information von den späten Virusgenen; 9 – Bildung der Eiweiße der Virushülle auf den Ribosomen; 10 – Übergang der Viruseiweiße in den Kern; 10–13 – Partikelbildung, Vakuolisierung und Zerstörung der Zelle.
Schwarze Quadrate – T-Antigen, schwarze kleine Kreise – Viruseiweiße, helle kleine Kreise – Fermente der DNS-Synthese, große Kreise mit unterbrochener Spirale – DNS-defektive Partikel und mit geschlossener Spirale – normale, reife Viruspartikel (nach F. Rapp)

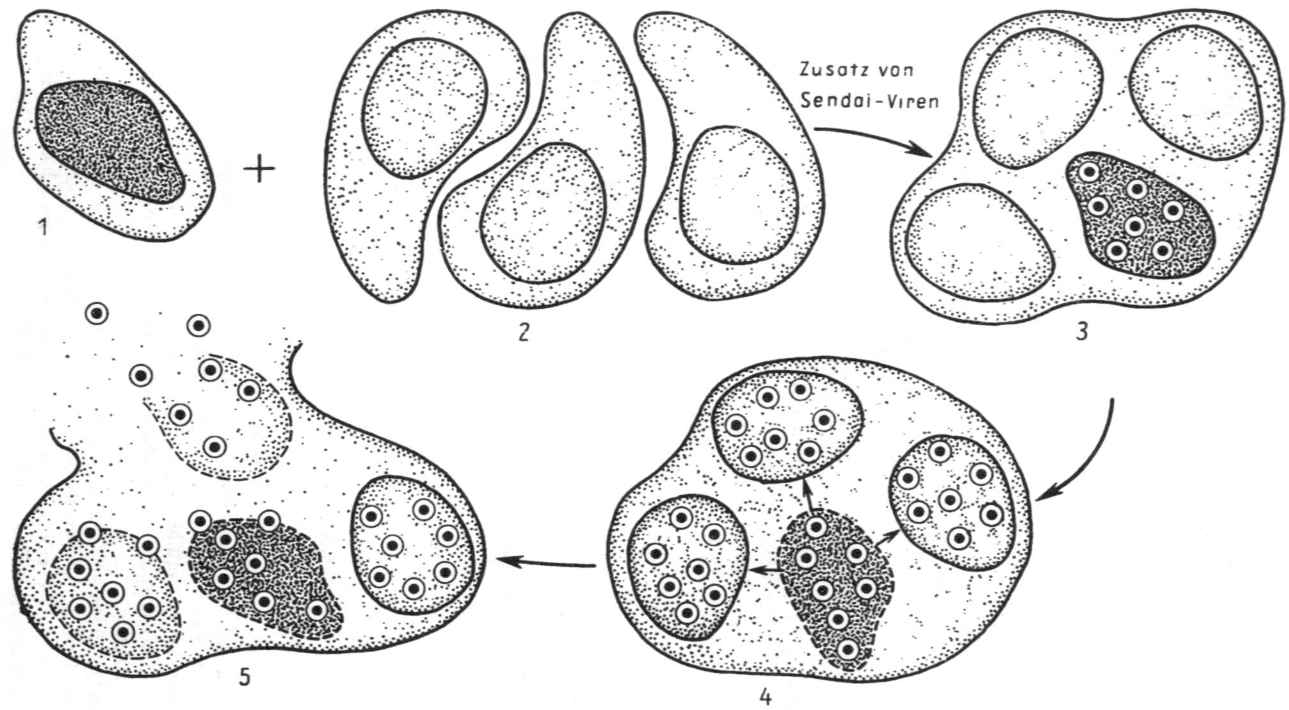

Nachweis des Genoms eines onkogenen Virus durch Verschmelzung mit empfindlichen Zellen in Gegenwart des Sendai-Virus

1 — transformierte Zelle; 2 — für das Virus empfindliche Zellen; 3 — Verschmelzung der Zellen, Bildung eines Heterokaryons. Im Kern der transformierten Zelle wird der Vererbungsapparat des Virus aktiviert, und es beginnt die Vermehrung der Viruspartikel; 4 — sekundäre Vermehrung des Virus in den Kernen der empfindlichen Zellen; 5 — Austritt der Viruspartikel und Zerstörung der Zelle (nach F. RAPP)

Weder im Zytoplasma noch im Kernsaft von Tumorzellen fand sich Virus-DNS. Die Hybridisierung gelang nur mit der Kern-DNS von Tumorzellen, genauer, mit Zellchromosomen. Kontrollversuche zur Hybridisierung mit der DNS normaler Zellen bestätigten die Befunde.

Wenn sich aber in den Chromosomen einer Tumorzelle zwei Arten von DNS befinden, Zell-DNS und Virus-DNS, welche Beziehungen haben sie dann zueinander? Versuche von R. Dulbecco

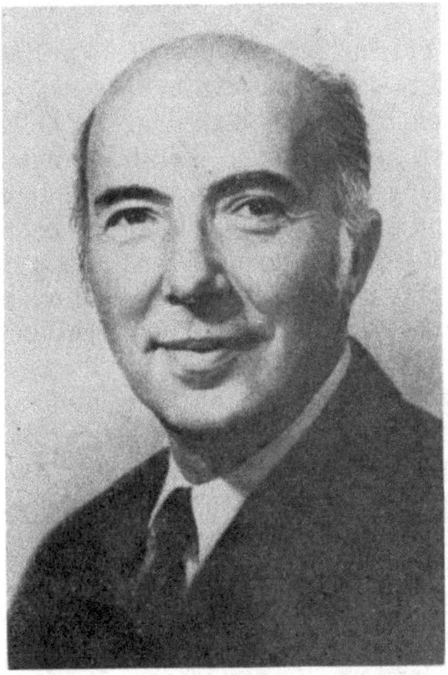

Renato Dulbecco

und H. Westphal, die in Kalifornien (USA) durchgeführt wurden, ergaben, daß sich die Virus-DNS fest mit der Zell-DNS verbindet.

Die Behandlung eines DNS-Präparats aus dem Kern einer Tumorzelle mit Alkali stört die Verbindung zwischen der Virus- und der Zell-DNS nicht. Ein solches Präparat liefert mit einer RNS, die komplementär zur Virus-DNS ist, Hybride. Das ist ein wichtiges Argument für die Annahme einer stabilen und gegen die Wirkung von Alkali beständigen Verbindung zwischen Virus- und Zell-DNS.

Die Virus-DNS befindet sich also offensichtlich innerhalb der Zell-DNS.

In unserem Jahrhundert der Mathematisierung der Biologie wurde diese Einbeziehung des Genoms als „Integration“ bezeichnet. Die Mehrzahl der Wissenschaftler akzeptierte den Gedanken, daß die transformierte Zelle ein „integriertes“ Genom enthält, in dem sich virales Erbmaterial befindet. In den Zellchromosomen befindet sich also das Geheimversteck des Tumorvirus.

Sind defekte und abgetötete Viren gefährlich?

Nachdem die Wissenschaftler die genaue Adresse des Virus in der Zelle erfahren hatten, ergaben sich neue Fragen. Kann ein einziger Vererbungsapparat eines Virus, der im Vergleich zu dem der Zelle winzig ist, tatsächlich die ganzen tiefgreifenden Veränderungen hervorrufen, die mit dem Übergang der Zelle in den malignen Zustand verbunden sind? Kommandiert nicht vielleicht in der Zelle eine ganze Reihe von Virus-Genomen, ein ganzer Virus „Stab“?

Westphal und Dulbecco führten spezielle Untersuchungen durch und überzeugten sich davon, daß sich im Kern einer Tumorzelle 5 – 20 DNS-Moleküle des Polyomavirus bzw. 5 – 60 des SV-40-Virus befinden. Nach späteren Berechnungen enthält eine Tumorzelle 1 – 3 Kopien des Vererbungsapparates des SV-40-Virus. Kontrollversuche ergaben wiederum abweichende Ergebnisse. Bisher laßt sich kaum sagen, welche der Berechnungen richtig ist. Die wahrscheinlichste Zahl ist zwei bis drei SV-40-Genome je Zelle.

Um das Ergebnis zu präzisieren, versuchte man es auf einem anderen Wege. Da die Anzahl der gebildeten Viruspartikel von der Menge an viraler Erbsubstanz in der Zelle abhängt, wandte man die uns bereits bekannte Verschmelzungsmethode an. Das Resultat war unerwartet: Zwischen der Anzahl entstandener Partikel und der der Virus-Genome ließ sich kein linearer Zusammenhang nachweisen. Nach eingehender Analyse fand sich die Erklärung: Im „Stab“ des Virus gab es neben den normalen auch minderwertige Genome, die nicht fähig sind, Nachkommen der infektiösen Partikel zu produzieren.

Man hatte es also wieder mit dem Phänomen der Defektivität zu tun: defekte DNS des onkogenen Virus in der Tumorzelle, defekte Viruspartikel. Spielen sie vielleicht nicht irgendeine Rolle bei der Umwandlung der Zelle in eine Tumorzelle?

Die Transformation geht doch immer mit einer Unterdrückung der späteren Funktionen einher. Werden vielleicht gerade wegen der Minderwertigkeit des Genoms des transformierenden Virus keine Viruspartikel gebildet?

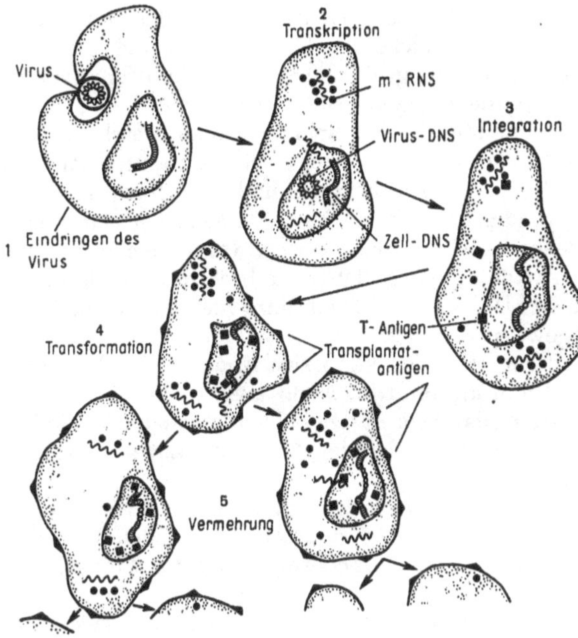

Abfolge der Ereignisse bei der Transformation einer Zelle durch das Virus SV-40

1 – Eindringen der Infektion in die Zelle; 2 – Transkription der Information von den frühen Virusgenen; 3 – Bildung des T-Antigens, Aktivierung der Fermente, die an der DNS-Synthese beteiligt sind, Integration der Virus-DNS in die Zell-DNS; 4 – Auftreten der Oberflächen-Transplantatantigene und Übergang der Zelle in den transformierten Zustand; 5 – Beginn der unkontrollierten Zellteilung (nach F. Rapp)

Zunächst einmal mußte geklärt werden, ob defekte Viren überhaupt die Fähigkeit zur Transformation der Zelle haben.

Derartige Versuche wurden mit dem Polyomavirus von G. de Mallorca und T. Benjamin (USA) sowie mit dem SV-40-Virus von A. D. Altschtein (UdSSR) und V. Defendi und F. Jensen (USA) durchgeführt.

Für die Versuche nahm man eine normale Kultur, in der das Virus sowohl den Untergang als auch die Transformation von Zellen bewirkt. Fügte man einer solchen Kultur defekte Viruspartikel hinzu, dann kam es zu tiefgreifenden Veränderungen: Aussehen und Eigenschaften der Kultur änderten sich wesentlich, es erschienen Herde von Tumorzellen.

Der Verdacht, der auf die defekten Partikel gefallen war, erwies sich also als begrundet. Welche der Teilchen aber, die normalen oder die defekten, haben die größere Transformationsfähigkeit?

Die Antwort auf diese Frage erhielt man beim Versuch mit ultravioletter Bestrahlung der Viruspartikel, die die Erbsubstanz des Virus, seine Nukleinsäure, verändert. Die bestrahlten Partikel führten zur Bildung von Antikörpern und transformierten die Zellen, aber sie produzierten keine Nachkommen, verhielten sich also ebenso wie natürliche defekte Viren. Im Vergleich zu den ursprünglichen Partikeln verwandelten sie leichter normale Zellen in Tumorzellen. Der Defekt der Nukleinsäure verlieh ihnen in dieser Hinsicht sogar gewisse Vorzüge.

Bei langdauernder Infektion kann sich in der Zelle eine große Menge defekter Viren ansammeln. Nicht ausgeschlossen ist auch eine solche Situation, daß sich in der Zelle ausschließlich minderwertige Partikel befinden, die bei der Zellteilung auf die Tochterzellen übertragen werden.

Wie verhalten sich nun derartige Quartiergäste? Sie können lange mit der Zelle existieren. Bei Störung des Gleichgewichts rufen sie jedoch tiefgreifende Veränderungen bis zur Transformation hervor.

In Zellen, die die Vermehrung des Virus nicht zulassen, sind normale Viruspartikel, analog den defekten, nicht in der Lage, die späteren Funktionen zu realisieren, also Nachkommen zu produzieren, obwohl sie fähig sind, die Zellen zu transformieren. Die Defektivität der Viruspartikel ist also nicht nur strukturell, sondern auch funktionell, insofern einige Virusgene keine Möglichkeit haben, in Erscheinung zu treten.

Es ist eine gesicherte Erkenntnis, daß sich ein und dasselbe Virus in unterschiedlichen Zellsystemen verschieden verhält. Das SV-40-Virus beispielsweise produziert in Zellen der grünen Meerkatze Nachkommen, in Hamsterzellen dagegen ist es defekt. Die Unterdrückung der späteren Funktionen, die die funktionelle Defektivität des Virus ausmachen, ist anscheinend ein wichtiges Moment seiner onkogenen Wirkung. Die funktionelle Defektivität steht mit den Eigenschaften der Wirtszelle in Zusammenhang. Folglich wird der Charakter der Infektion nicht nur vom Vererbungsapparat des Virus bestimmt, sondern auch von Zellfaktoren. Das läßt sich besonders überzeugend bei Verschmelzungsexperimenten demonstrieren.

Die Zugehörigkeit zu einer bestimmten Art, Linie und zu einem bestimmten Zelltyp wirkt sich auf die Empfindlichkeit gegenüber dem Virus aus. In vielen Fällen hat man einen Einfluß eines oder mehrerer bestimmter Gene des Wirtes auf die Virusaktivität nachgewiesen. Möglicherweise spielt hier das Fehlen oder die unzureichende Menge eines für die Vermehrung des Virus notwendigen Ferments eine Rolle oder ein andersartiger Faktor, der die Virusfunktionen unterdrückt. Bisher sind jedoch die Ursachen der größeren oder geringeren Empfindlichkeit der Zellen innerhalb eines Typs, einer Linie, einer Art usw. noch nicht bekannt.

In dieser Hinsicht sind Versuche mit Zellhybriden von Mensch und Maus interessant. Diese Hybridzellen unterscheiden sich hinsichtlich der Menge an Menschen- und Mäusechromosomen. Man hat sie mit vier Viren infiziert: dem Polyomavirus, dem SV-40-Virus, dem Adenovirus – Typ 12 und dem Poliomyelitis-Virus. Jedes dieser Viren vermehrt sich nur in einer der beiden Zellarten, entweder in Menschen- oder in Mäusezellen. Wie sich zeigte, hängt die Empfindlichkeit der Hybridzellen für die Virusinfektion von ihrem Chromosomenbestand ab. Für die Vermehrung des Virus müssen sich also anscheinend in der Zelle bestimmte Chromosomen befinden. Bei diesen Versuchen wurde auch die Existenz von *Repressor*-Substanzen in den Zellen festgestellt, die die Virusvermehrung unterdrücken.

Es gibt also für die Produktion von Viruspartikeln „kritische" Chromosomen. Existieren aber Chromosomen, die für die Transformation unerläßlich sind? Verbindet sich das Genom des onkogenen Virus mit jedem beliebigen Chromosom der Zelle oder aber nur mit einem oder mehreren bestimmten? Auch diese Frage wurde experimentell angegangen. Unabhängig davon, ob ein normales oder ein defektes Virus die Zelle infiziert, bildet sich in ihr T-Antigen, das auf das Vorhandensein eines Genoms eines onkogenen Virus hinweist.

Im Jahre 1971 erhielten M. Weiss und seine Mitarbeiter Hybride aus Menschen- und Mäusezellen, die durch das SV-40-Virus transformiert waren und in denen die Menge menschlicher Chromosomen bei der Kultivierung allmählich verringert wurde, aber das T-Antigen war bis zu dem Zeitpunkt nachweisbar, da nicht alle menschlichen Chromosomen verschwunden waren.

Das sprach dafür, daß sich das T-Antigen entweder in allen Chromosomen befindet, oder aber daß diejenigen Chromosomen, die das Virus-Genom enthielten, stabiler waren und sich in der Hybridzelle erhielten.

Später ergaben sich im Laboratorium von Hillary Koprowski Befunde, die darauf hindeuten, daß sich die DNS des SV-40-Virus mit einem bestimmten Chromosom der Säugetierzelle verbindet. Bei ihren Versuchen war es das Chromosom C 7 des Menschen. Die Versuche wurden vermittels Verschmelzung von Menschenzellen, die durch das SV-40-Virus transformiert waren, mit Mäusezellen durchgeführt. Verlor die Hybridzelle dieses Chromosom, dann verlor sie auch das T-Antigen. Zahlreiche andere Versuchskombinationen bestätigten die Verbindung der DNS des SV-40-Virus mit dem Chromosom C 7.

Oben hatten wir erwähnt, daß man einen Defekt der Nukleinsäure des Virus auch künstlich erzeugen kann. Nicht nur ultraviolette Strahlung, sondern auch einige kanzerogene Stoffe und andere Einflüsse bewirken in der Erbsubstanz des Virus Veränderungen, durch die es seine Vermehrungsfähigkeit verliert, jedoch die Bildung von Antikörpern und Transformationen auslöst. Künstlich erzeugte und natürliche defekte Viren sind voneinander nicht unterscheidbar. Lüften diese Befunde nicht ein wenig den Schleier, der über den Wirkungsmechanismen chemischer und physikalischer Kanzerogene liegt?

Viele Arten kurzwelliger Strahlung wie auch chemische kanzerogene Substanzen können durch die Zellhülle ins Innere eindringen und die dort ablaufenden Prozesse beeinflussen. Ihre Wirkung kann sich nicht nur auf die Zell-, sondern auch auf die Virusstrukturen erstrecken, die sich in der Zelle befinden (speziell auf die virale Nukleinsäure), und in ihnen gewisse Defekte erzeugen. Es ist nicht auszuschließen, daß das Auftreten einer Vielzahl defekter Partikel, die sich nicht mehr vermehren können, die innere Situation verändert und die Zelle unfähig wird, der gesteigerten Transformierungsaktivität des Virus Widerstand zu leisten.

Beim intakten Organismus haben natürlich nur solche Agenzien eine derartige Wirkung, die die zahlreichen, verschiedenartigen Zellmembranen durchdringen, die also im Sinne der von uns und I. A. Rapoport formulierten Definition einen hohen „*Penetrationsgradienten*“ aufweisen. Unter diesem Aspekt ist jede unkontrollierte Anwendung starkwirkender chemischer Substanzen, von Hormonen und von Bestrahlung ohne sorgfältige medizinische Überwachung gefährlich.

Die Untersuchung der Defektivität ist für die Ermittlung der Virusgene, die mit seiner Onkogenität zusammenhängen, für die Aufhellung des Mechanismus der tumorösen Umwandlung der Zelle von großer Bedeutung. Sie eröffnet neue Wege für die Suche nach onkogenen Agenzien beim Menschen. Möglicherweise ist gerade die Defektivität hier das eigentliche Hindernis.

Schließlich haben die Befunde zur transformierenden Aktivität von Viren mit Nukleinsäure-Defekten auch für die Impfstoffproduktion Bedeutung. Wie sich zeigt, schützen wir uns dadurch, daß wir die Viren zur Herstellung von Vakzine „abtöten", nicht ganz vor Gefährdungen, da dabei Defektformen entstehen können. Folglich muß jede inaktivierte, „abgetötete" Vakzine noch auf das Fehlen von Onkogenität geprüft werden. Diese Prüfung ist heutzutage obligatorisch.

Die Onkovirologie lehrt uns also, daß wir sowohl vor dem lebenden als auch vor dem abgetöteten Feinde auf der Hut sein müssen.

Das Virus verändert das Leben der Zelle

Die Umwandlung einer normalen Zelle in eine Tumorzelle unter dem Einfluß eines Virus wird in erster Linie durch ihre Erbeigenschaften und durch ihren physiologischen Zustand gefördert. Embryonale Zellen, rasch wachsende, sich vermehrende, bestrahlte und solche mit Defekten des Vererbungsapparates sind besonders empfänglich für die Entwicklung eines onkogenen Virus. Bei Erkrankungen, denen eine Veränderung der Chromosomen zugrunde liegt, wandeln sich die Zellen wesentlich leichter in Tumorzellen um. Einfluß hat auch die Menge und die Eigenart des infizierenden Virus. Theoretisch genügt für eine solche Umwandlung ein Viruspartikel oder ein Molekül der Virus-DNS. In Wirklichkeit aber werden selbst beim Vorhandensein zahlreicher Partikel nicht alle Zellen transformiert, sondern nur ein kleiner Teil von ihnen. Führt man beispielsweise in Mäusezellen jeweils nur ein oder nur ein paar Partikel des SV-40-Virus ein, dann werden höchstens 40% der Zellen zu Tumorzellen und bei Infektion von Hamsterzellen mit dem Polyomavirus nur 5%.

Woran liegt das? Möglicherweise spielen dabei Besonderheiten des Einbaues der Erbsubstanz des Virus in die der Zelle eine Rolle sowie die Phase, in der Virus die Zelle antrifft.

Damit die Virus-DNS in den Vererbungsapparat der Zelle eindringen kann, ist die Synthese ihrer DNS erforderlich. An dieser Synthese sind bekanntlich Fermente beteiligt. Die onkogenen Viren stimulieren ihre Synthese, indem sie die Zelle aus der ersten Wachstumsphase G_1 in die Synthesephase S überführen. Im Augenblick der Verdopplung der Zell-DNS lockert sich ihre Verbindung zum Eiweiß, und es bietet sich die Möglichkeit ihrer Vereinigung mit der Virus-DNS.

Damit kommen wir zu einem sehr komplizierten Problem, das noch viel Unklarheiten birgt. Wie verhält sich die DNS des onkogenen Virus nach dem Einbau in die Zell-DNS?

Der Einbau der Virus-DNS behindert die Transkription von der Zell-DNS nicht. Im Zellkern erscheinen RNS-Moleküle mit der für das Virus spezifischen Abfolge von Nukleotiden, die an Länge ein vollständiges Molekül der Virus-DNS übertreffen. Zunächst erregte diese Beobachtung Verwunderung. Denn im Zytoplasma transformierter Zellen hatte man an den Ribosomen stets Moleküle der viralen Messenger-RNS von erheblich geringerer Länge gefunden, als sie die Moleküle der Virus-DNS aufweisen. Eingehende Untersuchungen bestätigen, daß es sich bei der „langen" RNS um ein Gemisch aus Virus- und Zell-RNS handelt. In ihnen ist die Nukleotidsequenz sowohl der Virus-DNS als auch des angrenzenden Abschnittes der Zell-DNS kodiert. Wie entstehen sie?

Die Transkription beginnt immer an einem speziellen Abschnitt der DNS, dem *Promotor*[1] und endet am *Terminator*[2]. Wenn das DNS-Molekül des Virus zwischen zwei Promotoren in die Zell-DNS eindringt, können Abschnitte entstehen, die aus Zell- und Virus-DNS bestehen. Was aber geschieht mit den großen RNS-Molekülen? Ihr „zellulärer" Teil wird zerstört, und die verbleibende virale Messenger-RNS geht ins Zytoplasma über. Deshalb ist auch die im Zytoplasma befindliche mRNS wesentlich kleiner als die im Kern. Sie sind streng spezifisch, und das ließ sich mit Hilfe der Hybridisierung feststellen. Zytoplasmatische mRNS hybridisiert nur mit Virus-DNS.

Und wie wird aus der gemischten RNS der Nukleotidteil mit Zellspezifik entfernt? Eine Antwort auf diese Frage gibt es noch nicht, aber sie wird vieles erklären. Auf jeden Fall befindet sich in der transformierten Zelle an den Ribosomen virale mRNS, die die Information zur Synthese von Eiweißmolekülen überträgt.

Eine Besonderheit der Transkription von der Virus-DNS bei Verschmelzung mit der Erbsubstanz der Zelle besteht darin, daß die Information nicht vom ganzen Molekül der Virus-DNS transkribiert wird, sondern nur von einem Teil. Man hat berechnet, daß in Zellen, die durch das Polyomavirus und das SV-40-Virus transformiert wurden, nur etwa die Hälfte des Zell-Genoms transkribiert wird, nur sein älterer Abschnitt, das Gen A. Dabei werden die späteren Funktionen, die Synthese der Virus-DNS und der Eiweiße der Virushülle, unterdrückt, und es bilden sich auch keine Viruspartikel.

---

[1] lat. promoveo — vorwärtsbewegen, in Bewegung versetzen,
[2] terminus — Grenze, Ende.

Welche Veränderungen können die frühen Gene in der Zelle noch hervorrufen? Am Anfang des Buches haben wir gesagt, daß M. A. Nowinski im vergangenen Jahrhundert die Möglichkeit entdeckte, Tumorzellen von einem Tier auf ein anderes derselben Art zu überimpfen. Diese Überimpfung oder Transplantation gelingt nicht immer. Zu Zeiten Nowinskis wußte man noch nichts von der Existenz der Zellantigene, die analog den Blutgruppenfaktoren bei Unverträglichkeit die Bildung von Antikörpern sowie eine Abstoßung bzw. Resorption der zugeführten Zellen bewirken.

Rous fand bei Hühnern mit resorbierenden Sarkomen zwei Arten von Antikörpern, einen gegen das Virus und einen gegen die

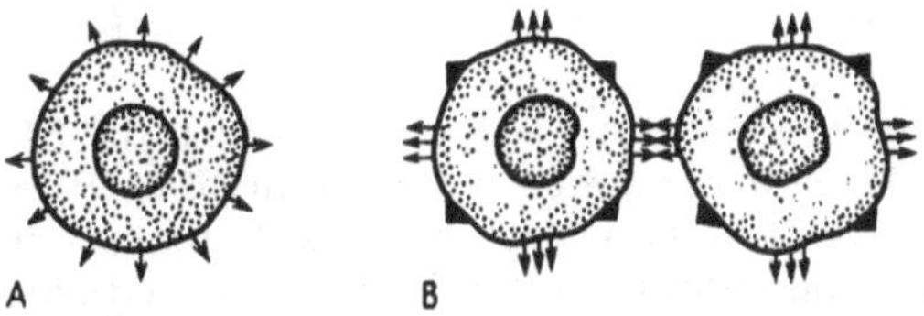

A B

Umverteilung der Rezeptoren

A – normale Zelle, B – transformierte Zellen. Das Zusammendrängen der Rezeptoren fördert die Koagulation

Geschwulstzelle. Injizierte man solchen Hühnern das Virus des Hühnersarkoms, dann entstanden keine Tumoren, und die transplantierten Sarkomzellen wurden resorbiert.

Später stellte sich heraus, daß bei Umwandlung einer normalen Zelle in eine Tumorzelle auf ihrer Hülle ein besonderes Antigen erscheint, das die Transplantation verhindert, indem es im Organismus des Rezipienten eine spezifische Immunreaktion auslöst, die zur Abstoßung der übertragenen Tumorzellen und zu ihrer Resorption führt. Dieses Antigen wurde *Transplantatantigen* genannt. Die Zellen erwerben dieses Antigen nach dem Einbau von Virus-DNS in ihre Erbsubstanz. Im Unterschied zum Tumor-T-Antigen, das sich in dieser Phase bereits im Kern befindet, liegt das Transplantatantigen auf der Zellmembran. Es ist virusspezifisch, d. h., so wie das Virus ist, so ist das Antigen, unabhängig von der infizierten Tierart. Wenn man beispielsweise einem ausgewachsenen Hamster ein Virus zuführt und dadurch eine Reaktion seines Immunsystems auslöst und ihm dann Zellen injiziert, die durch eben dieses Virus transformiert wurden, nisten sie sich nicht im Organismus ein, sondern werden abgestoßen. Das geschieht infolge der Wechselwirkung zwischen dem Transplantatantigen und den Antikörpern. Die Überimpfung von Zellen, die von einem anderen Virus transformiert wurden, auf dasselbe Tier, kann erfolgreich verlaufen, da die Antikörper sich nicht mit dem Transplantatantigen verbinden.

Das Auftreten des Transplantatantigens ist nicht die einzige Veränderung, die die äußere Zellhülle unter dem Einfluß eines onkogenen Virus durchmacht. Es gibt auf ihr besondere Abschnitte, die Rezeptoren, die sich mit organischen Substanzen, den *Agglutininen*[1] verbinden, die zu einer Verklumpung der Zellen führen. Diese Rezeptoren liegen in der Tiefe der Hülle und sind nur in der Teilungsphase (Phase M) für die Einwirkung organischer Agglutinine offen. Zwischen der „Entblößung" der Rezeptoren und der Zellteilung besteht also ein bestimmter Zusammenhang.

Für gewöhnlich sind die Rezeptoren gleichmäßig über die Zelloberfläche verteilt. Bei Transformation der Zelle durch ein Virus werden sie jedoch umverteilt, sie konzentrieren sich auf einzelne Abschnitte der Hülle und „entblößen" sich. Bei einer normalen Zelle dauert dieser Rezeptorenzustand nur kurze Zeit. In einer transformierten Zelle sind sie jedoch ständig geöffnet.

Diese Veränderungen hängen offensichtlich mit einem Defekt in der Hüllenstruktur zusammen und entstehen unter direktem Einfluß der Erbsubstanz eines onkogenen Virus.

Infolge der Konzentration und Entblößung der Rezeptoren werden Tumorzellen weitaus leichter durch organische Agglutinine verklumpt.

Welche Rolle spielt der Zustand der Rezeptoren im Leben der Zelle? Um diese Frage zu klären, unternahm man Versuche, die Rezeptoren in normalen ruhenden Zellen zu „öffnen". Dazu behandelte man sie mit dem eiweißspaltenden Ferment Trypsin. Danach verklumpten die Zellen leicht und verließen auch den Ruhezustand: Die Kernteilung begann und danach die Bildung von Zellnachkommen. Damit bestätigte sich neuerlich der Zusammenhang zwischen Geschehnissen an der Zellhülle und im Kern. Ruft vielleicht das onkogene Virus auf eben diese Weise, durch Öffnung der Rezeptoren, die unaufhörliche Teilung der Zelle hervor?

Es wurde festgestellt, daß die Proteasen, Fermente, die Proteine[2] spalten, darunter auch das bereits erwähnte Trypsin, den Gehalt der Zelle an einer sehr wichtigen Regulationssubstanz

---

[1] lat. agglutino – ankleben.

[2] Proteine – Eiweiße; grch. protos – erster, wichtigster.

senken, dem cAMP (cyklisches Adenosin-3',5'-monophosphat). Diese Substanz wurde 1957 entdeckt. Es wurde jedoch bereits festgestellt, daß sie als Vermittler der Wirkung vieler Hormone für viele Funktionen des Organismus bedeutsam ist, auch für die Steuerung der Zellteilung und der Zelldifferenzierung. Rückgang des cAMP-Spiegels in der Zelle ist das Signal für die Zellteilung. Unter natürlichen Bedingungen steigt der cAMP-Spiegel nach der Teilung wieder an, und die Zelle geht in den Ruhezustand über. Alle Agenzien, die den cAMP-Spiegel senken, stimulieren also die Zellteilung. Diese Fähigkeit ist bei den onkogenen Viren stark ausgeprägt. In allererster Linie wirkt das Virus mittelbar, indem es die Aktivität der Adenylatcyklase unterdrückt, die sich auf der Zelloberfläche befindet und an der cAMP-Synthese beteiligt ist.

Die cAMP-Konzentration in der Zelle wirkt nicht nur auf die Zellvermehrung ein, sondern auch auf die Reifung normaler und maligner Gewebe.

Die cAMP ist nicht das einzige zyklische Nukleotid, das an den Wachstumsprozessen der Zelle beteiligt ist, aber es ist eingehender als die anderen erforscht.

In transformierten Zellen ist der cAMP-Spiegel immer niedrig; wenn man ihn jedoch künstlich erhöht, dann werden die Zellen ihrem äußeren Erscheinungsbild nach von normalen ununterscheidbar. Diese Rückkehr zum normalen Aussehen bezeichnet man als *Reversion*[1]. Dabei verändert sich das Verhalten der Zellen gegeneinander oder, wie man auch manchmal sagt, ihr „soziales" Verhalten.

Die Kommunikation der Zellen untereinander erfolgt durch ein kompliziertes System von Signalen, das bereits teilweise bekannt ist. Daran sind solche biologisch aktiven Substanzen beteiligt wie Hormone, Neurotransmitter und Wachstumsfaktoren. Die Mehrzahl von ihnen verbindet sich mit spezifischen Rezeptoren der Hülle.

Dadurch, daß die onkogenen Viren den cAMP-Spiegel auf irgendeine Weise senken, schaffen sie die Voraussetzungen für eine unbegrenzte Zellvermehrung. Bei Wiederherstellung des cAMP-Spiegels wird das „antisoziale" Verhalten der Zellen durch das normale ersetzt: Die Kontakthemmung stellt sich wieder ein und damit auch der normale Zellzyklus.

Nach Angaben P. Sheffers sezernieren Zellen, die sich unter dem Einfluß von cAMP befinden, selbst cAMP. Dieser Selbstregulationsmechanismus

---

[1] lat. reversio – Umkehr, Wiederkehr.

ist von großem Interesse. Wir wissen heutzutage auch viel Neues über den Einfluß der cAMP auf die Zelldifferenzierung und über ihren Anteil an der Übertragung von Signalen, die die Wechselwirkung der Zellen untereinander regulieren.

Ein onkogenes Virus, das eine Zelle transformiert, verändert also die chemische Struktur ihrer Hüllen und damit ihren Stoffwechsel. Es bildet sich eine große Menge von *Mukopolysacchariden*[1], Fruktose sammelt sich an, und der Transport von Kohlenhydraten und anderen Stoffen wird gestört.

Die Veränderung der Zellhülle ist eine unabdingbare Voraussetzung, um die Zelle aus dem Ruhezustand zu bringen. Das sichert den Beginn der DNS-Synthese. Da der Zustand der Zellhülle mit der Steuerung der Zellteilung zusammenhängt, befaßt man sich verstärkt mit der Untersuchung der Eigenschaften und Besonderheiten dieser Hülle bei der Transformation.

Sind aber die Veränderungen der Oberflächenmembran die Ursache für die Transformation, oder handelt es sich nur um eine Korrelation mit der Störung des Zellwachstums?

Es gibt Theorien, nach denen die tumoröse Umwandlung mit Veränderungen zusammenhängt, die eben die Zellhülle durchmacht.

Die Vielgestaltigkeit der „Beteiligten" an der viralen Transformation, die komplizierten Wechselbeziehungen zwischen ihnen und vor allem die erheblichen Lücken in unseren Kenntnissen machen den Aufbau einer übergreifenden Theorie der tumorösen Transformation noch unmöglich.

Dadurch, daß das onkogene Virus die Oberflächeneigenschaften der Zelle verändert, verschafft es ihr zugleich die „Freiheit der Vermehrung". Die Transplantatantigene dienen gewissermaßen als Wachposten, die die Rückkehr zur alten, normalen Lebenstätigkeit der Zelle verhindern. Ihre „Wachsamkeit" ist für die Aufrechterhaltung der „neuen Ordnung" sehr wichtig.

Die Grenzen zwischen den Viren verwischen sich

Alles, was über die onkogenen Viren der Tiere bekannt ist, nutzten die Wissenschaftler, um das Krebsvirus des Menschen zu suchen. Besonderes Interesse erweckte der Umstand, daß sich sowohl das

---

[1] Mukopolysaccharide — komplizierte Kohlenhydrate von schleimiger Konsistenz; lat. mucos — Schleim.

Polyomavirus der Maus als auch das SV-40-Virus der Affen manchmal wie gewöhnliche infektiöse Viren verhalten und empfindliche Zellen zerstören.

Je eingehender man die Wechselwirkung der onkogenen Viren mit den Zellen untersuchte, um so klarer wurde, daß sie von zahlreichen Bedingungen abhängt. Das deckte sich auch mit älteren Beobachtungen.

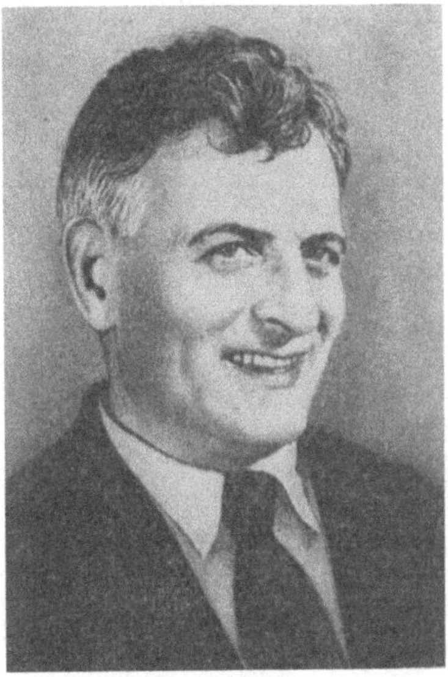

Francisco DURAN-REYNALS

Schon 1940 hatte der Amerikaner DURAN-REYNALS nachgewiesen, daß das ROUSsche Virus des Hühnersarkoms, wenn man es nicht jungen Hühnern, sondern frischgeschlüpften Kücken injiziert, kein Sarkom, sondern eine Gefäßerkrankung erzeugt, die mit Blutergüssen einhergeht. Auch andere onkogene Viren erwiesen sich manchmal als Ursache für nichttumoröse Prozesse: Das Polyomavirus der Maus erzeugte Hirnwassersucht und Zwergwuchs, das *Myxom*[1]-Virus des Kaninchens entzündliche Prozesse in den Augen, das Sarkomvirus der Maus Paralysen usw. Wenn aber onkogene Viren in der Rolle gewöhnlicher infektiöser Agenzien auftreten, kann dann nicht auch das Umgekehrte gelten,

[1] Myxom – gutartiger Tumor von schleimiger Konsistenz.

sind dann vielleicht auch infektiöse Viren imstande, unter bestimmten Bedingungen Geschwülste zu erzeugen?

Derartige Erwägungen veranlaßten eine Gruppe von Wissenschaftlern der Huston-Universität in den USA unter der Leitung von J. Trentin, ganz einfache und zugleich originelle Versuche anzustellen, um die Onkogenität von Viren gewöhnlicher Infektionskrankheiten des Menschen zu untersuchen. Solcher Viren gibt es aber sehr viele, und so mußte eine Auswahl getroffen wer-

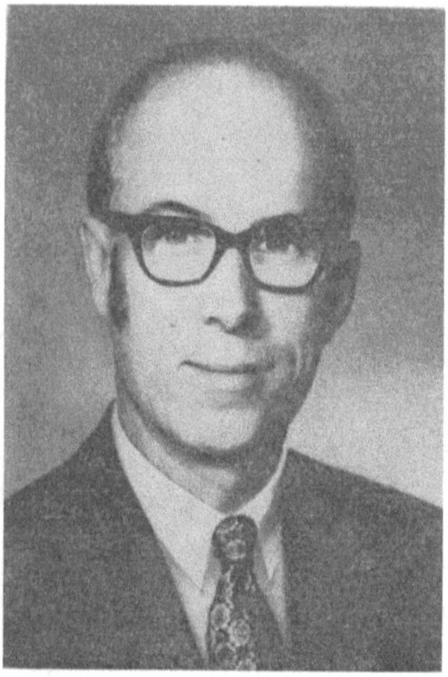

John Trentin

den. Sie fiel auf die Adenoviren, die besonders bei Kindern verbreitet sind.

Adenoviren, die zuerst aus Mandelwucherungen, den Adenoiden, isoliert wurden, rufen Entzündungen der oberen Atemwege, der Bindehaut des Auges und des Darmes hervor. Sie werden häufig in den Mandeln gefunden, auch bei Gesunden. Ihr langer Latenzzustand ist eines ihrer Charakteristika, das das Adenovirus dem Polyomavirus und dem SV-40-Virus ähnlich macht. Wie die letzteren gehört es zu den DNS-haltigen Viren und wird in den Kernen der infizierten Zellen gefunden.

Trentin, Yabe und Taylor injizierten neugeborenen Hamstern mehrere Typen von Adenoviren des Menschen. In der Gruppe von

Tieren, die Adenoviren vom Typ 12 erhalten hatten, traten bereits nach einigen Tagen an der Injektionsstelle Tumoren auf. Sie entwickelten sich bei 8 bis 10 Hamstern. Aus den Versuchsergebnissen drängten sich Schlußfolgerungen von großer Tragweite auf. In einem Wiederholungsversuch erschienen bei 33 von 35 Versuchstieren Tumoren. Bei den Kontrolltieren, die keine Viren erhalten hatten, traten auch keine Geschwülste auf. Die Bedingungen, unter denen die Forschungen durchgeführt wurden, ließen nichts zu wünschen übrig. Um einer Infektion durch andere Viren vorzubeugen, hatte man für die Versuche ein spezielles Gebäude errichtet.

Trentin und seine Kollegen enthielten sich jedoch nicht der Zweifel. War es möglicherweise doch zu einer Infektion mit dem Polyomavirus der Mäuse bzw. dem SV-40-Virus der Affen gekommen, und hing die Entwicklung der Tumoren bei den Hamstern vielleicht damit zusammen? Spezielle Kontrollversuche räumten diesen Verdacht restlos aus.

Am 13. April 1962 traten die Wissenschaftler auf der Jahresversammlung der amerikanischen Gesellschaft der Onkologen in Atlantic-City mit einem kurzen Referat auf. Es war für alle Anwesenden eine absolute Überraschung. Infektiöse und onkogene Viren hatte man für gewöhnlich getrennt untersucht. Schon die Einteilung der Viren in zwei Gruppen setzte voraus, daß die einen Infektionskrankheiten und die anderen Tumoren erzeugen. Und plötzlich ...

Trentins Vortrag wurde auch zum wichtigsten Ereignis des 8. Internationalen Onkologenkongresses, der 1962 in Moskau stattfand.

Ein infektiöses Virus des Menschen erzeugt Tumoren! Das warf alle bisherigen Vorstellungen über den Haufen. Alsbald gelangten die Adenoviren in den Mittelpunkt des Interesses zahlreicher Wissenschaftler. Und nicht nur sie. Es galt zu klären, wie die Dinge mit anderen infektiösen Viren liegen. Sofort wurde die Befürchtung laut, daß Onkogenität in der Welt der Viren weitaus weiter verbreitet sei, als es den Anschein hatte. Man muß nur wissen, wann und wie man sie aufdecken kann. Plötzlich sollte sie allen Viren zu eigen sein, sich aber nur unter bestimmten Bedingungen äußern? Welches sind diese Bedingungen? Was ist notwendig, damit sie zutage tritt? So entstand das große Problem der Onkogenität der Viren, daß nicht nur theoretische, sondern auch praktische Fragen einschloß.

Kaum hatte Trentin die Ergebnisse seiner Versuche mit dem Humanadenovirus vom Typ 12 veröffentlicht, da begannen auch schon die anderen Laboratorien Kontrolluntersuchungen. Die Angaben TRENTINS bestätigten sich vollinhaltlich. Es stellte sich ferner heraus, daß das nicht der einzige Typ von Adenoviren des Menschen ist, der Tumoren erzeugt. Einige Typen von Adenoviren erwiesen sich als stark onkogen beim Hamster, andere als schwach. Es gab auch Typen, die keine Tumoren erzeugten.

Viren der Typen 12, 18 und 31 erzeugten schnell und in einem hohen Prozentsatz Tumore, und zwar nicht nur beim Hamster, sondern auch bei Ratten, Mäusen und bei der afrikanischen Vielzitzenmaus, und sie transformierten Zellkulturen von Hamster, Ratte, Kaninchen und Mensch. Adenoviren der Typen 3, 7, 14, 16 und 21 wirkten dagegen nur bei einzelnen Tieren onkogen (nur beim Hamster), und die Tumoren traten auch erst nach langer Zeit auf. Das ist der Grund, weshalb früher die onkogenen Eigenschaften dieser Adenoviren unbemerkt geblieben waren.

Die Befunde ermöglichten, alle Adenoviren des Menschen in Gruppen einzuteilen: Gruppe A – hochonkogene (Typ 12, 18, 31), Gruppe B – schwachonkogene (Typ 3, 7, 11, 14, 16 und 21), und Gruppe C und D – nichtonkogene (Typ 1, 2, 5 und 6). In die letzteren Gruppen fallen alle Viren, deren Onkogenität bei Versuchen mit neugeborenen Hamstern nicht nachgewiesen werden konnte. Wie sich später herausstellte, transformieren die Vertreter der Gruppe C Rattenzellen in der Gewebskultur und können daher nur bedingt als nichtonkogen bezeichnet werden.

Aber alles das wurde in Tierversuchen ermittelt. Aber können nicht die Adenoviren ihre tückische Wirkung auch in den Zellen ihres natürlichen Wirtes, des Menschen, entfalten? Spezielle epidemiologische Untersuchungen bestätigten den Verdacht der Wissenschaftler nicht. Wenn es auch manchmal gelang, Adenoviren aus Tumoren zu isolieren, so gab es doch keine Beweise, daß sie die eigentliche Ursache darstellten.

Geschwulstgewebe ist ein ausgezeichnetes Milieu für die Vermehrung zahlreicher Viren, daher ist ihre Entdeckung in einer Geschwulst noch kein Beweis für ihre „Täterschaft“.

Mit welchen Eigenarten der Adenoviren steht nun ihre unterschiedliche Onkogenität in Zusammenhang?

Alle Adenoviren haben eine ähnliche Struktur. Ihre Partikel bestehen aus 252 Eiweiß-Struktureinheiten, Kapsomeren. Sie bilden einen komplizierten Vielflächner mit 20 Flächen, der als Ikosaeder[1] bezeichnet wird. Die Virus-DNS ist in spezifische Gebilde „verpackt“ und befindet sich dort zusammen mit dem inneren Eiweiß des Adenovirus. Dieser Komplex sorgt für die Ringform der DNS innerhalb des Virions.

---

[1] grch. ikos – zwanzig.

Zum inneren Eiweiß des Virus gehört, und das ist eine charakteristische Besonderheit aller Adenoviren, die Aminosäure Arginin, die für die Reifung des Viruspartikels notwendig ist. Die Partikel enthalten außer den inneren Eiweißen auch noch Eiweiße des Kapsids.

Die Partikel der Adenoviren haben eine Größe von 70–90 nm. Sie sind erheblich größer als die Viren der Papova-Gruppe. Prinzipielle Unterschiede in der Aminosäurenstruktur der Adenoviren verschiedener Gruppen bestehen nicht.

Der DNS-Gehalt der verschiedenen Typen von Adenoviren schwankt zwischen 11,6% und 13,7%; er ist am niedrigsten bei den Viren der hochonkogenen Gruppe A. Die Abfolge der Nukleotide der DNS bei den Adenoviren des Menschen ist innerhalb der Gruppen A, B und C sehr ähnlich, jedoch bestehen zwischen den Gruppen erhebliche Unterschiede. Ein Teil der Erbinformation, 10%–26%, ist jedoch gleichartig, homolog. Er wird von Genen repräsentiert, die für alle Adenoviren gemeinsame Eiweiße kodieren, das sogenannte *gruppenspezifische Antigen*.

Sind diese gemeinsamen Gene nun an der Transformation beteiligt? Eingehende Untersuchungen haben gezeigt, daß jede Gruppe der Viren in den transformierten Zellen für sie spezifische Messenger-RNS bildet. Gleichartige mRNS wurde nicht gefunden. Die Transformation hängt also nicht von den gemeinsamen Genen der Adenoviren ab.

In der letzten Zeit hat man eine Lagekarte des Genoms einer Reihe von Adenoviren aufgestellt.

Für die Charakteristik der DNS ist der prozentuale Gehalt an zwei Stickstoffbasen wesentlich: Guanin und Cytosin.

In der Gruppe der onkogenen Adenoviren des Menschen ist der prozentuale Gehalt an diesen Basen am niedrigsten und kommt dem Gehalt in der DNS der normalen Zeit nahe, dagegen war er in der Gruppe der nichtonkogenen Adenoviren am höchsten. Jedoch besteht kein direkter Zusammenhang zwischen dem Guanin- und Cytosingehalt der Virus-DNS und der Onkogenität. Zudem muß man berücksichtigen, daß in der transformierten Zelle nicht alle Gene in Funktion sind und die Information nur von einem Teil des Virus-Genoms transkribiert wird, der nur etwa 4% bis 20% ausmacht (1–10 Gene). Es ist nicht ausgeschlossen, daß gerade dieser Teil der Zell-DNS ähnlich ist.

Eine Infektion mit Adenoviren kann, wie bereits gesagt, in verschiedenen Formen ablaufen und zur Zerstörung der Zelle oder zu ihrer Transformation führen.

Wenn die Zellen die Vermehrung des Virus zulassen, dann kommt es nach der Stimulation zu einer Verzögerung der Synthese von Zell-DNS, -RNS und -Eiweißen. Der Stoffwechsel in den Zellen wird gestört, und sie gehen zugrunde. In Zellen, die die Vermehrung der Adenoviren nicht zulassen, wird die Infektion gewissermaßen abgebrochen, die späteren Funktionen des Virus werden unterdrückt. Der Übergang in den transformierten Zustand hängt von vielen Bedingungen ab.

FUJINAGA und GREEN lieferten am Modell einer Zelle, die durch das Adenovirus Typ 12 transformiert war und kein Virus produzierte, den direkten Beweis für das Vorhandensein von genetischem Virusmaterial.

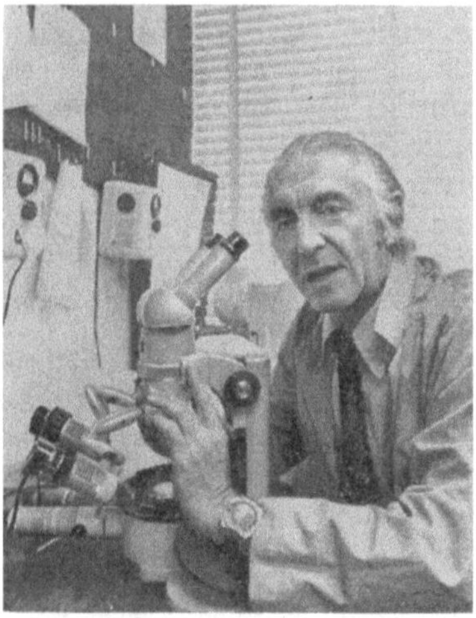

MORRIS GREEN

Derzeit kennt man mehr als 100 verschiedene Typen von Adenoviren bei Mensch, Affe, Rind, Pferd, Schwein, Maus, Hund und bei Vögeln. Unter den Adenoviren der Tiere gibt es ebenfalls onkogene Viren.

Für die Transformation ist die Fähigkeit des Virus-Genoms wesentlich, sich in den Erbapparat der Zelle einzubauen. Darüber verfügen die Adenoviren aller Gruppen, jedoch ist sie bei ihnen quantitativ unterschiedlich ausgeprägt. Für das Adenovirus vom Typ 7 berechneten FUJINAGA u. a., daß 10--20% seiner DNS, die im Grunde aus frühen Virusgenen besteht, in das Zellgenom gelangen. Eben diese wirken auch bei der Transformation. In der transformierten Zelle erfolgt die Synthese neuer Eiweiße, darunter des T-Antigens und des Transplantatantigens, die von der Virus-DNS kodiert werden.

Bei der Erforschung des Ursprungs der Antigene, die in den durch das Adenovirus transformierten Zellen gebildet werden, wurde die Vermutung geäußert, es könnten darunter auch *embryonale Antigene* sein, die normalerweise beim Erwachsenen nicht vorkommen, da die sie kodierenden *embryonalen Gene* völlig unterdrückt werden. Bei der Transformation ändert sich die Situation grundlegend, und die Repression einzelner embryonaler Gene kann aufgehoben werden.

Jedes embryonale Gen trägt die Information für die Synthese bestimmter embryonaler Eiweiße. Diese finden sich auch in der transformierten Zelle.

Der Nachweis von Antikörpern der verschiedenen embryonalen Eiweiße in der Latenzperiode der Tumorentstehung könnte eine wichtige Bestätigung dieser Annahme sein. In jüngerer Zeit sind auch embryonale Antigene gefunden worden, und zwar bei malignen Lebergeschwülsten von Mäusen und Ratten, bei Rattensarkomen, bei embryonalen Hodentumoren, bei Lebertumoren, Tumoren des Magen-Darm-Traktes, der Lungen und des Gehirns beim Menschen. Bei Patienten mit Tumoren des Magen-Darm-Traktes sind neben dem embryonalen Antigen auch spezifische Antikörper dagegen nachgewiesen worden. Das embryonale Antigen läßt sich manchmal aber auch bei Personen nachweisen, die äußerlich gesund sind.

Das Vorhandensein des embryonalen Antigens bei malignen Leber- und Hodentumoren wurde auch durch eine epidemiologische Untersuchung in Afrika bestätigt, wo diese Erkrankungen besonders häufig sind. Es wurde ferner festgestellt, daß die Immunisierung von Hamstern mit bestrahltem Embryonalgewebe des Menschen sie vor der Entstehung von Tumoren bei Zufuhr von humanem Adenovirus Typ 3 schützt. Analoge Ergebnisse wurden auch in bezug auf das SV-40-Virus gewonnen. Wenn man ausgewachsene Hamstermännchen mit dem Gewebe von Hamsterembryonen der ersten 12 Entwicklungstage (aber nicht später!) immunisierte, gelang es nicht, den Tieren Zellen zu transplantieren, die durch das SV-40-Virus transformiert waren. Dieselben Gesetzmäßigkeiten fand man auch bei Mäusemännchen, jedoch gelang diese Art der Immunisierung bei Weibchen in der Regel nicht.

Die Rolle der embryonalen Eiweiße beim malignen Wachstum wird intensiv untersucht. Wir halten diese Forschungen für außerordentlich wichtig. Sie eröffnen neue Wege der Frühdiagnostik, der Prognose und möglicherweise auch der Einwirkung auf den Prozeß der Tumorentwicklung. Der Grundstein dazu wurde in unserem Lande gelegt. G. I. Abelew zeigte in Tierversuchen, daß beim Leberkrebs embryonales Alpha-Fetoprotein auftritt, das normalerweise nicht vorhanden ist. J. S. Tatarinow fand es auch beim Leberkrebs des Menschen. Auf der Grundlage dieser Entdeckungen wurden empfindliche Methoden zur Diagnostik von Krebsen bestimmter Lokalisationen entwickelt. Seit dieser Zeit hat die Erforschung der embryonalen Antigene bei malignen Tumoren besondere Bedeutung erlangt und ist zu einer ganzen Forschungsrichtung geworden, die sich erfolgreich sowohl bei uns als auch im Ausland entwickelt.

Die Gesetzmäßigkeiten der onkogenen Wirkung von Adenoviren bei Infektionen mit ihnen wurden nicht nur an Zellkulturen, sondern auch an Tieren verfolgt.

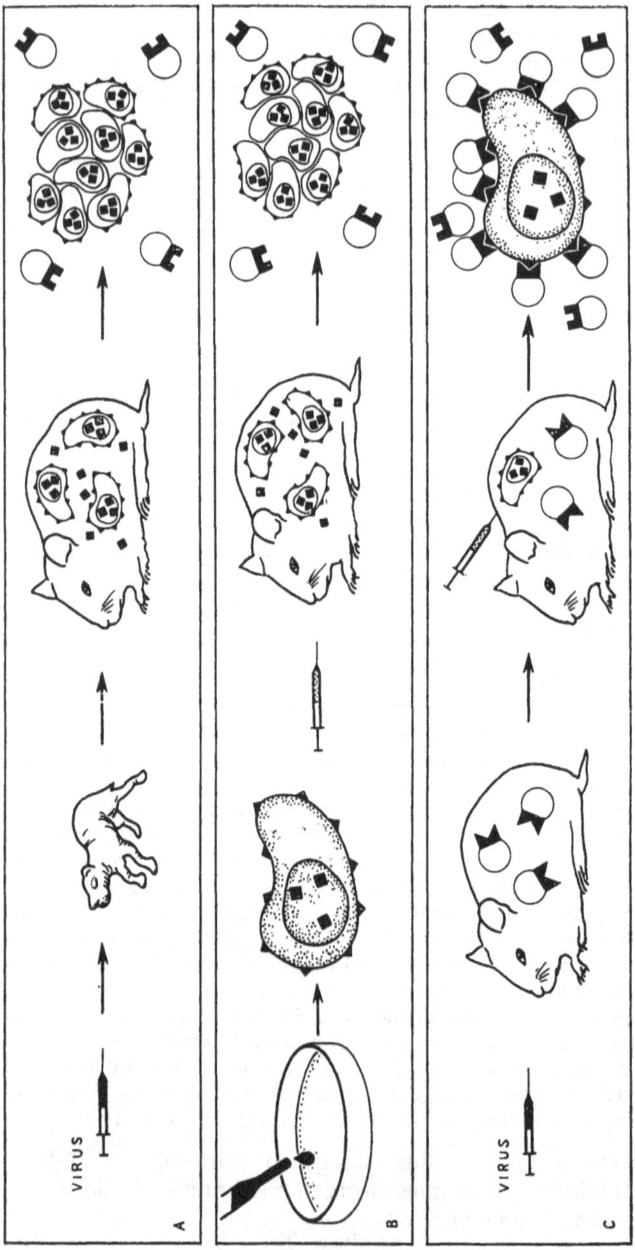
VIRUS
VIRUS
A
B
C

Welche Prozesse begleiten nun die Entwicklung eines Tumors im Organismus? Insgesamt stellt sich das folgendermaßen dar.

Im Anfangsstadium der Infektion durch ein onkogenes Virus treten im Organismus einzelne transformierte Zellen auf. Das

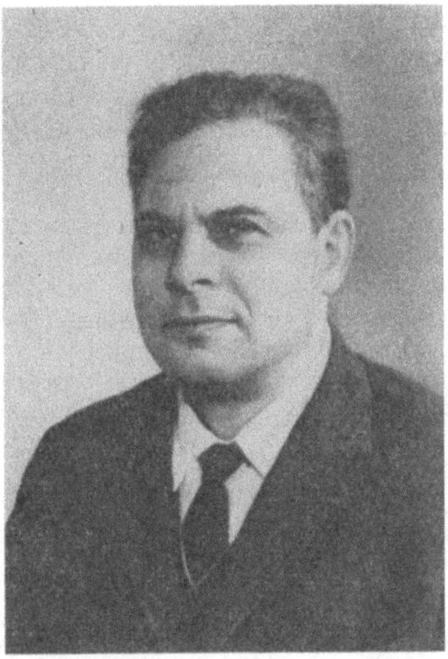

Garri Israilewitsch ABELEW

←

Antigene und Antikörper beim Tumorwachstum

A — der Tumor des Hamsters entstand dadurch, daß dem neugeborenen Tier ein Virus injiziert wurde; B — der Tumor des Hamsters entwickelte sich dadurch, daß dem ausgewachsenen Tier durch ein Virus transformierte Zellen injiziert wurden. In beiden Fällen befinden sich im Organismus des tumorösen Tieres Antikörper gegen das innere T-Antigen, das bei Zerstörung von Zellen freigesetzt wurde. C — nachdem dem ausgewachsenen Tier ein Virus injiziert wurde, entwickelte sich bei dem Hamster kein Tumor, obwohl einzelne Zellen transformiert wurden und im Organismus Antikörper gegen ihr Transplantatantigen erschienen. Injiziert man demselben Tier Zellen, die durch dasselbe Virus transformiert wurden, kommt es nicht zum Tumorwachstum, vielmehr werden die Zellen unter dem Einfluß der Antikörper resorbiert.

T-Antigen — schwarze Quadrate; Transplantatantigen — schwarze Dreiecke; Antikörper zum T-Antigen — Kreise auf U-förmigem schwarzem Ansatz; Antikörper zum Transplantatantigen — Kreise auf M-förmigen Ansatz (nach F. RAPP)

Immunsystem des Organismus reagiert heftig darauf. Eine Armee von Lymphozyten wird „auf den Plan" gerufen, um diese neugebildeten Zellen zu vernichten. Können sie das? Zahlreiche Beobachtungen lassen darauf eine positive Antwort zu. Die Tumorzellen werden als „Fremdlinge" identifiziert und zum Objekt der „inneren Abwehr" des Organismus.

Die Zellreaktion auf die transformierte Zelle ist die wichtigste, aber nicht die einzige immunologische Reaktion des Organismus.

Den Zellfaktoren der Immunität kommen humorale zu Hilfe, die Antikörper.

Von ihnen kennt man mehrere Arten: zytotoxische (die sich gegen das an der Oberfläche gelegene Transplantatantigen richten und das Wachstum der transformierten Zellen verhindern), blockierende, die mit dem Antigen Komplexe bilden und die ganze Oberfläche der transformierten Zelle bedecken können. Ihre anfängliche scheinbare „Wohltätigkeit" kann jedoch für den Organismus zum Pferdefuß werden: Die transformierte Zelle wird isoliert, und die anderen Immunitätsfaktoren können nicht mehr auf sie einwirken.

Der Ausgang der Immunreaktion hängt von vielen Bedingungen ab. In den einen Fällen erweist sich die Abwehrreaktion als erfolgreich, in anderen gewinnen die transformierten Zellen die „Oberhand". In diesem Augenblick endet die Latenzperiode der Tumorentstehung im Organismus, und es beginnt das progressive Wachstum des Tumors.

Die potentielle Fähigkeit der Adenoviren, mehrere Zellarten Vu transformieren, war ein zureichender Grund, auf Adenovirusgakzine zu verzichten. Mag auch unbewiesen sein, daß die Erreger der Adenovirus-Infektionen beim Menschen als Krebsursache fungieren, so ist diese Möglichkeit dennoch ganz und gar nicht ausgeschlossen.

Nach TRENTINS Experimenten ist die Wand zwischen nichtonkozenen und onkogenen Viren mit Getöse zusammengebrochen.

Existiert das Onkogenitätsgen?

Zahlreiche Versuche verschiedener Forscher haben gezeigt, daß das Virus bei der viralen Transformation immer in der Zelle „repräsentiert" ist. Der transformierte Zustand steht mit der Funktion des Virus-Genoms in Zusammenhang.

Sind aber alle seine Gene für die Umwandlung der Zelle in eine Tumorzelle erforderlich? Gibt es vielleicht ein spezielles Gen, das für die Transformation verantwortlich ist?

Die Idee des „Krebsgens" gab den Anstoß zu zahlreichen Untersuchungen. In diesem Kapitel berichten wir nur über die Anfangsperiode, während derer man sich mit DNS-haltigen onkogene Viren befaßte.

Der Nachweis von Messenger-RNS, T-Antigen im Kern, Transplantatantigen auf der Oberfläche sowie von Eiweißen und Fermenten mit Virusspezifik in der transformierten Zelle weist immer auf das Vorhandensein von viraler Erbsubstanz hin. Um jedoch beurteilen zu können, in welcher Menge sie in der Zelle vorhanden ist, bedarf es spezieller Verfahren.

Onkogene Viren vermehren sich üblicherweise nicht in den von ihnen transformierten Zellen. Aber bedeutet das, daß in ihnen nicht alle Virusgene vorhanden sind?

Die Antwort auf diese Frage erforderte spezielle Versuche. Ihr Grundgedanke war folgender: Wenn in der Zelle kein vollständiges Virus-Genom vorhanden ist, kann man keine Virus-Nachkommen produzieren. Wenn daher ein Experimentator durch irgendwelche Manipulationen mit der durch das Virus transformierten Zelle die Produktion infektiöser Viruspartikel auslöst, beweist er damit, daß in der Zelle die komplette Erbsubstanz des Virus vorhanden ist und nicht nur irgendein Teil davon.

Eines der Verfahren zum Nachweis des Virus-Genoms in der Tumorzelle ist ihre Verschmelzung mit einer für das Virus empfindlichen Zelle. In der transformierten Zelle können ein oder mehrere Faktoren fehlen, die für die Vermehrung des Virus erforderlich sind, oder aber es kann eine Substanz vorhanden sein, die die späten Virusfunktionen blockiert und die Bildung von Eiweißen der Virushülle verhindert. Die Verschmelzung einer Tumorzelle mit einer normalen, die die Vermehrung des onkogenen Virus zuläßt, kann die Blockierung der späteren Gene aufheben und so die Voraussetzungen für die Bildung von Viruspartikeln schaffen, falls sich in der Zelle ein vollständiges Virus-Genom befand.

Es wurde tatsächlich in vielen Fällen bei Verschmelzungsversuchen mit Zellen nachgewiesen, die durch das SV-40-Virus transformiert waren, jedoch gelang das nicht mit Polyomazellen, weshalb man annehmen mußte, daß die Erbsubstanz des Polyomavirus nicht vollständig in den Zellen präsent ist. Zu diesem Schluß kam man bei mehreren Zellinien, die durch SV-40-Virus transformiert waren. Ihre jeweilige Verschmelzung mit empfindlichen Zellen führte nicht zur Bildung infektiöser Viruspartikel. Sie er-

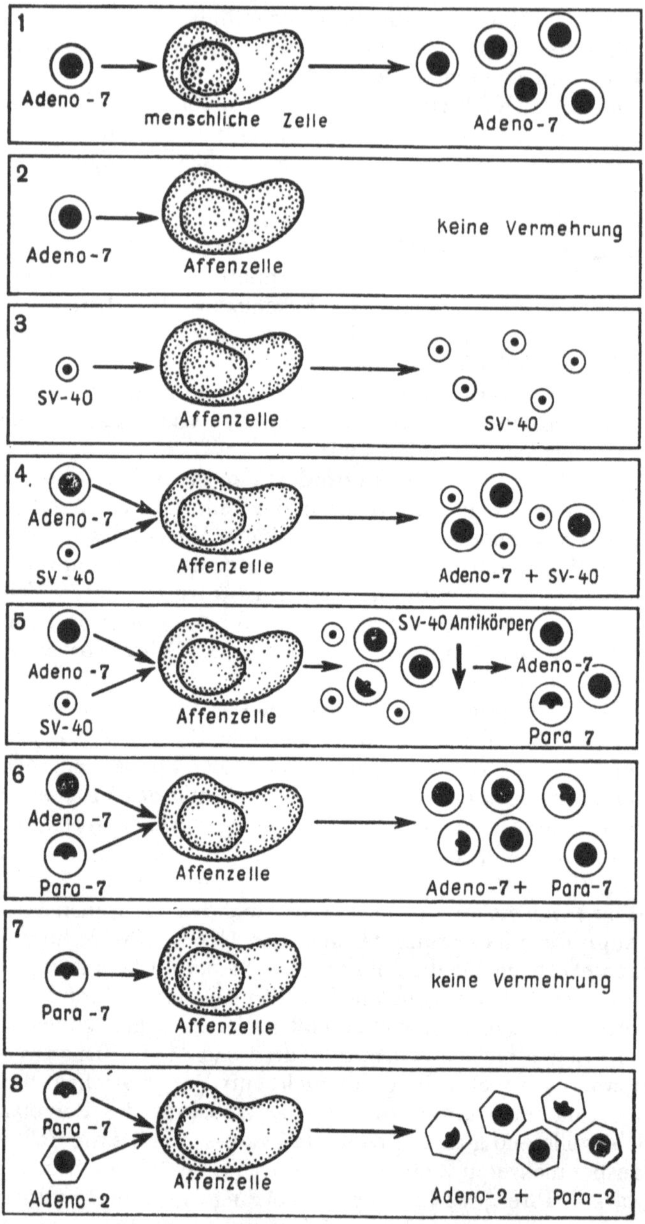
1
Adeno - 7
menschliche Zelle
Adeno-7
2
Adeno-7
Affenzelle
keine Vermehrung
3
SV-40
Affenzelle
SV-40
4
Adeno-7
SV-40
Affenzelle
Adeno-7 + SV-40
5
Adeno -7
SV-40
Affenzelle
SV-40 Antikörper
Adeno-7
Para 7
6
Adeno -7
Para-7
Affenzelle
Adeno-7 + Para-7
7
Para -7
Affenzelle
keine Vermehrung
8
Para - 7
Adeno-2
Affenzelle
Adeno-2 + Para-2

schienen jedoch, als man gleichzeitig mehrere Linien von Tumorzellen im selben Experiment verwendete. Offensichtlich hatte jede einzelne Linie einen anderen Defekt der viralen Erbsubstanz, während sie alle zusammen ein vollständiges Genom bildeten, das bei der Verschmelzung mit einer empfindlichen Zelle in Funktion trat. Dieser Schluß schien sich logisch aus den Untersuchungen zu ergeben.

Diese Schlußfolgerungen gerieten jedoch durch Versuche ins Zwielicht, bei denen man in empfindliche normale Zellen DNS übertrug, die aus Zellinien stammte, die durch das SV-40- und das Polyomavirus transformiert waren.

In vielen Fällen ging die Übertragung von DNS einer transformierten Zelle in eine für das Virus empfindliche mit der Bildung von Nachkommen infektiöser Viruspartikel einher. Die Übertragung der DNS ermöglichte also, das vollständige Virus-Genom nachzuweisen.

Heutzutage nimmt man an, daß die Erbsubstanz des Virus in der transformierten Zelle sowohl vollständig als auch nur teilweise präsent sein kann.

Beispielsweise ist in Nagetierzellen, die durch das Adenovirus Typ 2 transformiert wurden, nur 15% des Virus-Genoms enthalten.

Wir haben bereits geschrieben, daß in den transformierten Zellen nur ein Teil des Genoms des onkogenen Virus funktioniert, nämlich sein früher Teil. Die späteren Gene werden unterdrückt. Allein diese Beobachtung läßt die Annahme zu, daß für die Transformation nicht das ganze Virus-Genom erforderlich ist. Ein anderes Argument in dieser Richtung liefern Versuche mit Viren, die

←

Ergebnisse der Wechselwirkung zweier Viren

Das Adenovirus des Menschen vom Typ 7 kann sich in Menschenzellen (1) vermehren, nicht aber in Affenzellen (2). Das Virus SV-40 vermehrt sich in Affenzellen (3) und „hilft" dem Adenovirus-7, sich in diesen Zellen zu vermehren (4). Durch Zufügen von Immunserum gegen das SV-40-Virus kann man das Virus entfernen, aber dabei bilden sich Partikel mit komplexer DNS-Struktur (PARA-Partikel) (5), die ebenfalls dem Adenovirus-7 „helfen", sich in Affenzellen zu vermehren (6), während sich die PARA-Partikel selbst in ihnen nicht vermehren (7). In Kombination mit dem Adenovirus des Menschen Typ 2 verändern sie ihre Hülle und liefern in der Affenzelle Virusnachkommen (nach F. Rapp) durch Roentgenstrahlen und chemische Substanzen inaktiviert wurden. Die Versuche ergaben, daß der Verlust der Infektiösität nicht gleichzeitig den Verlust der Transformationsaktivität bedeutet. Diese beiden Funktionen, die mit verschiedenen Abschnitten des Virus-Genoms zusammenhängen, sind also unabhängig voneinander.

Von den Methoden, die zum Nachweis von Genen benutzt werden, die mit einer bestimmten Funktion zusammenhängen, lieferte übrigens die Untersuchung von neuen Virusformen, von *Mutanten*[1], die besten Ergebnisse; eine Mutante enthält DNS, die in irgendeinem Gen und demzufolge in irgendeiner Genfunktion von der üblichen abweicht.

Versuche mit temperaturempfindlichen Mutanten des Polyomavirus, des SV-40-Virus und des Adenovirus ermöglichten die gesicherte Feststellung, daß an der Transformation *nur* frühe Gene beteiligt sind.

Die temperaturempfindliche Mutante des SV-40-Virus, in der der frühe Genomabschnitt (das Gen A) geschädigt ist, transformiert die Zellen nicht. Um die Transformation in Gang zu bringen, mußte die Temperatur unter die Empfindlichkeitsschwelle der Mutante gesenkt werden, bei der das Gen A funktionieren kann.

Mutanten, bei denen die späten Gene geschädigt sind, behalten ihre Transformationsaktivität auch unter Bedingungen, bei denen diese Gene nicht funktionieren.

Nun richteten sich die Bemühungen der Wissenschaftler darauf, das transformierende Segment des Genoms eines onkogenen Virus zu ermitteln.

Aber davon wird weiter unten die Rede sein.

Eine andere Frage, deren Bedeutung gar nicht hoch genug eingeschätzt werden kann, ist diese: Kann nicht eine Zelle, die bereits unter dem Einfluß des „Krebsgens" eines Virus maligne Eigenschaften erworben hat, zum Normalzustand zurückkehren und gesunde Nachkommen liefern? Die Antwort auf diese Frage ist positiv: Ja, sie kann. Derartige Zellen bezeichnet man als *Revertanten* („Rückkehr") und die Rückkehr zum Normalzustand, wie bereits gesagt, als Reversion. Man bringt sie damit in Zusammenhang, daß die Tumorzellen einige Chromosomen verlieren, darunter auch virale Gene, die den transformierten Zustand aufrechterhalten. In den Zellen hört dabei die Synthese des T-Antigens und des Transplantatantigens auf, und sie unterliegen wieder der Kontakthem-

---

[1] lat. muto – ändern, verändern.

mung und dem Einfluß der Mechanismen, die normalerweise ihr Wachstum und ihre Teilung steuern.

Das Phänomen der Reversion wurde zur Untersuchung der Funktion des „transformierenden Segments“ benutzt.

Jede Schädigung des DNS-Fragments, das den frühen Abschnitt des Genoms des SV-40-Virus darstellt, nimmt ihm die Fähigkeit, die Zelle zu transformieren; dazu ist der gesamte frühe Abschnitt erforderlich.

Es sei angemerkt, daß er nicht nur für den Beginn der Transformation sorgt, sondern er erhält auch den transformierten Zustand aufrecht.

Das wurde an *A-Mutanten* des SV-40-Virus nachgewiesen, die, wie bereits erwähnt, Zellen nur bei einer bestimmten Temperatur transformieren können. Diese transformierten Zellen setzte man dann höherer Temperatur aus – oberhalb der Verträglichkeitsgrenze der Mutante – bei der das Gen A (der frühe Abschnitt des Virus-Genoms) seine normale Funktion einstellt, und man beobachtete eine Reversion: Die Zelle gewann ihr übliches Aussehen zurück.

Das mutierte Gen A des SV-40-Virus ist also nicht nur an der Entstehung, sondern auch an der Aufrechterhaltung der Transformation beteiligt. Schaltet man es aus, dann befreit sich die Zelle von der ihr aufgezwungenen „neuen Ordnung“.

Die Wechselwirkung der Viren

Die Welt der Viren ist vielgestaltig. Ein onkogenes Virus, das in eine Zelle eingedrungen ist, kann sich dort in der Gesellschaft eines Virus einer anderen Art befinden. Was passiert bei diesem Zusammentreffen? Beeinflußt es nicht den Verlauf der Infektion?

Nehmen wir als Beispiel das Adenovirus des Menschen. Für gewöhnlich vermehrt es sich in Affenzellen nicht, gerät es aber in eine Kultur, wo sich Adenoviren des Affen oder das SV-40-Virus befinden, dann beginnt es, Nachkommen infektiöser Partikel zu produzieren.

Weshalb aber reifen Adenoviren in Zellen heran, die ihre Vermehrung vorher nicht zugelassen haben? Wie sich zeigt, versorgt das zweite Virus, das sich in der Zellkultur befindet, das Adenovirus des Menschen mit Eiweißen, die ihm zur Bildung seiner Hülle fehlen. Der Vererbungsapparat der Viren ist an diesem Prozeß nicht beteiligt.

Zwei Viren können sich jeweils allein bzw. zusammen unterschiedlich verhalten, und zwar aus unterschiedlicher Ursache. Anfang der 60er Jahre erhielt man in den USA bei der Herstellung von Vakzinen gegen das humane Adenovirus Typ 7, das der Auslöser von Adenovirus-Epidemien unter Militärangehörigen ist, unerwarteterweise ein Virus, das sich in Affenzellen vermehrte. Man nahm an, daß daran das SV-40-Virus schuld sei, das die Vakzine verunreinigt hatte. Um ein reines Präparat zu erhalten, verwendete man Antiserum gegen SV-40. Nach der Behandlung enthielten die Zellkulturen dieses Virus nicht mehr, aber die Vermehrung des Adenovirus in den Zellen dauerte an.

Dieses unverständliche Phänomen bedurfte spezieller Untersuchungen. Sie ergaben, daß sich durch die Wechselwirkung von Adenovirus Typ 7 und SV-40-Virus spezielle Viren gebildet hatten, die Größe, Struktur und Eiweißhülle des Adenovirus aufwiesen, deren Vererbungsapparat jedoch aus zwei Arten von DNS bestand: der des Adenovirus und der des SV-40-Virus. Es handelte sich um echte Hybridpartikel, die die Bezeichnung PARA erhielten (aus den Anfangsbuchstaben der englischen Wörter particles aiding replication of adenovirus, d. h. Teilchen, die die Vermehrung des Adenovirus unterstützen).

Die DNS beider Viren ist in den PARA-Partikeln unvollständig vertreten, weshalb sie selbst keine Hülleiweiße produzieren und sich nicht vermehren können. Wenn sich jedoch in der Zellkultur außer PARA auch Adenoviren befinden, dann produzieren die einen wie die anderen Nachkommen.

Derartige Wechselwirkungen können zwischen verschiedenen Viren bei der Hybridisierung auftreten. Es gibt aber noch eine andere Form der Beziehungen, die *Transkapsidation*, d. h. den Austausch der Eiweißhülle. Dieselben PARA-Partikel verändern ihre Hülle, wenn sie sich in der Kultur mit anderen Adenoviren kombinieren. Beispielsweise liefert der Hybrid von Adenovirus Typ 7 und SV-40 in Gegenwart des Adenovirus Typ 2 eine neue Art von PARA-Partikeln, deren Vererbungsapparat unverändert bleibt, deren Hülle (Kapsid) jedoch aus Eiweiß des Adenovirus Typ 2 besteht. Beim Wechsel der Hülle verringert sich die Onkogenität des PARA-Virus überhaupt nicht, auch wenn seine Hülle aus Eiweißen des humanen Adenovirus Typ 2 besteht, das selbst keine Tumoren erzeugt.

Theoretisch können onkogene Viren in Zellen auftreten, die unterschiedliche infektiöse Viren enthalten, und sie können mit diesen sogar Hybride liefern. Können latente onkogene Adenoviren in diesem Falle vielleicht aktiviert werden und die Zellen transformieren? Dieses Problem wurde noch nicht untersucht, obwohl es sehr wichtig wäre zu wissen, ob nicht beispielsweise „harmlose“ Adenoviren durch ein solches Zusammentreffen für den Menschen onkogen werden können.

Erfolgt nun die Hybridisierung von Adenoviren unter natürliche Bedingungen im allgemeinen häufig?

Am Modell von Adenoviren des Menschen gelang es nicht, eine Antwort auf diese Frage zu erhalten, da sich in den Zellen des Menschen immer eine gewisse Menge von Adenoviren befindet. In ihrer Gegenwart vermehren sich die PARA-Partikel, und die Zellen werden nichts transformiert, sondern gehen zugrunde.

Im Experiment wurden zahlreiche Hybriden des Affenvirus SV-40 mit schwachonkogenen und nichtonkogenen Adenoviren des Menschen gewonnen. Jede dieser Hybriden enthielt in ihrem Vererbungsapparat eine andere Menge von DNS der Hybridpartner, des Adenovirus und des SV-40-Virus. Die meisten von ihnen waren defekt: Ohne Mithilfe nichthybrider Viren konnten sie keine Nachkommen produzieren, aber sie waren imstande, Zellen zu transformieren.

Eine der Hybriden des SV-40-Virus mit dem Adenovirus Typ 2 enthielt im Unterschied zu anderen genügend Adenovirus-DNS, um sich selbständig zu vermehren. Es gelang, die Hybride in reiner Form zu isolieren und eingehend zu untersuchen. Sie war nicht onkogen. Die SV-40-DNS machte nur 1% der Gesamt-DNS aus, eine Menge, die nur ausreicht, um ein bis zwei Eiweiße zu kodieren.

Eine andere Hybride – PARA-Virus – Adeno 7 – SV-40 – erwies sich dagegen als außerordentlich onkogen; in Hamsterzellen war sie 10000mal aktiver als jedes der beiden Ausgangsviren für sich. Die hohe Onkogenität der hybriden Virusformen hängt zweifellos mit ihrer Defektivität zusammen.

Noch eine Art von Hybridviren sind die „Adeno-Adeno“-Hybride. Es wurde festgestellt, daß Adenoviren des Affen, ebenso wie SV-40-Viren, humanen Adenoviren helfen können, sich in Affenzellen zu vermehren. Bei der Vermehrung von humanen Adenovirus Typ 2 und einem hochonkogenen Affenvirus in Affenzellen bildeten sich defekte Hybridvirionen: Ihre Hülle nahmen sie vom Menschenvirus, und ihren Vererbungsapparat bildete ein Teil des Genoms des Affenvirus. Diese Hybride stimulierten die Bildung von T-Antigen und von Transplantatantigen. Im Unterschied zu den Adeno-SV-40-Hybriden hatten sie jedoch völlig ihre Onkogenität für Hamster verloren. Man möchte doch meinen, daß alles vorhanden ist, was für einen onkogenen Viruseffekt erforderlich ist, dennoch bildeten sich keine Tumoren. Woran das liegt, ist noch ungeklärt.

Die Untersuchung von Hybridviren ist einer der Wege zur Ermittlung der Gene, die die Onkogenität bedingen.

Die gleichzeitige Wirkung zweier Viren kann also zu ganz unerwarteten Ergebnissen führen. Das muß man unbedingt in Betracht ziehen, da derartige „Begegnungen" im Organismus wahrscheinlich eher die Regel als die Ausnahme sind.

Und bringen zufällige Begegnungen wirklich häufig Glück?

Das Herpesvirus EBV

Das SV-40-Virus, das Polyomavirus und die Adenoviren, von denen in den vorhergehenden Kapiteln die Rede war, rufen unter natürlichen Bedingungen für gewöhnlich keine Tumoren bei Mensch oder Tier hervor. Es gibt keine Belege dafür, daß sie die Erreger irgendeines malignen Tumors sind, der außerhalb des Experiments, von selbst entstanden ist.

Etwas anderes ist es mit dem Warzenvirus; Warzen sind gutartige Hauttumore, die bei Mensch, Kaninchen, Hund, Rind und anderen Tieren vorkommen. Diese Gruppe von Viren hat dieselbe Struktur wie das Polyomavirus und das SV-40-Virus, aber sie sind größer, das Molekulargewicht ihrer DNS liegt um den Faktor 1,5 – 2 höher (bei etwa 5×10^6).

Zu den Erregern natürlich entstehender gutartiger Tumoren gehören auch Vertreter aus der Gruppe der DNS-haltigen Pockenviren, das Yaba-Virus. Es wurde 1957 in Yaba (Nigeria) entdeckt, wo eine „Epidemie" von Hauttumoren in einer Kolonie asiatischer Affen aufgetreten war, die man kurz zuvor nach Westafrika importiert hatte. Der erste Tumor wurde an der Schnauze eines Affen gefunden, und kurz danach fand man ihn bei weiteren 20 Tieren, die sich in einem Freigehege befanden. Einheimische westafrikanische Affen in derselben Kolonie blieben gesund. Die Tumoren wuchsen rasch, erreichten einige Zentimeter im Durchmesser und wurden dann langsam wieder resorbiert.

Unter dem Mikroskop entdeckte man in den Tumorzellen massive Einschlüsse, die sehr an Viren erinnerten.

Präparate aus den Tumoren wurden in gefrorenem Zustand in das Nationale Institut für Medizinische Forschung nach London geschickt. Dort wurden sie im Laboratorium von Christopher ANDREWS, einem Pionier der Onkovirologie, sorgfältig untersucht. Wie sich zeigte, kann man die Tumoren durch filtriertes, zellfreies Material von einem Affen auf den anderen, auf einen dritten usw. übertragen. Bei innerlicher Verabreichung des Filtrats bedeckte sich der ganze Körper des Affen mit kleinen Flecken. In den nächsten Tagen nahmen sie an Zahl ab, aber die verbliebenen vergrößerten sich und bildeten gutartige Tumorknötchen unter der Haut und manchmal auch in Lunge, Herz und Muskeln.

In den Tumorzellen fanden sich immer zwei Typen von Einschlüssen: zunächst kleine, die Aggregate von Virus-DNS darstellten, später größere, die reife Viruspartikel und Produkte des Zellzerfalls enthielten.

Die Partikel hatten die Form von Ziegelsteinen und eine Größe von 200 × 280 nm. Ihrer inneren Struktur nach ähnelten sie dem Pockenvirus.

In vieler Hinsicht unterschied sich das neu gefundene Virus von den anderen Vertretern der Pox-Gruppe. Bei Affen, die mit Pockenvirus immunisiert waren, erzeugte das neuentdeckte Yaba-Virus typische gutartige Tumoren. Einer der Mitarbeiter stach sich bei der Arbeit zufällig in den Finger. An der Einstichstelle trat Rötung auf. Sie verschwand wieder, aber nach vier Monaten verspürte er ein kleines Knötchen am Finger. Es vergrößerte sich allmählich und erreichte 2 cm im Durchmesser. Man entfernte den Tumor. Seiner Struktur nach unterschied er sich nicht von den Affentumoren. Weitere Krankheitserscheinungen wurden in der Folgezeit nicht mehr festgestellt, aber der Fall zeigt doch, daß das Yaba-Virus auch den Menschen infizieren kann.

Später wurde in Amerika an Freiwilligen, die an unheilbarem Krebs litten, ein spezieller Versuch durchgeführt um festzustellen, ob sich das Yaba-Virus im Organismus des Menschen vermehrt. 5–6 Tage nach der Virusinjektion erschienen bei allen Knötchen, die langsam wuchsen, etwa 2 cm im Durchmesser erreichten und dann rasch wieder resorbiert wurden. Die Tumorknötchen enthielten Yaba-Virus. Filtrate von ihnen erzeugten neue Tumoren bei Affen und bei Freiwilligen, dabei erschienen auch bei einigen Antikörper gegen das Virus im Blut. So gelang es zu beweisen, daß ein onkogenes Affenvirus sich auch beim Menschen vermehren und gutartige Tumoren erzeugen kann.

Entstehen aber bei Infektion mit dem Yaba-Virus nur gutartige Tumoren?

Um das zu klären, wurde Affen nach Injektion des Yaba-Virus täglich die Haut mit chemischen Kanzerogenen bepinselt. Jedoch wurden die Tumore bei den Versuchstieren eher rascher resorbiert als bei den Kontrolltieren, die lediglich die Virus-Injektion erhalten hatten. Die Wissenschaftler hatten sich noch einmal davon überzeugt, daß DNS-haltige Viren unter natürlichen Bedingungen kein malignes Wachstum produzieren.

Und wenn auch die DNS-haltigen Viren (Adeno-, Papova- und Pox-Viren) Agenzien mit onkogener Aktivität enthalten, kann man sie dann als Ursache malignen Wachstums unter natürlichen Bedingungen ansehen? Anscheinend sprach alles dagegen. Aber völlig unerwartet erregte diese Frage neuerlich das Interesse der wissenschaftlichen Welt.

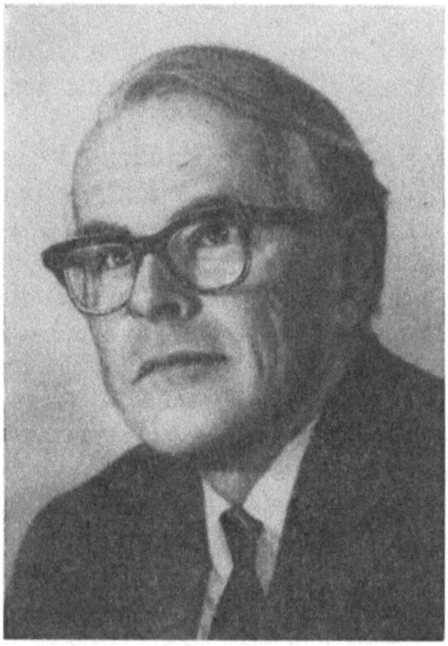

Dennis BURKITT

Das geschah folgendermaßen.

Der englische Chirurg Dennis BURKITT, der viele Jahre in Uganda (Afrika) arbeitete, hatte umfangreiches Material über weitverbreitete Tumoren bei Kindern und Erwachsenen gesammelt und in einem Artikel beschrieben, der 1958 im Englischen Chirurgischen Journal erschien. Die Geschwülste saßen am Kiefer, griffen jedoch nicht selten auch auf die Augenhöhle über und entstellten das Gesicht völlig. Sie entwickelten sich schnell, ihre Größe verdoppelte sich in zwei Tagen. Manchmal beobachtete man eine zeitweilige Regression, aber schließlich starb das Kind doch nach 6–12 Wochen[1]. Befallen waren Kinder von 2–14 Jahren, zumeist jedoch 5jährige. Nachdem BURKITT seinen Artikel über die aus

[1] Jetzt gibt es Medikamente, die die Kinder vollständig heilen.

Lymphoidzellen bestehenden Tumoren veröffentlicht hatte, bürgerte sich die Bezeichnung „*Burkitt-Lymphom*“ ein.

Innerhalb von 8 Jahren konnte Burkitt eine große Zahl, nämlich über 200 gleichartige Erkrankungen beobachten und registrieren. Das veranlaßte ihn zu gründlicheren Überlegungen. Da die Krankheitssymptome sehr charakteristisch sind, beschloß Burkitt ihr Ausbreitungsgebiet zu ermitteln. Er entwickelte spezielle Fragebögen, fügte ihnen Photographien typischer Tumoren bei und verschickte sie an Krankenhäuser und an in Afrika praktizierende Ärzte. Alles das tat Burkitt auf eigenes Risiko. Als er die Forschungen begann, erhielt er einen Zuschuß von lediglich 15 Pfund Sterling und nach zwei Jahren einen weiteren in Höhe von 150 Pfund, die er für den Kauf eines Gebrauchtwagens verwendete. Mit zwei Hilfskräften suchte er mit diesem Wagen über 50 Krankenhäuser auf, um die erforderlichen Informationen einzuholen. Schließlich konnte er das Verbreitungsgebiet der Krankheit ermitteln. Sie erstreckt sich in einem breiten Gürtel über Äquatorialafrika, von Dakar im Westen bis zur Ostküste. Das Klima im Verbreitungsgebiet war gemäßigt mit viel Niederschlag.

Innerhalb des „Lymphom-Gürtels“ (der Verbreitungszone der Krankheit) erkrankten die Kinder in höher gelegenen Gebieten mit höherer Temperatur und geringerer Feuchtigkeit nicht. Durch Vergleich der klimatischen Bedingungen mit dem Verbreitungsgebiet der Krankheit kam Burkitt zu der Annahme, sie werde durch Moskitos übertragen.

Da Moskitos häufig Überträger infektiöser Agenzien sind, begann man natürlich, den Erreger der Krankheit zu suchen. Die Temperaturverhältnisse im Verbreitungsgebiet des Lymphoms sind für ein Virus sehr günstig (bei sehr hohen Temperaturen entwickeln sich Viren im allgemeinen nicht in Moskitos). Nach kurzer Zeit berichteten mehrere Forschungsgruppen über den Nachweis von drei Arten von Mikroorganismen in Zellkulturen des Burkitt-Lymphoms: des *Herpesvirus*[1], eines *Mykoplasmas*[2] und eines

---

[1] grch. herpein – kriechen (herpeton – Schlange). Hippokrates bezeichnete gleichsam kriechende, eiternde Hautschädigungen als Herpes. Diese Bezeichnung erhielt auch das Virus, das 1924 bei einem Herpeskranken isoliert wurde. Die Partikel des Herpesvirus besteht aus 162 Kapsomeren und hat eine Außenhülle. Der Durchmesser der „nackten“ Partikel beträgt 100 nm, der der umhüllten bis zu 150 nm. Das Molekulargewicht der Virus-DNS liegt bei 100000000.

[2] Mykoplasmen – spezielle Art sehr kleiner, filtrierbarer Mikroorganismen, die von Bakterien, Rickettsien und Viren verschieden sind. Sie enthalten zwei Arten von Nukleinsäuren, DNS und RNS, und stellen Zellen dar.

Reovirus[1]. Diese Mikroorganismen sind beim Menschen weit verbreitet, und so mußte ermittelt werden, ob sie tatsächlich die Krankheit erzeugen oder sie lediglich begleiten. In Tumoren siedeln sich bekanntlich häufig verschiedene Arten von Mikroben und Viren an, da sie hier gute Bedingungen für ihre Vermehrung antreffen.

An der Erforschung des BURKITT-Lymphoms beteiligten sich zahlreiche Wissenschaftler, darunter auch sowjetische. Allmählich sammelten sich Befunde an, die die bisherigen epidemiologischen

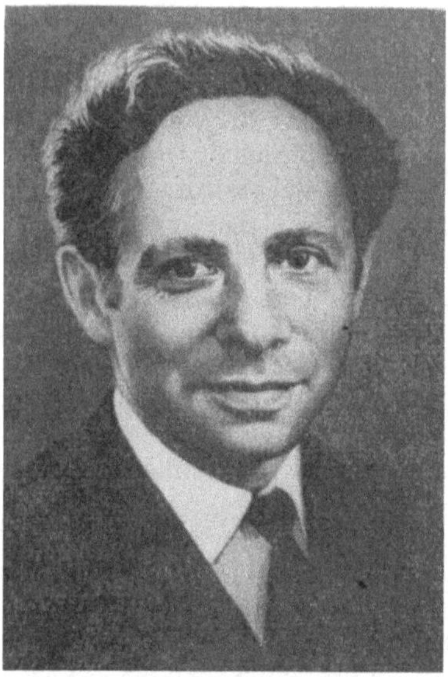

Michel Antony EPSTEIN

Beobachtungen wesentlich ergänzten. Wie sich zeigte, tritt das BURKITT-Lymphom auch außerhalb des „Lymphom-Gürtels", in anderen Teilen Afrikas mit anderen klimatischen Bedingungen auf, die die Beteiligung eines hypothetischen Überträgers ausschließen. Außerdem wurden dem BURKITT-Lymphom analoge Erkrankungen auch in Neuguinea, in den USA und in Kanada beschrieben. Freilich sind sie lediglich im „Lymphom-Gürtel" Afrikas

---

[1] engl. *r*espiratory *e*nteric *o*rphan virus — Waisenvirus des Atem- und Darmtraktes. Als „Waisenviren" werden alle Viren bezeichnet, deren Wirkung noch nicht ermittelt wurde. Die Reoviren gehören zu den RNS-haltigen Agenzien.

und in Neuguinea häufig, wo ähnliche klimatische Verhältnisse herrschen, während in anderen Ländern nur vereinzelte Fälle registriert werden.

Wer ist also der Erreger des Burkitt-Lymphoms?

Heute, nach Verlauf so vieler Jahre, können wir nicht auf alle dramatischen Momente dieser interessanten Forschungen eingehen. Von den drei „verdächtigen Agenzien" blieb nur eines als Kandidat für die Rolle des Erregers übrig, ein Virus aus der Gruppe der Herpesviren. Zur Gruppe der Herpesviren gehört der beim Menschen weit verbreitete Erreger der „Fieberpusteln", die nicht selten an Lippen, Nase und Auge in Form flüssigkeitsgefüllter Bläschen bei Erkältung auftreten.

Das neue Agens unterschied sich in seinen Antigeneigenschaften von allen bis dahin bekannten Herpesviren. Nach den Namen der englischen Forscher, die es nachwiesen, Michael Epstein und Evelyn Barr, wurde es EB-Virus bzw. EBV genannt. Dieses Virus ist sehr eng an die Zellen gebunden, daher gelang es nicht, es aus dem Lymphom zu isolieren. Jedoch enthalten die Zellen Einschlüsse, die für alle Viren dieser Gruppe typisch sind. Wenn man einer Kultur normaler menschlicher Leukozyten Zellen des Burkitt-Lymphoms zufügt, tritt das Virus in der Kultur in Erscheinung. Offensichtlich geht es aus den Tumorzellen in die normalen Zellen über.

Die erste Frage, die sich für die Wissenschaftler ergab, war, ob das EBV bei allen Patienten mit Burkitt-Lymphom vorhanden ist. Bei der Suche nach dem Virus in Kulturen von Lymphom-Zellen stellte sich heraus, daß es neben Linien, die EBV enthalten, auch solche ohne Virus gibt. Zudem wurde EBV auch bei einigen Patienten mit Leukose bzw. Krebs des Nasen-Rachen-Raumes gefunden. Beim Burkitt-Lymphom und bei Krebs des Nasen-Rachen-Raumes wurden im Blutserum regelmäßig Antikörper zum Antigen aus Lymphomzellen gefunden.

Am erstaunlichsten war aber eine Beobachtung, die den Amerikanern Gertrud und Werner Henle gelang. Als sie die Antikörper des EBV untersuchten, verwendeten sie als Kontrollen Blutseren von Labormitarbeitern. Kurz darauf erkrankte eine Mitarbeiterin an *infektiöser Mononukleose*. Bei dieser Erkrankung wuchert das Lymphoidgewebe, die Lymphknoten vergrößern sich, und das Blut wird mit einkernigen, unreifen Blutzellen überschwemmt. Der Krankheitsverlauf ist in der Regel günstig. Nach einigen Wochen normalisiert sich die Blutformel wieder. Am 6. Erkrankungstag traten bei der Mitarbeiterin Antikörper gegen das EBV auf, die vor der Krankheit nicht vorhanden gewesen waren, und die Leukozyten gewannen die Fähigkeit, in der Gewebskultur lange Zeit zu wachsen, analog den Zellen des BURKITT-Lymphoms. Alles das wies auf einen Zusammenhang zwischen der infektiösen Mononukleose und der Einwirkung des Virus hin. Aber war das nicht vielleicht bloßer Zufall?

Sofort untersuchte man die Seren von 34 weiteren Patienten mit infektiöser Mononukleose. Bei allen fanden sich Antikörper gegen das EBV, und im Frühstadium der Erkrankung hatten die Leukozyten die Fähigkeit zu langem Wachstum in der Kultur, analog den Lymphomzellen. Diese Befunde wurden in vielen Laboratorien bestätigt.

Eine Infektion mit dem EBV, die unbemerkt in der frühen Kindheit durchgemacht wird, hinterläßt Antikörper und Immunität gegen die Krankheit. Die Mononukleose entwickelt sich nahezu ausnahmslos nur bei Personen, die sich in der Kindheit nicht infiziert haben. Einzelne epidemische Krankheitsausbrüche sind beschrieben worden. Man nimmt an, daß das Virus häufig beim Küssen übertragen wird (im Speichel befinden sich zahlreiche Viren). Offensichtlich ist dieser Infektionsweg günstig für die Entwicklung der Mononukleose. Patienten, die vor der Erkrankung keine Antikörper gegen EBV hatten, hatten sie regelmäßig nach der Erkrankung, und zwar für sehr lange Zeit. So wurden Antikörper gegen EBV in großer Menge noch 37 Jahre nach der durchgemachten Krankheit bei dem Patienten gefunden, an dem zum ersten Male in der Geschichte der Medizin die Diagnose infektiöse Mononukleose gestellt worden war!

Den Anteil des EBV an der Entstehung der infektiösen Mononukleose bestätigte auch die Analyse der Krankengeschichten. Viele Patienten hatten vor der Erkrankung Bluttransfusionen erhalten. So gelangte die Infektion in den Organismus, da das Blut nicht immer mit der erforderlichen Gründlichkeit kontrolliert worden war.

Im Experiment erzeugte die Übertragung von EBV auf Gibbons bei zwei von drei Tieren einen entzündlichen Prozeß der Mandeln, der offensichtlich ebenfalls mit dem Virus zusammenhing.

Um sich endgültig davon zu überzeugen, daß EBV tatsächlich infektiöse Mononukleose erzeugt, übertrug man in Amerika das Virus einigen freiwilligen Versuchspersonen, bei denen sich dann auch typische Krankheitssymptome entwickelten. Die Beweiskette war also geschlossen.

Wie bereits gesagt, kommt es bei infektiöser Mononukleose zu einer gutartigen, vorübergehenden Wucherung der Lymphoidzellen. Die Stimulation des Lymphoidgewebes ist eine spezifische Eigenart des EBV. Aber ist es nicht möglich, daß dieses Virus unter bestimmten Bedingungen keine vorübergehende, sondern vielmehr eine tiefgreifende, irreversible Zellveränderung, eine tumoröse Transformation und als Folge ein Lymphom erzeugt? Ein solcher Gedanke scheint nicht absurd.

In der Tat, ist vielleicht das EBV am BURKITT-Lymphom schuld?

In jüngster Zeit stellten Forscher fest, daß das unmittelbar aus Nasen-Rachen-Abstrichen von Patienten mit Mononukleose isolierte Virus in der Kultur normale Leukozyten des Menschen transformiert. Berücksichtigt man, das dieses Virus ständig in den Zellen von Patienten mit BURKITT-Lymphom gefunden wird und daß sie alle eine große Menge von Antikörpern dagegen gebildet haben, dann wird es mehr als wahrscheinlich, daß das EBV die Ursache für die Entstehung dieser Krankheit ist.

Aber dennoch kann kein einziger der Beweise widerspruchslos akzeptiert werden. Wenn auch bei allen Patienten mit BURKITT-Lymphom Antikörper gegen das EBV gefunden werden, so werden sie eben auch bei Gesunden in verschiedenen Ländern gefunden, wenn auch seltener und in geringerer Menge. Das Vorhandensein von Antikörpern zeigt die durchgemachte Infektion an. Folglich ist das EBV unter Menschen weit verbreitet. Eine analoge weite Verbreitung bei relativ selten auftretenden Erkrankungen ist für viele tumorogene Viren charakteristisch, die im allgemeinen ziemlich „friedfertige“ und „ruhige“ Untermieter sind. In der Regel wird ihre Pathogenität erst beim Zusammentreffen einer ganzen Reihe von Umständen sichtbar, die im Organismus besondere Bedingungen schaffen.

Nach Angaben von KLEIN findet man in Afrika, in der Gegend, in der es viele Fälle von Lymphomerkrankungen gibt, bei etwa der Hälfte der Bevölkerung Antikörper gegen das EBV. Wie man feststellte, schwankt die Verteilung der Antikörper in Abhängigkeit vom Alter. Häufig findet man sie bei Kindern bis zu zwei Jahren. Wahrscheinlich handelt es sich dabei um Antikörper, die das Kind von der Mutter erhalten hat. Später sinkt die Menge der Antikörper bei den Kindern und steigt mit zunehmendem Alter wieder an. Diese Verteilung der Antikörper weist auf eine allmähliche „*stille Feiung*“ der Bevölkerung hin, auf den Erwerb von Immunität gegen das Virus.

Die Bedeutung des EBV wird indirekt durch die Tatsache unterstrichen, daß bei Personen, die durch den „Lymphom-Gürtel“ reisen und keine Antikörper gegen das EBV haben, das Lymphom nicht nur bei Kindern, sondern auch bei älteren Personen beobachtet wird. Irgendein Zusammenhang zwischen dem EBV und dem Lymphom existiert also, aber welcher?

Das EBV ist überall verbreitet, aber Lymphomfälle treten nur vereinzelt auf, zwei Gebiete auf der Erde ausgenommen, den Lymphom-Gürtel in Afrika und Neu-Guinea. Womit hängt das zusammen?

Es ist anzunehmen, daß hier zusätzliche Bedingungen eine Rolle spielen, nicht nur endogene, erbliche, sondern auch solche der Umwelt, die den malignen Verlauf der Krankheit begünstigen. Tatsächlich ist in diesen Gebieten die tropische Malaria weit verbreitet, die das Blutbildungssystem des Organismus schädigt und den Boden für eine Depression der Immunität bereitet. Nicht ausgeschlossen ist, daß sich das EBV im Organismus des hypothetischen Überträger-Insekts in diesen Gegenden verändert, daß sich gerade unter diesen Bedingungen defekte Virusformen mit erhöhter Aktivität ansammeln, die das Insekt direkt in den Blutstrom überträgt. Alle diese oder auch irgendwelche anderen hypothetischen Möglichkeiten können die Entwicklung des BURKITT-Lymphoms in Afrika und Neu-Guinea bedingen.

Sehen wir uns an, was die Experimente besagen. Mit der Methode der DNS-RNS-Hybridisierung wurde nachgewiesen, daß sich in Lymphomzellen, die keine infektiösen Viruspartikel bilden, Virus-DNS befindet. Auf eine Zelle entfallen etwa 45–55 Kopien des EBV-Genoms. Wie sich zeigt, sind die Moleküle der Virus-DNS auf mehrere Chromosmen verteilt.

Bei Infektion einer humanen Zellkultur mit zellfreiem Material aus einem BURKITT-Lymphom erfaßt die Schädigung mehrere Gruppen von Chromosomen, vor allem aber die Chromosomen des 10. Paares. Kurz nachdem man einer Kultur von Leukozyten oder Embryonalzellen des Menschen das EBV zugefügt hat, beginnt die Synthese von Zell-DNS, und es bildet sich ein neues Oberflächenantigen sowie das für die Infektion mit diesem Virus charakteristische Kernantigen (EBNA), und es treten alle äußeren Merkmale der Transformation auf. Erwerben die Zellen vielleicht Tumoreigenschaften?

Das läßt sich nur feststellen, wenn man sie ihrem natürlichen Wirt einimpft. Selbstverständlich ist ein solcher Versuch mit menschlichen Zellen, die in der Kultur durch das EBV transformiert wurden, unmöglich.

In jüngster Zeit fanden die Wissenschaftler jedoch heraus, daß das EBV nicht nur Leukozyten des Menschen, sondern auch solche des Affen transformiert, daß es bei Marmosett-Affen onkogen ist. Interessanterweise gelingt es, in transformierten Affenzellen sowohl das Virusantigen als auch das infektiöse Virus nachzuweisen. Der Hauptort für die Produktion des Virus sind die mehrkernigen Riesenzellen. Diese Befunde boten die Möglichkeit zu überprüfen, ob durch das Virus transformierte Zellen im Tierorganismus Tumorwachstum bewirken. Das Resultat war positiv.

So oder so, die Fähigkeit des EBV, menschliche Zellen zu transformieren, das Vorhandensein von Virus-DNS und von virusassoziierten Antigenen in Zellen des BURKITT-Lymphoms, die zur Biopsie entnommen wurden, die Freisetzung von infektiösem Virus aus Zellen des BURKITT-Lymphoms, die in der Kultur gehalten werden, die Fähigkeit des Virus, in der Kultur die Synthese von Zell-DNS zu stimulieren, die epidemiologischen Befunde über einen Zusammenhang zwischen Erkrankung und Virusinfektion sowie die serologische Analyse, die einen erhöhten Antikörpertiter bei Patienten mit BURKITT-Lymphom ergibt, alles das sind Argumente, die für eine kausale Beteiligung des EBV sprechen.

Es besteht also Grund zu der Annahme, daß das EBV unter bestimmten Bedingungen das BURKITT-Lymphom erzeugt, aber es muß noch viel getan werden, um das unwiderlegbar zu beweisen.

Nach den Untersuchungen zum BURKITT-Lymphom geriet sogar der harmloseste Vertreter aus der Gruppe der Herpesviren unter Verdacht: Vielleicht ist auch er nur ein Wolf im Schafspelz.

Wenn einer aus der Verwandtschaft ein Wolf ist, wozu zählt man dann die Familie: zu den Schafen oder zu den Wölfen?

Noch mehr über das Herpesvirus

Unser Bericht über den Anteil der Herpesviren an Tumoren ist noch nicht zu Ende. Es gibt noch eine Reihe anderer Geschwulstkrankheiten, die allem Anschein nach von ihnen erzeugt werden. In erster Linie ist das der Krebs des Nasen-Rachen-Raumes.

Die Krankheit ist im Süden Chinas verbreitet, und gefährdet sind vor allem Chinesen, die aus südlichen Provinzen stammen. Die Nordchinesen erkranken seltener, und unter den Japanern ist die Krankheit eine Seltenheit. Geographische Bedingungen spielen offensichtlich keinerlei Rolle. So ist die Krankheit auf Taiwan 100mal häufiger als auf der Insel Okinawa, obwohl sie geographisch dicht benachbart sind. Unter den an dieser Krebsform Erkrankten bilden die Chinesen die überwiegende Mehrheit. Ihre hohe Empfindlichkeit für gerade diesen Krebs bleibt auch bei

Wechsel des Wohnortes erhalten, jedoch nimmt sie bei Mischehen in den folgenden Generationen ab. Die umfangreiche Literatur, die es heute über die Verbreitung des Krebses des Nasen-Rachen-Raumes in verschiedenen Teilen der Erde und unter verschiedenen ethnischen Gruppen gibt, weist überzeugend auf die Bedeutung von Erbfaktoren hin.

Der Einfluß der Wirtsgene auf die Empfindlichkeit für ein onkogenes Virus ist eine ganz allgemeine Erscheinung. Für einige Viren wurde exakt ermittelt, wieviele und welche Gene der Wirtszelle die Aktivität ihres Vererbungsapparates steuern. Auf diesem Hintergrunde sind die Befunde hinsichtlich des Zusammenhanges des Krebses des Nasen-Rachen-Raumes mit dem EBV beim Menschen höchst bemerkenswert.

Nach den Angaben des Ehepaares Henle enthält das Blut bei allen Patienten mit diesem Krebs eine große Menge Antikörper gegen das EBV. Für andere Arten maligner Tumoren ist das nicht charakteristisch. Im Serum von mehr als 200 Afrikanern, die an Krebs oder Sarkom litten, fanden sich erheblich weniger Antikörper gegen EBV als beim Burkitt-Lymphom oder Krebs des Nasen-Rachen-Raumes. Diese beiden Erkrankungen bilden also hinsichtlich des Zusammenhanges mit dem EBV eine Sondergruppe und unterscheiden sich von anderen Tumoren des Menschen.

Beim Krebs des Nasen-Rachen-Raumes findet man in Zellkulturen Viruspartikel und an den Zellhüllen das Antigen, das die Prägung des EBV aufweist. Hybridisierungsversuche der Nukleinsäuren weisen darauf hin, daß bei dieser Erkrankung die Erbsubstanz eines Virus aus der Gruppe der Herpesviren funktioniert. Zwischen der DNS des EBV und der Virus-DNS aus Zellen des Krebses des Nasen-Rachen-Raumes wurde Homologie nachgewiesen. Da die Erkrankung in einer bestimmten ethnischen Gruppe verbreitet ist, wurde diese immunologisch untersucht. Es gibt Hinweise auf einen Defekt des Immunsystems als prädisponierenden Faktor, der die Kontrollmechanismen instabil macht und es dem Virus ermöglicht, seine transformierende Aktivität bei Personen mit diesem Defekt zu äußern.

Das letzte Wort über die kausale Bedeutung des EBV für den Krebs des Nasen-Rachen-Raumes ist noch nicht gesprochen, aber es sammeln sich doch immer mehr epidemiologische und seroepidemiologische Daten an, die für diese Annahme sprechen.

Etwa dieselbe Situation liegt bei der Untersuchung des Anteils von Herpesviren am Gebärmutterhalskrebs der Frauen vor. Im Blut der Patientinnen findet man regelmäßig Antikörper gegen das Herpesvirus Typ 2. Häufig laßt sich auch das Virus selbst nachweisen. Bei Frauen mit entzündlichen Prozessen, die durch das Herpesvirus Typ 2 hervorgerufen wurden, findet man Gebärmutterhalskrebs weitaus häufiger als bei anderen Frauen. Es gibt Völkerschaften, bei denen diese Krebsart außerordentlich selten ist. Möglicherweise spielen auch Erbeigenschaften bei der Entwicklung der Krankheit eine Rolle.

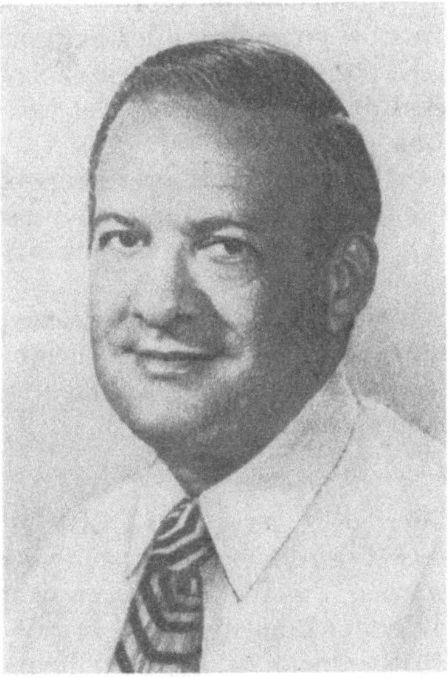

Fred Rapp

Sehr wichtige Befunde gewannen jüngst die Amerikaner Fred Rapp und Ronald Duff: Das durch Ultraviolettbestrahlung inaktivierte Herpesvirus Typ 2, das die Fähigkeit zur Vermehrung verloren hat, transformiert im Experiment Zellen. Injiziert man diese Zellen syrischen Hamstern, dann entstehen subkutane Sarkome, die nicht selten Lungenmetastasen erzeugen. Im Blut kranker Tiere findet man Antikörper gegen das Herpesvirus Typ 2, wobei ihre Menge mit der Entwicklung des Tumors zunimmt. In den Tumorzellen befindet sich virale Messenger-RNS, Virus-Antigen jedoch nur in 1–5% der Zellen. Auch das Elektronenmikroskop zeigt Viruspartikel nur in wenigen Zellen. Offensichtlich wird der Vererbungsapparat des Virus in der Mehrzahl der Fälle unterdrückt, er unterliegt der Repression.

Im Experiment transformiert das Herpesvirus Typ 2 Zellen einer ganzen Reihe von Tieren: Hamster, Ratte, Maus und Huhn, wobei es offensichtlich mit dem in ihnen enthaltenen *endogenen*[1] RNS-haltigen Tumorvirus in Wechselwirkung tritt. Die Bedeutung dieser Wechselwirkung für den Transformationsmechanismus wird untersucht.

Unter Verdacht gerieten auch das Herpesvirus Typ 1 und das Zytomegalie-Virus, das für viele angeborene Mißbildungen, für den intrauterinen Fruchttod und für Frühgeburten verantwortlich ist. Man fand das Zytomegalie-Virus bei einer Form des Sarkoms des Menschen, dem sogenannten Kaposisarkom; es kann Zellen von Menschen und Affen in der Kultur transformieren und weist auch andere Eigenschaften eines onkogenen Virus auf.

Über das Herpesvirus Typ 1, den Erreger des Herpes simplex, erschienen Mitteilungen, es sei an der Entwicklung einiger Krebse im Kopf- und Halsbereich beteiligt. Aber alle diese Befunde sind noch nicht endgültig.

Das Problem des Anteils des Herpesvirus an der Entwicklung von Tumoren beim Menschen bedarf noch weiterer Untersuchungen. Wenn Altbekanntes in neuem Lichte erscheint, ist es nicht so einfach, sich von alten Vorstellungen zu lösen.

* * *

Noch ein Umstand erhärtet den Verdacht, der auf das EBV gefallen ist. In der Gruppe der Herpesviren, zu der es gehört, sind auch noch andere Vertreter gefunden worden, die allem Anschein nach bei Tieren Geschwülste erzeugen. In erster Linie muß man hier den Erreger des Nierenkrebses des Frosches nennen. Die Beteiligung eines Virus an der Entstehung dieser Krankheit hatte als erster der Amerikaner B. LUCKÉ im Jahre 1934 nachgewiesen. Die Isolierung des Virus gelang jedoch erst vor kurzem MAISL, TOPLIN und ISAACS. Zahlreiche Versuche, es in den Tumoren von Fröschen nachzuweisen, die im Labor gehalten wurden, verliefen erfolglos, bis man schließlich den Einfluß der Umgebungstemperatur auf das Virus entdeckte.

Unter natürlichen Bedingungen tritt das Virus regelmäßig im Winter in Erscheinung und verschwindet wieder im Sommer. Im Labor, bei einer Temperatur von 15 °C und höher, finden sich im Organismus der Frösche keine Viruspartikel. Man braucht jedoch die Temperatur nur auf 4 °C zu senken, und schon erscheinen sie

---

[1] Als Endoviren werden Viren bezeichnet, deren Erbsubstanz sich im Zellgenom des Wirtes befindet und vertikal weitergegeben wird.

wieder. Niedrige Temperatur fördert also die Vermehrung des Virus. Es sammelt sich im Organismus in großer Menge an und wird sogar mit dem Harn ausgeschieden. Im infizierten Wasser geht die Infektion auf die Kaulquappen über.

Das aus befallenen Froschnieren isolierte Virus ist den Herpesviren in Größe und Struktur der Partikel sowie im Charakter der intrazellulären Einschlüsse und der Antigene ähnlich. Nimmt man einen Froschtumor, der Viruspartikel enthält, zerstört die Zellen und injiziert das zellfreie Substrat Froschembryonen, dann entwickelt sich bei ihnen Nierenkrebs. Dasselbe geschieht bei der Injektion gereinigter Viruspräparate. Freilich gelingt die Reinigung nur unvollkommen, und so läßt sich die Beteiligung eine begleitenden Agens nicht ausschließen. Im Organismus der Frösche gibt es außerdem auch zahlreiche andere Viren, unter denen ebenfalls onkogene sein können.

Diese Erwägungen machten zusätzliche Beweise dafür erforderlich, daß das Herpesvirus die Ursache des Nierenkrebses beim Frosch ist. Man erhielt sie in biochemischen Versuchen: Die RNS-DNS-Hybridisierung bestätigte das Vorhandensein eines DNS-haltigen Herpesvirus in den Froschtumoren. Die Suche nach dem für das Virus empfänglichen System, was erlauben würde, das Virus in reiner Form zu isolieren, dauern an.

Unlängst wurde ein herpesähnliches Virus beim Lymphosarkom der afrikanischen Kröte *Xenopus*[1] beschrieben. Der Tumor des *Xenopus* ist durch Filtrat übertragbar. Unter natürlichen Bedingungen erfolgt die Infektion offensichtlich über das Wasser. Es ist nicht ausgeschlossen, daß *Xenopus* ein Reservoir des onkogenen Herpesvirus in Afrika ist.

Mit einem Virus aus der Gruppe der Herpesviren steht auch eine Tumorerkrankung der Hühner in Zusammenhang, die MAREKsche Krankheit oder Hühnerlähmung. Zum ersten Male wurde es 1907 in Ungarn durch Jozef MAREK beschrieben, nach dem es auch benannt wurde.

Die Krankheit verursacht große Verluste, da ein erheblicher Teil der Hühner in den Farmen zugrunde geht. Sie tritt in mehreren Formen auf und geht mit Lähmungen, Augenschädigungen und der Entwicklung lymphoider Tumoren einher. In allen Fällen liegt dem Prozeß eine Wucherung des Lymphoidgewebes zugrunde.

Der Erreger der MAREKschen Krankheit ist im Blut zu finden.

---

[1] *Xenopus laevis* – eine Krötenart ohne Zunge, der Oberkiefer ist bezahnt, an den Hinterbeinen befinden sich Krallen, an den Kopfseiten fühlerartige Auswüchse.

Besonders zahlreich ist er aber in den Follikeln, aus denen die Federn wachsen. Diese Follikel sind ähnlich den Haarfollikeln und liegen ziemlich oberflächlich in der Haut. Das Virus, das sich in den Follikeln in großer Menge ansammelt, gelangt bei ihrer Zerstörung zusammen mit dem Zellinhalt nach außen. Es ist stabil und hält sich lange im Staub. Die Vögel infizieren sich mit dem Virus in frühem Alter, aber für gewöhnlich erkranken nur wenige, und zwar infolge der von der Mutter auf die Nachkommen über-

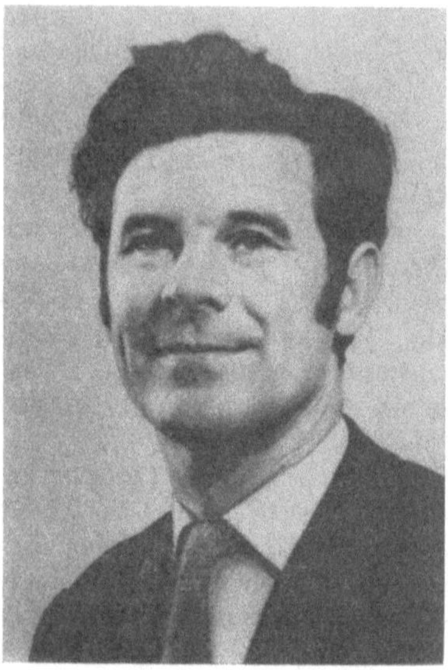

Peter Biggs

tragenen Immunität und erblicher Resistenz. Gelangen empfängliche Vögel in die Farm, dann kommt es zur Epidemie mit Massensterben.

Bei kranken Hühnern findet man regelmäßig den Erreger der Marekschen Krankheit. In den Tumorzellen finden sich nur wenig Viren, und es ist schwierig, sie zu isolieren, vor allem in reiner Form. Wie auch der Erreger der Burkittschen Krankheit ist er sehr fest mit der Zelle verbunden. Dennoch wurde die DNS des Virus isoliert. Ihre Größe und Struktur entsprach der anderer Herpesviren. Daß der Erreger der Marekschen Krankheit zu ihnen gehört, wurde durch zahlreiche Versuche bestätigt. Eine große Rolle bei diesen Forschungen spielte der junge englische Wissenschaftler Peter Biggs.

Man nahm den Kampf gegen diese für Geflügel so schreckliche MAREKsche Krankheit auf. Man züchtete resistente Geflügelrassen und gewann, was besonders bemerkenswert ist, aus dem abgeschwächten Virus eine wirksame Vakzine. Das war der erste wirkliche Erfolg bei der Entwicklung einer Anti-Tumor-Vakzine durch die Engländer Peter BIGGS und L. N. PAYNE.

Einen großen Beitrag zum Kampf gegen die MAREKsche Krankheit leistete auch eine Gruppe von Wissenschaftlern unter der Leitung von Ben BURMESTER in den USA. Sie entdeckten, daß das Herpesvirus der Puter, das bei anderen Vögeln keine Erkrankung auslöst, in seinem Antigen dem Erreger der MAREKschen Krankheit verwandt ist, und benutzten es zur Herstellung einer Vakzine, die heutzutage weit verbreitet ist.

Das Virus der MAREKschen Krankheit wird nicht „vertikal", von den Eltern auf die Nachkommen, übertragen. Die Infektion breitet sich nur „horizontal" aus, zwischen den Angehörigen derselben oder benachbarter Generationen. Man kann ihr durch die üblichen epidemiologischen Maßnahmen, Isolierung kranker Tiere und Filtration der Luft, vorbeugen.

In der letzten Zeit erschienen Angaben über eine Beteiligung eines Herpesvirus an der Entstehung tumoröser Wucherungen des Lymphoidgewebes von jungen Kaninchen der Art Silvilagus. 1968 isolierte H. HINZE aus einem kranken Kaninchen ein Herpesvirus, das nach der Tierart den Namen *Herpes silvilagus* erhielt. Bei Übertragung auf gesunde neugeborene Kaninchen derselben Art erzeugte es eine gutartige, manchmal aber auch bösartige Erkrankung und war lebenslänglich im Blut und im geschädigten Lymphgewebe der erkrankten Tiere nachweisbar.

Das Virus ist streng spezifisch und schädigt nur Kaninchen der Art Silvilagus. Übliche Versuchskaninchen erwiesen sich als resistent. Um das Virus zu erhalten, fingen HINZE und seine Kollegen im Winter Wildkaninchen und züchteten sie über den ganzen Sommer. An diesen Tieren führten sie auch ihre Untersuchungen durch.

Übertragung des Virus auf Kaninchen führte stets zur Erkrankung: Bereits ab der zweiten Woche erhöhte sich die Leukozytenzahl auf 15000 und mehr, das Blutbild veränderte sich, und nach anderthalb Monaten machten reife und unreife Lymphozyten 60–80% aller Blutzellen aus. Von da an begannen die Kaninchen zu sterben, und zwar zumeist infolge sekundärer bakterieller Infektion, gegen die sie infolge der gestörten Antikörperbildung nicht ankämpfen konnten.

Virusantigen findet sich nur in wenigen Tumorzellen. Ist es in den übrigen auch vorhanden? Hängt sein Fehlen vielleicht mit der

Unfähigkeit des Virus zusammen, einen vollen Entwicklungszyklus zu durchlaufen? Vieles an der Erkrankung der Wildkaninchen muß noch untersucht werden, um den Mechanismus der onkogenen Wirkung des Virus aufzuhellen.

Interessant sind zwei Herpesviren, die von HUNT und MELÉNDEZ und anderen bei gesunden Saimiri- und Atelesaffen aus den Nieren isoliert wurden. Sie erhielten die Bezeichnung der Affenart, bei der sie entdeckt wurden. In der Gewebskultur verhielten sich die Viren in üblicher Weise, aber bei Übertragung auf Marmosett-Affen erzeugten sie maligne Lymphome, in denen jedoch weder Viruspartikel noch Virusantigen nachzuweisen gelang. Als man jedoch Tumorzellen in die Kultur verbrachte, begannen die Viren wieder, sich zu vermehren. Bei ihren natürlichen Wirten erzeugen diese Viren allem Anschein nach keine Tumoren, aber sie werden leicht von einem Affen auf den anderen übertragen und führen so zur Bildung von Antikörpern.

Das Herpesvirus Saimiri ist, wie sich herausstellte, bei 5 Arten niederer Affen und bei weißen neuseeländischen Kaninchen onkogen. In einem der Versuche erzeugte es sogar bei einem Gibbon ein Lymphom. Das Spektrum der onkogenen Wirkung dieses Virus ist also ziemlich breit. Die natürlichen Wirte beider Affenviren sind für ihre onkogene Wirkung nicht empfänglich, dienen aber als natürliches Reservoir.

Noch eine Beobachtung ist wesentlich. Unerwartet stellte sich heraus, daß es auch bei Leukosen und Lymphomen von Meerschweinchen gelingt, ein Herpesvirus zu isolieren. Die Leukose der Meerschweinchen bringt man ebenso wie die anderer Nager mit einem RNS-haltigen Virus in Zusammenhang. In einer Kultur von Leukosezellen findet man jedoch regelmäßig ein Agens mit den Eigenschaften des EBV. Bei Übertragung auf gesunde Tiere erzeugt es keine Leukose, und seine „Beteiligung" an der Krankheitsentstehung ist ungeklärt. Diese Untersuchungen, die auf einen möglichen Zusammenhang zwischen RNS- und DNS-haltigen Viren hindeuten, verdienen jedoch zweifellos höchste Aufmerksamkeit.

Die DNS-haltigen Viren, die fähig sind, unter experimentellen Bedingungen normale Zellen in Tumorzellen zu verwandeln, unterscheiden sich also in nichts prinzipiell von den anderen Vertretern dieser Gruppe. Für gewöhnlich führen sie zu einem Infektionsprozeß, und es bedarf eines ganz besonderen Komplexes von Bedingungen, damit ihre onkogenen Eigenschaften sichtbar werden. Bei einigen Viren werden anscheinend ungeachtet ihrer weiten Verbreitung ihre onkogenen Eigenschaften außerhalb des Experimentes generell nicht sichtbar; andere erzeugen gutartige Tumoren

(Warzenviren, Yabavirus) und nur einige wenige, z. B. das Virus der MAREKschen Krankheit und wahrscheinlich auch das EBV auch bösartige.

Vor den Forschern steht die wichtige Aufgabe, die Faktoren zu ermitteln, die das Verhalten aller dieser Viren beeinflussen. Selbstverständlich muß man auch die Möglichkeit einer Wechselwirkung von DNS-haltigem Virus mit den überall verbreiteten RNS-haltigen tumorogenen Agenzien in Betracht ziehen, von denen wir im folgenden berichten werden.

Eine entscheidende Entdeckung

Die Viren des Sarkoms und der Leukose bei Hühnern und Mäusen, mit denen wir unseren Bericht über die onkogenen Viren begonnen haben, gehören zu den RNS-haltigen. Alle onkogenen RNS-haltigen Viren faßt man zur Gruppe der *Onkornaviren*[1] zusammen. Ihre Erbsubstanz unterscheidet sich wesentlich von der Zell-DNS. Nachdem bewiesen war, daß es bei einer Infektion mit DNS-haltigen onkogenen Agenzien zu einer Integration von Virus-DNS und Zell-DNS kommt und daß das ein wichtiges Moment der onkogenen Wirkung ist, ergab sich natürlich das Problem der Onkornaviren.

Eine Integration von Virus-RNS und Zell-DNS ist wenig wahrscheinlich. Aber ebenso schwer kann man sich vorstellen, daß jeder der beiden Typen onkogener Agenzien für die Transformation einen prinzipiell anderen Mechanismus verwendet. In welche Beziehung tritt aber das Onkornavirus mit dem Vererbungsapparat der Zelle? Lange Zeit blieb diese Frage für die Wissenschaftler ein Stein des Anstoßes.

Die ersten wichtigen Befunde, die den Schleier des Geheimnisses ein wenig lüfteten, gewann der junge amerikanische Wissenschaftler Howard TEMIN. In den 60er Jahren entdeckte er, daß sich das ROUSsche Virus in Gegenwart von Aktinomyzin D, einem Antibiotikum, nicht vermehrt. Das war unverständlich, da Aktinomyzin D nicht direkt auf die RNS wirkt und ihre Synthese auf der RNS-Matrize nicht behindert. Es unterdrückt lediglich die Synthese derjenigen RNS, die auf der DNS-Matrize gebildet wird. In-

---

[1] Wortbildung aus grch. onkos – Geschwulst und den Anfangsbuchstaben der engl. Wörter *r*ibo*n*ucleic *a*cid – Ribonukleinsäure.

fektiöse Viren, beispielsweise das der Poliomyelitis, vermehren sich in Gegenwart dieses Antibiotikums. Woran liegt das? Ist vielleicht an der Synthese des Vererbungsapparates des Rousschen Virus die DNS beteiligt?

Temin äußerte die Vermutung, daß bei der Bildung von Tochtermolekülen der RNS dieses Virus eine Zwischenphase der Informationsübertragung von der RNS auf die DNS eingeschaltet ist, d. h., daß die Synthese des Vererbungsapparates des Virus nach dem Schema Virus-RNS → Virus-DNS → Virus-RNS abläuft. Aktinomyzin D unterbricht diesen Prozeß in der Phase DNS → RNS und verhindert auf diese Weise die Virusvermehrung.

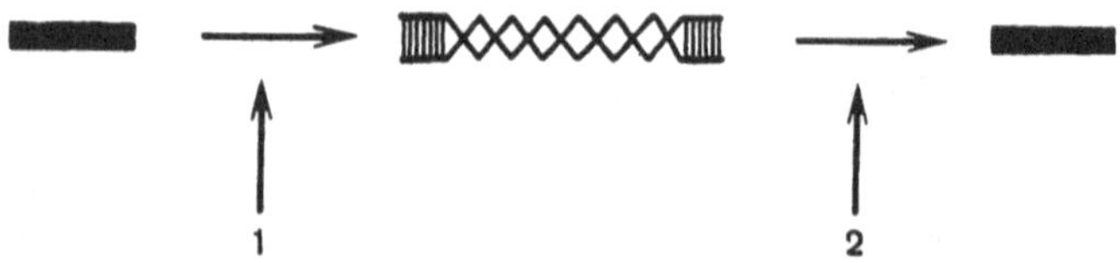

Der Einfluß von Substanzen, die die DNS-Synthese hemmen, und von Aktinomyzin D auf die Vermehrung des Rousschen *Virus*

Schwarze Rechtecke – Virus-RNS, im Zentrum – DNS-Provirus, in die Zell-DNS integriert. Die Pfeile zeigen, daß eine Substanz, die die DNS-Synthese in der Zelle hemmt (1), den Replikationsprozeß des Virus im Stadium RNS → DNS unterbricht, Aktinomyzin D (2) daaegen im Stadium DNS → RNS

Das war eine kühne Idee. Sie entsprach nicht dem, womit man es üblicherweise in der Molekularbiologie zu tun hat: Anstelle der üblichen Informationsübertragung von der DNS auf die RNS wurde hier das genaue Gegenteil angenommen.

Howard Temin untermauerte die Resultate, die er mit Aktinomyzin D gewonnen hatte, durch Versuche mit anderen Substanzen, die die Synthese aller DNS in der Zelle verhindern. Würden sie zusammen mit dem Rousschen Virus zugeführt, dann schützten sie ebenfalls vor der Infektion. Offensichtlich hängt ihre Schutzwirkung mit der Störung der Informationsübertragung von der Virus-RNS auf die DNS zusammen. Das stützte Temins Ansicht.

Dennoch ließen Temins Versuche auch eine andere Interpretation zu. Zur Bildung von Viruspartikeln in einer infizierten Zelle muß eine normale Zellteilung ablaufen. Stoffe, die die DNS-Synthese hemmen, verhindern das. Vielleicht vermehrt sich das Virus aus diesem Grunde nicht, nicht aber wegen der unterdrückten DNS-Synthese an der Matrize der Virus-RNS?

Temin ersann einen geistreichen Versuch, der zeigte, daß die DNS ein notwendiges Glied bei der Replikation der Virus-RNS ist. Dazu benutzte er die Kombination zweier Faktoren. Der eine von ihnen ist ein Serum, das ein spezifisches kompliziertes Eiweiß[1] enthält, das die Teilung stimuliert. In einer Kultur ohne Serum vermehrte sich das Virus nicht, aber man brauchte es nur hinzuzufügen, und schon begann die Zellteilung und

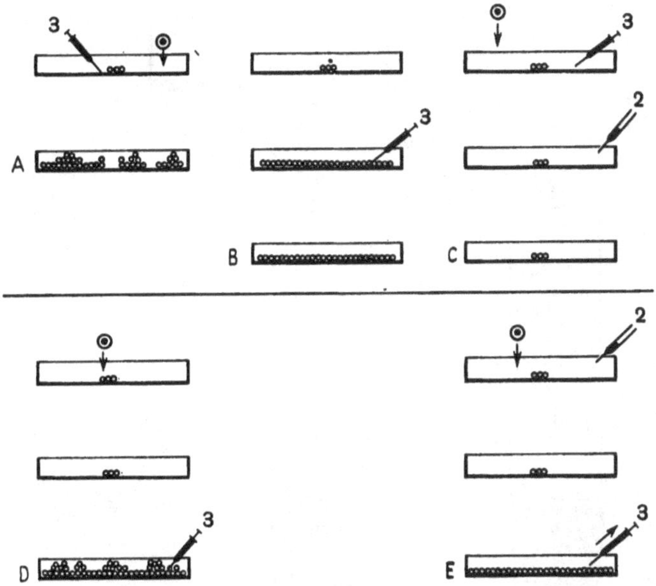

Beweis für die Beteiligung der DNS an der Replikation des Rousschen *Virus*

A – Zufuhr des Virus zu einer Kultur mit Serum, in der sich die Zellen teilen, führt zur Transformation; B – Zellen ohne Virus wachsen in einer Schicht; C – Wird eine solchen Kultur nach dem Virus eine Substanz zugefügt, die die DNS-Synthese hemmt, unterbleiben Teilung und Infektion der Zellen. Das bestätigen die Versuche D und E; D – Zufuhr des Virus zu einer serumfreien Kultur, in der die Zellen sich nicht teilen, führt zu keinen Zellveränderungen, aber die Zellen werden infiziert, so daß bei Zugabe von Serum Transformation und regellose Teilung beginnen; E – wird einer Kultur mit sich nicht teilenden Zellen zugleich mit dem Rousschen Virus eine die DNS-Synthese hemmende Substanz zugefügt, unterbleibt die Infektion der Zellen: Wird anschließend der Inhibitor (Pfeil) entfernt und Serum zugesetzt, dann beginnt eine normale Zellvermehrung. Zugabe des Virus – 1, des Inhibitors – 2, des Serums – 3 (nach Temin)

[1] Dieses Eiweiß ist ein Glykoproteid mit einem Molekulargewicht von 4000–5000.

die Bildung von Viruspartikeln. Fügte man nun einer serumfreien Kultur zusammen mit dem Rousschen Virus einen zweiten Faktor hinzu, nämlich eine Substanz, die die DNS-Synthese hemmt, dann wurden die Zellen nicht infiziert, obwohl sie uneingeschränkt lebensfähig blieben und beim Zufügen von Serum begannen, sich zu teilen.

Das Wesen der Sache lag also nicht in der unterbrochenen Teilung, sondern in der unterdrückten DNS-Synthese. Folglich ist für eine In-

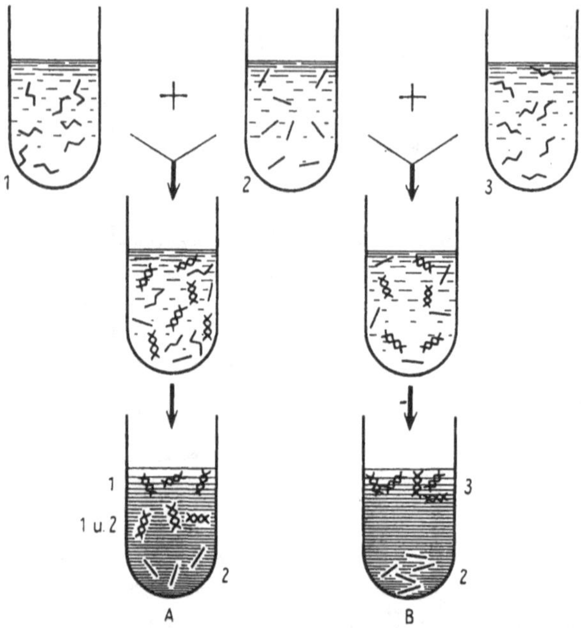

Schema eines Versuchs zur Hybridisierung von Nukleinsäuren

1 – dissoziierte DNS-Moleküle (auf der Matrize der Virus-RNS mit Hilfe von Revertase gewonnen), 2 – markierte virale mRNS, 3 – dissoziierte Moleküle nichtviraler DNS, A und B – Zentrifugieren im Dichtegradienten, A – in der Zone mittlerer Dichte finden sich Hybride, die markierte RNS-Moleküle enthalten; B – die gesamte Radioaktivität konzentriert sich in der RNS-Zone. Mit DNS aus einer anderen Quelle werden keine Hybride gebildet (nach TEMIN)

fektion die Bildung von DNS erforderlich, und sie ist auch das Zwischenprodukt für die Synthese von Virus-RNS.

Nach Howard TEMIN und J. BADER, die mit dem Rousschen Sarkomvirus gearbeitet hatten, erhielten die Virologen Marcel BALUDA und Debi NAYAK (aus Los Angeles) eine Hybride der

RNS des Virus der Hühnerleukose mit der DNS, die aus damit infizierten Zellen isoliert wurde. Derartige Hybridmoleküle (RNS-DNS) konnten sich nur bilden, wenn die DNS Neukleotidsequenzen aufwies, die zu der der Virus-RNS komplementär waren: oder, anders gesagt, wenn beide Nukleinsäuren dieselbe Erbinformation trugen. Jede von ihnen konnte durch Transkription von der anderen entstehen. Aber diese Befunde widersprachen ebenfalls den gängigen Vorstellungen, und so begegnete man ihnen mit Miß-

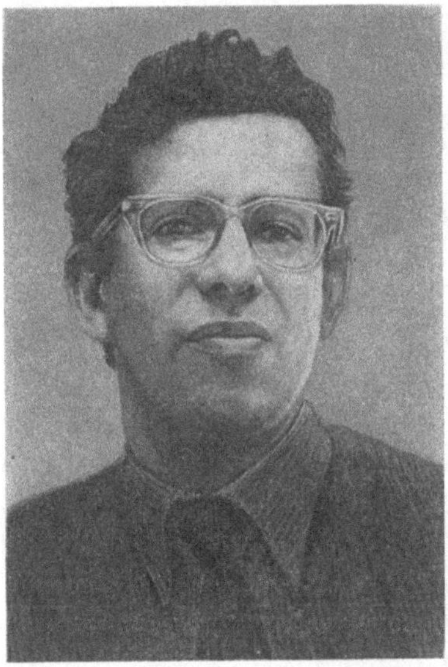

Howard TEMIN

trauen. Die DNS-Synthese an der Matrize der RNS kann nämlich nicht ohne ein spezifisches Ferment ablaufen. Ein derartiges Ferment kannte man aber zu jener Zeit nicht.

Die ganze Schwierigkeit lag in dem Ferment, das an der Zwischensynthese der DNS an der Matrize der Virus-RNS beteiligt sein mußte. TEMIN machte sich auf die Suche nach ihm. Zu dieser Arbeit zog er den gerade erst angekommenen japanischen Wissenschaftler Satoshi MIZUTANI hinzu. Gemeinsam sichteten sie die gesamte Literatur über Methoden des Fermentnachweises in Viruspartikeln. Schließlich entschieden sie sich für eine Methode. Beim ROUSschen Virus zerstörten sie die äußere Hülle, dann fügten sie markierte Abschnitte hinzu, die für den Bau des DNS-Moleküls notwendig sind. Wenn in dem Virus das gesuchte Ferment vorhanden ist, wird aus den Abschnitten in Analogie zur RNS auch DNS aufgebaut.

Und dann kam die spannungsgeladene Minute: Was wird der Teilchenzähler anzeigen? Die Wissenschaftler trauten kaum ihren Augen: Die neugebildete DNS war radioaktiv markiert. Damit war bewiesen, daß das Roussche Sarkomvirus ein Ferment enthält, das an der Bildung eines DNS-Stranges beteiligt ist, der zu ihrer RNS komplementär ist, oder, anders gesagt, ein Ferment, das die

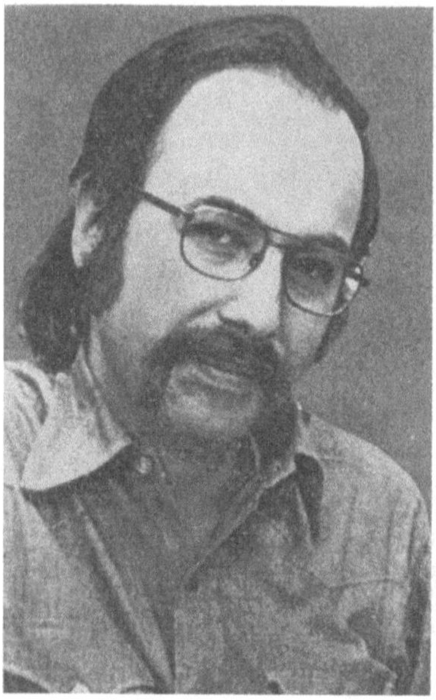

David Baltimore

Transkription der Information von der Virus-RNS auf die DNS ermöglicht. Die Wissenschaftler hatten einen Sieg errungen.

Sie beschlossen, dieses verblüffende Ergebnis selbst vor ihren engsten Freunden solange geheim zu halten, bis jedes Detail des Versuches immer und immer wieder überprüft war. „Wir wußten, daß jede Andeutung genügt hätte, und in ein paar Tagen hätte die ganze Welt von den Versuchen erfahren", sagte Temin. Im Mai 1970, auf dem 10. Internationalen Kongreß zur Krebsbekämpfung in Huston (USA) berichtete Temin von seiner Entdeckung.

Kaum war er wieder nach Wisconsin zurückgekehrt, da erreichte ihn ein telefonischer Anruf. David Baltimore aus Cambridge wollte seinem Kollegen eilends mitteilen, daß das Onkornavirus ein Ferment enthält, das DNS synthetisiert. „Ich weiß", sagte Temin, „aber woher haben Sie das erfahren?" – „Ich habe es entdeckt", antwortete Baltimore. „Sie haben das entdeckt?!", echote Temin, „das haben wir entdeckt."

Alsbald stellte sich heraus, daß Baltimore nichts von dem Bericht Temins auf dem Kongreß gehört hatte. Unabhängig voneinander hatten die Wissenschaftler dieselbe Entdeckung gemacht.

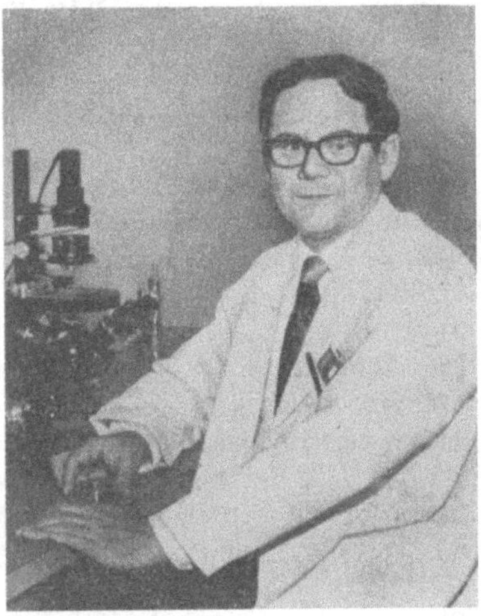

Marcel Baluda

1971 erschienen in der Juninummer der englischen Zeitschrift „Nature" die Arbeiten beider Wissenschaftler. Dabei betonte Baltimore jedoch die Priorität Temins: „Howards ganzes Leben war der Replikation von Tumorviren gewidmet. Ich bin auf diesem Gebiet Neuling."

Beide Wissenschaftler erhielten den Nobelpreis. Aber die Worte Baktimores werden auf den Seiten vieler Arbeiten über die Geschichte der Wissenschaft, über wissenschaftlichen Ruhm und Moral ihren Platz finden.

Baltimore führte seine Versuche am Modell des Leukosevirus der Maus durch. Die Entdeckung eines Ferments in diesem Virus, das die DNS-Bildung an der RNS-Matrize katalysiert, bestätigte indirekt die Folgerungen Baludas und Nayaks.

Nachdem die Wissenschaftler nun das für die Synthese von Virus-DNS erforderliche Ferment in den Händen hatten, konnten sie auch direkte Versuche anstellen, und sie machten sich auch sofort daran.

Wieder wurden Viruspartikel von der Hulle befreit und Abschnitte hinzugefugt, die für den Aufbau eines DNS-Moleküls erforderlich sind. Wenn man die Virus-RNS durch ein spezifisches Ferment, die *Ribonuklease* zerstörte, erfolgte keine DNS-Synthese. Dieser Versuch bestätigte, daß die Synthese an der Matrize der Virus-RNS nach folgendem Schema erfolgt: RNS $\xrightarrow[\text{Ferment}]{}$ DNS. Da die Richtung der Synthese der in der Zelle entgegengesetzt ist (DNS → RNS), bezeichnete man das neue Ferment als *Revertase.*

Innerhalb weniger Tage nach TEMINS Mitteilung in Huston fand der bekannte amerikanische Genetiker SPIEGELMAN Revertase bei acht Onkornaviren.

Was veranlaßte den Wissenschaftler diese ganze Arbeit in so phantastisch kurzer Zeit zu erledigen, und was half ihm dabei? SPIEGELMAN hatte sein ganzes Leben der Genetik der Mikroorganismen geweiht. Seine erste Arbeit, die er der amerikanischen Zeitschrift „Genetic" einreichte, erhielt er mit einem Brief des Redakteurs zurück: „Es ist wohlbekannt, daß Bakterien keinen Kern haben, und deshalb gibt es bei ihnen keine Genetik." Von den Bakterien zu den Hefen, von den Hefen zu den Phagen, von den Phagen zu den onkogenen Viren, das ist der Weg der genetischen Forschungen SPIEGELMANS. Sie brachten ihn auf den Gedanken, daß für die Replikation eines Onkornavirus ein besonderes Ferment erforderlich sei.

Er war in Huston beim Vortrag TEMINS anwesend. Sofort machte er sich auf die Suche nach der Revertase in anderen Onkornaviren, da er sich schon früher auf die Durchführung derartiger Untersuchungen vorbereitet hatte.

In der Folgezeit wurde das Ferment bei allen Vertretern dieser Gruppe gefunden, jedoch bei keinem einzigen infektiösen animalischen Virus. Eine Ausnahme bildeten in der ersten Zeit lediglich die Viren der progressiven Pneumonie bei Schafen sowie die Schaumviren der Affen und Katzen. Später wurde festgestellt, daß die beiden ersten fähig sind, Zellen in der Gewebskultur zu transformieren, so daß man bei ihnen onkogene Eigenschaften annehmen kann.

Die Schaumviren der Affen und Katzen, die man häufig in Zellkulturen findet, ließen sich mit keiner bestimmten Tierkrankheit in Verbindung bringen. Sie erzeugen auch keine Tumore oder Zelltransformationen. Jedoch ist die Frage, ob sie onkogene Aktivität aufweisen, von prinzipieller Bedeutung, da mit der Revertase die Vermehrung der Onkornaviren zusammenhängt.

Sehr wichtige Befunde erhoben Hidesaburo und Teruko HANAFUSA. Sie isolierten ein bezüglich der Revertase defektes Roussches Virus. Dieses defekte Virus war weder zur Vermehrung noch zur Zelltransformation fähig.

In der Folgezeit wurden weitere hinsichtlich dieses Ferments defekte Viren isoliert: des Mäusesarkoms und des malignen Lymphoms beim Hamster D9.

Vorher hatten H. und T. HANFUSA sowie H. RUBIN experimentell nachgewiesen, daß die Fähigkeit zur Transformation nicht an die Produktion eines reifen Virus geknüpft ist, da sie auch in dieser Hinsicht defekten Viren eigen ist. Sie warfen das Problem der Defektivität der Viren auf, das eine große Rolle für die Entwicklung der Vorstellungen über das Funktionieren des Virus in der Zelle und über die Virustransformation spielte.

Neue Ergebnisse bei der Untersuchung eines hinsichtlich der Revertase defekten Rousschen Sarkomvirus sprechen dafür, daß die Aktivität des Ferments eine unabdingbare Voraussetzung sowohl für die Replikation des Virus als auch für seine Fähigkeit ist, Zellen zu transformieren.

Die Revertase synthetisiert bereits im Frühstadium der Infektion auf der einsträngigen RNS des onkogenen Virus eine zweisträngige DNS. Diese DNS-Kopie ist für seine Vermehrung erforderlich.

Es wurde bereits gesagt, daß die Umwandlung einer normalen Zelle in eine maligne unter dem Einfluß eines DNS-haltigen onkogenen Virus als Resultat des Einbaues von Virus-DNS in das Zellgenom anzusehen ist. Früher schien ein solcher Mechanismus für das Onkornavirus unwahrscheinlich, und auch die Theorie der „Integration" zweier Genome als Grundlage der malignen Transformation versagte. Erst nach der Entdeckung der Revertase, die DNS auf der RNS-Matrize bildet, schien alles wieder in Ordnung zu sein.

Die Onkornaviren

Unter den onkogenen Viren nehmen die RNS-haltigen oder auch Onkornaviren einen besonderen Platz ein, da zu ihnen die Mehrzahl der Erreger von natürlichen Tumoren der Tiere gehört.

Nach der derzeitigen Klassifikation der Viren gehören sie zur Familie der *Retroviren*, die alle Viren umfaßt, die *Revertase* enthalten. Deshalb bezeichnet man sie in der Literatur häufig nach der Familie, zu der sie gehören, als „Retroviren". Innerhalb dieser Familie stellen sie eine Unterfamilie dar und werden ihrerseits in drei Gattungen unterteilt: „C", „B" und „D". Die letztere wurde erst vor relativ kurzer Zeit entdeckt und enthält ausschließlich Affenviren. Vertreter der Gattung „B" ist das Virus des Mammakarzinoms der Mäuse, und die Gattung „C" hat drei Untergattungen: Reptilienviren, Vogelviren und Säugerviren vom Typ C.

Nach der ersten Klassifikation, die auf den Franzosen Wilhelm BERNHARD zurückgeht und auf morphologischen Eigenschaften der Viruspartikel beruht, gab es die drei Virustypen „A", „B" und „C". Diese Nomenklatur fand in der Benennung der Gattungen der Onkornaviren ihren Niederschlag.

Was muß nun der Wissenschaftler von den Onkornaviren wissen, um entscheiden zu können, ob ein von ihm isoliertes oder untersuchtes Virus zu dieser Gruppe gehört?

In erster Linie, wie es aussieht, welche Form, Größe und Struktur es hat und wie die Bildung und Reifung der Partikel bei den drei Typen der Onkornaviren: C, B und D vor sich geht.

Alle Onkornaviren sind nach demselben Plan konstruiert. Es sind massive Partikel mit einer Größe von 80—140 nm, kugelförmig, wenn es sich um die Typen C und B handelt, und ellipsoid bei Partikeln vom Typ D.

Die Lage des Nukleoids ist bei den verschiedenen Typen unterschiedlich: Beim Typ C und D befindet sich das Nukleoid in der Mitte des Partikels, beim Typ B an der Peripherie.

Im Nukleokapsid der Partikel vom Typ C sind die Kapsomeren hexagonal zur Peripherie angeordnet. Symmetrie ist sichtbar, solange die reife Partikel die Zelle noch nicht verlassen hat. Die Onkornaviren aller Typen haben eine deutlich ausgeprägte Hülle. Auf der Oberfläche sitzen Auswüchse, die an Nägel erinnern, mit einem dünnen Fuß und einer Verdickung am Ende wie ein Nagelkopf. Diese Auswüchse sind beim Typ B am deutlichsten ausgeprägt, beim Typ C sind sie kürzer und beim Typ D kaum zu sehen, die Hülle sieht fast glatt aus.

Jedes konstituierende Element der Virionen der Onkornaviren ist eingehend untersucht worden, aber um ihren Typ unter dem Elektronenmikroskop zu bestimmen, haben Besonderheiten der Bildung und Reifung der Partikel nicht weniger Bedeutung.

Wie verläuft sie? Allen Typen ist die Beteiligung der Zellhülle an diesem Prozeß gemeinsam. Von ihr trennen sich nämlich die Viruspartikel durch „Knospung" ab. Dieser Prozeß ist eine charakteristische Eigenart der Onkornaviren. Die Zelle wird dabei nicht beschädigt, erkrankt nicht und geht nicht zugrunde.

In den Einzelheiten der Partikelbildung unterscheiden sich die verschiedenen Typen der Onkornaviren. Beim Typ C entwickelt sich das

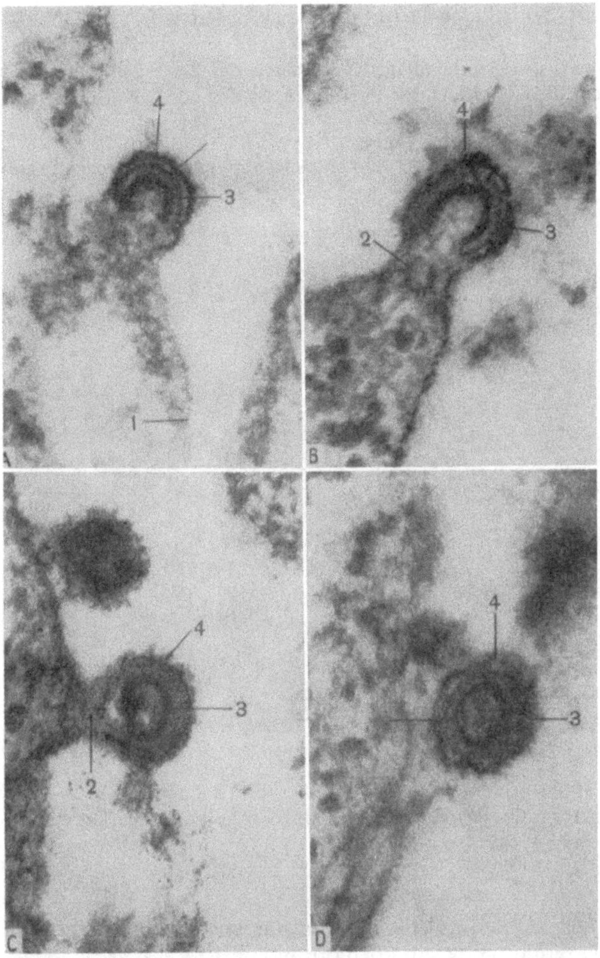

Entwicklungsstadien einer Viruspartikel auf der Zellhülle (Elektronenmikroskopische Aufnahme)

A – Bildung einer „Knospe" auf der Zellhülle, in der zwei Hüllen zu sehen sind, eine äußere und eine mittlere; B – Bildung eines Füßchens, auf dem sich die fast ausgebildete Partikel befindet; C – Verdünnung des Füßchens; D – Abknospung der Partikel von der Zellhülle
1 – Zellhülle, 2 – Füßchen, 3 – innere Hülle, 4 – äußere Virushülle; der Pfeil weist auf die Zwischenhülle der Viruspartikel (nach HARVEN und FRIEND)

Nukleoid auf der Zellhülle, wobei die Reifung der Partikel nach der Abtrennung erfolgt. Die reifen Partikel haben einen optisch dichten Kern. Beim Typ B wird das Nukleoid im Zytoplasma der Zelle gebildet. Eine charakteristische Besonderheit der Partikel A ist der hohle Kern, der wie eine Brezel aussieht.

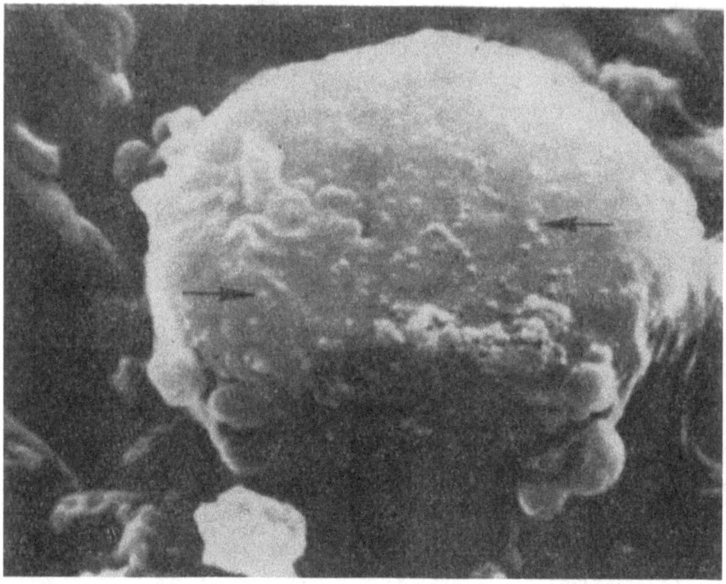

Virusknospen auf der Oberfläche einer Leukosezelle

Die Knospen (Pfeil) sind unregelmäßig über die Zelloberfläche verteilt (Elektronenmikroskopische Aufnahme. Vergrößerung 15000. Nach HARVEN, LAMPEN und SATO)

Wenn der Elektronenmikroskopiker die spezifischen Strukturen und die Entstehung der Onkornaviren kennt, kann er sie leicht von Viren anderer Gruppen unterscheiden.

Eine andere Besonderheit der Onkornaviren ist die Struktur ihres Vererbungsapparates. Er besteht aus zwei gleichen Subeinheiten von RNS und ist demzufolge diploid wie der der höheren Organismen. Bei allen übrigen Viren und selbst bei den komplizierter gebauten Bakterien ist das Genom haploid. Der biologische Sinn dieser Organisation des Genoms ist bisher unklar.

Eine Genomeinheit stellt einen langen RNS-Faden mit einem Sedimentationskoeffizienten von 35 S (Svedberg-Einheiten — d. Ü.) dar.

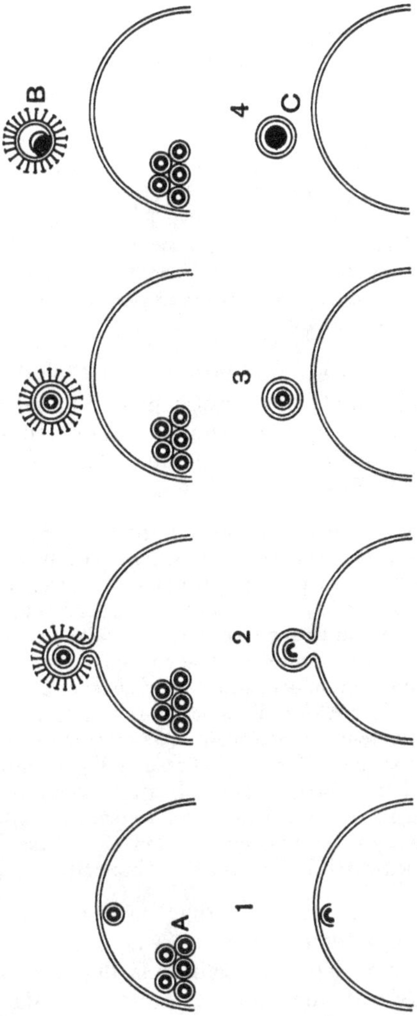

Schematische Darstellung der Reifung von Partikeln der Typen B und C

Es gibt noch eine wichtige Kenngröße, die die Onkornaviren von den anderen Viren unterscheidet, nämlich die Teilchendichte (sie liegt bei 1,16 g/ml).

Um Onkornaviren zu charakterisieren, benutzt man die Gesamtheit ihrer biochemischen und biophysikalischen Eigenschaften sowie die ihrer Antigenstruktur.

Die chemische Zusammensetzung der Onkornaviren der verschiedenen Typen ist in etwa dieselbe: 2–2,2% RNS, 60–65% Eiweiße (davon 5–7% Glykoproteide), 30–35% Lipide und 0,5–1,0% Kohlenhydrate. Die Wirtszellen, in denen die Vermehrung des Virus erfolgt, beeinflussen die chemische Zusammensetzung der Partikel: Bei der Knospung aus der Zellhülle gehen einige Zellsubstrate, Glykoproteide und Lipide, in das Virus über. Sie sind heterogen zur Virus-RNS.

Die Eiweiße der Onkornaviren sind hinsichtlich ihres Charakters (Proteine, Glykoproteide) und ihrer Antigenspezifik sehr unterschiedlich. Wenn ein Untersucher ein von ihm gefundenes Virus bestimmen will, sind die *gruppenspezifischen* und die *typenspezifischen* Antigene eine große Hilfe.

Alle Viren der Leukose und des Sarkoms von Vögeln, die zum Typ C gehören, haben beispielsweise ein gemeinsames Gruppenantigen. Wenn ein gefundenes Virus eben diese Gruppenspezifik aufweist, ist es zweifellos ein Onkornavirus der Vögel vom Typ C. Die Onkornaviren der Säuger vom Typ C haben zwei Hauptarten von Gruppenspezifik: *Klassenspezifik* und *Artspezifik*. Das klassenspezifische Antigen ist allen Onkornaviren der Säuger vom Typ C gemeinsam, unabhängig von der Artzugehörigkeit des natürlichen Wirtes. Die Viren der Mäuse, Ratten, Schweine, Katzen und Affen unterscheiden sich in diesem Antigen nicht. Das artspezifische Antigen ermöglicht, die Art des zu den Säugern gehörenden Wirtes des Virus zu bestimmen, da es bei Mäusen ein anderes ist als bei Katzen usw. An Hand des typenspezifischen Antigens kann man feststellen, mit welchem eigentlichen Virus vom Typ C der entsprechenden Tierart man es zu tun hat, ob es sich um ein bekanntes oder neues Virus handelt.

Der Nachweis des gruppenspezifischen Antigens weist selbst beim Fehlen infektiöser Viruspartikel immer auf eine Infektion mit einem onkogenen Virus hin. Ist im Organismus des Tieres keine Erbsubstanz des Virus vorhanden, dann fehlt auch das gruppenspezifische Antigen. Deshalb waren die Anstrengungen der Wissenschaftler darauf gerichtet, es nachzuweisen.

Um den Charakter des gruppenspezifischen Antigens zu bestimmen, braucht man spezifische Antikörper, und um die zu gewinnen, braucht man wiederum ein reines Antigenpräparat. Demzufolge konzentrierte sich alles darauf, bis schließlich im Labor des bekannten amerikanischen Wissenschaftlers Robert HUEBNER das reine gruppenspezifische Antigen isoliert wurde. Die Gewinnung von 1 g gruppenspezifischem Antigen kostete mehrere Millionen Dollar. „Das ist eine phantastisch teuere Arbeit“, bemerkte eine amerikanische Zeitschrift, aber es bot HUEBNER die Möglichkeit, ein Problem von prinzipieller Bedeutung zu lösen.

Der Hauptträger der Typenspezifik sind die Glykoproteide der Hülle der Onkornaviren.

Die typspezifischen Antigene der Onkornaviren der Vögel wurden in reiner Form von H. BAUER, H. TOSAWA und D. BOLOGNESI isoliert. Die zugehörigen Antikörper reagieren nicht mit den gruppenspezifischen Antigenen, haben aber die Fähigkeit, das Virus zu neutralisieren[1].

Einige onkogene Viren enthalten auch reine Zellantigene, die sie bei der Knospung aus der Zellhülle aufnehmen.

Die Kenntnis aller Besonderheiten der Antigenstruktur onkogener Viren ist von sehr großer Bedeutung: Darauf fußen zahlreiche Methoden ihres Nachweises und ihrer Identifizierung.

Unter den Eiweißen der Onkornaviren nehmen die Fermente eine besondere Stellung ein. Einige sind zellulären Ursprungs und gelangen bei der Entwicklung der Partikel in sie hinein. Diese Fermente befinden sich außerhalb des Nukleoids.

Wir haben bereits darauf hingewiesen, daß das charakteristischste Ferment der Onkornaviren die Revertase ist und ihre Anwesenheit in einer Zelle immer ein Indikator einer Infektion durch ein onkogenes Virus ist.

Das eröffnet der modernen Wissenschaft nahezu phantastische Möglichkeiten. Mit Hilfe der Revertase hat man Strukturgene unterschiedlichsten Ursprungs synthetisiert, sogar menschliche Gene!

Die große Bedeutung der Revertase veranlaßte die Wissenschaftler, dieses Ferment eingehend zu untersuchen. Es wurde in reiner Form aus dem Leukosevirus der Vögel isoliert. Es stellte sich heraus, daß das Ferment die DNS-Synthese auf Grund von RNS unterschiedlichen Ursprungs, aber bestimmter Größe gewährleistet. Als Schablone oder Matrize kann beispielsweise die RNS des Virus dienen, aus dem man das Ferment isolierte, aber auch die RNS aus einem Bakteriophagen, aus einer Kaninchen- oder sogar Menschenzelle. In allen Fällen gelingt es im Experiment, DNS zu synthetisieren, die eine Kopie der gewählten RNS ist.

---

[1] Bei den Onkornaviren gibt es auch andere Arten von Antigenen, auf die wir hier jedoch nicht eingehen wollen.

Das Virusgen, das die Revertase kodiert, wird als „pol" nach dem Wort Polymerase – bezeichnet.

Im Laufe der Untersuchungen des Ferments ergaben sich noch eine Reihe von Fragen, etwa die, ob die Revertase bei den verschiedenen onkogenen Viren einheitlich ist. Bisher ist uns dazu folgendes bekannt. Jede Art eines onkogenen Virus hat ein immunologisch unterschiedliches Ferment. Jedes Ferment stellt ein Eiweiß dar, das Antigeneigenschaften hat, an Immunreaktionen beteiligt ist und die Bildung von Antikörpern auslöst. Die Revertasen der Viren der kleinen Säuger (Maus, Ratte, Hamster, Katze) liefern immunologische Kreuzreaktionen, sind also verwandt. Aber wenn auch die Antikörper gegen das Virusferment einer Tierart mit den Virusfermenten anderer Arten reagieren, so beobachtet man dennoch keine vollständige Inaktivierung. Das weist auf eine gewisse Artspezifik der Revertase hin. Die onkogenen Viren der kleinen Säuger haben also verwandte, aber voneinander verschiedene Fermente.

Die Revertase weist also Art- und Gruppenspezifik auf. Die Revertase der Viren vom Typ C reagiert nicht mit dem Ferment von Viren der Typen B und D.

Eine andere Frage ist die, wie das Ferment wirkt. Die Revertase bewirkt die DNS-Synthese, wobei als Matrize die Virus-RNS dient, so daß die gebildete DNS gewissermaßen eine Kopie ihrer RNS ist.

Im Genom eines beliebigen Onkornavirus findet man außer dem Gen „pol" auch noch die Gene „gag"[1] und „env"[2].

Das Gen „gag" kodiert die inneren Struktureiweiße des Virions.

Das Gen „env" kodiert die Hülleiweiße der Viruspartikel. Zunächst kodiert jedes dieser drei Gene ein großes Eiweißmolekül, das im Prozeß der Reifung in kleinere aufgespalten wird. Das Molekulargewicht und die Antigeneigenschaften dieser Eiweiße sind charakteristisch für die Onkornaviren der Vögel und Säuger.

Die Virusgene „gag", „pol" und „env" bewirken im Ergebnis der Transkription und Translation die Synthese virusspezifischer Produkte. In Zellen, die die Virusvermehrung zulassen, wird die Information von allen diesen Genen transkribiert. Dadurch entsteht eine neue Generation von Viruspartikeln.

Um die Zelle zu transformieren, muß das Virusgenom noch ein weiteres Gen enthalten, das Gen „onc", wie es ursprünglich von

---

[1] Zusammensetzung aus g – gruppenspezifisch und ag – Antigen.
[2] engl. envelope – Umhüllung.

Peter DUESBERG nach dem Wort „oncos“ = Geschwulst benannt wurde. Die Funktion dieses Gens ist ein notwendiges Moment der Zelltransformation durch das Virus.

Aussehen, Struktur, chemische Zusammensetzung, Fermente, Antigene, Besonderheiten der Replikation und der Reifung der Partikel, alles das machte man sich bei der Suche nach neuen Onkornaviren dienstbar.

Die Infektion durch das Onkornavirus

Welche Faktoren beeinflussen die Infektion einer Zelle durch ein Onkornavirus? Ob es zu einer Infektion kommt oder nicht, das hängt von Besonderheiten der Zelle ab, vom Stadium ihrer *Differenzierung* (reif oder unreif) und vom Vorhandensein von Rezeptoren für die Ankoppelung des Virus. Die Empfindlichkeit der Zelle für das Virus wird durch die Zellgene bestimmt. Nur wenn eine Reihe von Bedingungen zusammentrifft, infiziert das onkogene Agens die Zelle.

Und wie läuft die Infektion durch ein Onkornavirus ab?

Zunächst wird es an der Zelle adsorbiert. Bei diesem Prozeß spielen die Eiweiße der Virushülle und die Rezeptoren der Zelle die Hauptrolle. Bei Zellen, die die entsprechenden Rezeptoren nicht aufweisen, kommt es zu keiner Infektion. Bei suszeptiblen Zellen durchdringt das adsorbierte Virus die Zellmembran, wirft seine Eiweißhülle ab und schafft damit die Voraussetzung für das Funktionieren der im Kern der Viruspartikel befindlichen Fermente. Die Virus-RNS gelangt in den Zellkern. Fast alle anderen RNS-haltigen Viren verbleiben im Zytoplasma.

An der RNS-Matrize erfolgt unter Beteiligung der Revertase die Synthese einer zweisträngigen DNS, die als *DNS-Provirus* bezeichnet wird.

Die Existenz eines Provirus findet man nur bei den Onkornaviren, für deren Vermehrung eine DNS-Zwischenphase erforderlich ist. Alle übrigen, einsträngige RNS enthaltenden infektiösen Agenzien synthetisieren ihre RNS über die Zwischenphase einer zweisträngigen RNS. In Zellen, die durch onkogene Viren infiziert sind, gibt es allem Anschein nach keine zweisträngige RNS.

In Hühnerzellen, die durch das Roussche Sarkomvirus transformiert wurden, erfolgt die Vermehrung des Virus unter Bedingungen, die die Bildung zweisträngiger RNS unter Beteiligung eines DNS-Provirus als

Zwischenglied verhindern. Der Weg der Replikation der RNS ist also folgender: Virus-RNS → DNS-Provirus → RNS. Das Ausgangsprodukt bei der Synthese des DNS-Provirus ist ein Hybridmolekül aus RNS und DNS.

Das gebildete DNS-Provirus ist dem Virusgenom äquivalent. Deshalb ist auch das Endprodukt, die Virus-RNS, streng spezifisch.

Das DNS-Provirus wird in die Zell-DNS eingebaut.[1] An diesem Prozeß sind ebenfalls Fermente beteiligt, insbesondere die Ligase, die die Moleküle der Virus-DNS in die entsprechenden Abschnitte des Zellchromosoms gewissermaßen „einnäht".

Die Zellteilung ist wesentlich für den Ablauf des Geschehens. Nach dem Übergang der neu synthetisierten Moleküle der Virus-RNS ins Zytoplasma beginnt an den Ribosomen die Synthese der Viruseiweiße. Der Zellmechanismus macht dabei wesentliche Veränderungen durch. Die Zellfermente, die Polymerasen, wirken auch auf das Virus und transkribieren die Virusinformation. Andere Zellfermente sind an der Bildung von Glykoproteiden für die Virushülle beteiligt, indem sie Kohlenhydrate an die Viruseiweiße anlagern. Dieser Prozeß geht mit einer Veränderung der Zellmembran einher, an der die Viruspartikel gebildet werden.

Wenn das Virus in die Zellen eines heterologen, resistenten Organismus gelangt, werden seine RNS und seine Eiweiße in so unbedeutender Menge synthetisiert, daß fast oder überhaupt keine Viruspartikel gebildet werden.

Zellen, die unter dem Einfluß virusspezifischer Eiweiße verändert worden sind, werden zu Tumorzellen, unabhängig davon, ob sich in ihnen Viruspartikel bilden oder nicht. Anscheinend ist an der tumorösen Transformation der Zelle ein besonderes Virusprodukt beteiligt, ein transformierendes Eiweiß. Das DNS-Provirus kann sich lange in der infizierten Zelle befinden, ohne dieses Produkt zu bilden, ohne die Zelle zu schädigen und ohne daß seine Anwesenheit sichtbar wird. Wenn es aber auch latent ist, so birgt es doch alle Möglichkeiten, um unter den entsprechenden Bedingungen aktiviert zu werden, die Bildung von RNS auszulösen, sich in ein „neues Gewand" zu hüllen, wie es für die Reifung der Partikel erforderlich ist, oder die Zelle grundlegend zu verändern und sie in eine Tumorzelle zu verwandeln.

---

[1] Viele Besonderheiten des Integrationsprozesses sind heutzutage in allen Einzelheiten geklärt.

Das sind die derzeitigen Vorstellungen vom Verlauf einer Infektion durch ein Onkornavirus. Ihre Schwachstelle war lange Zeit das Fehlen direkter Beweise für die Existenz des DNS-Provirus. Sie wurden im Jahre 1972 erstmalig von den tschechischen Wissenschaftlern M. HILL und J. HILLOVA geliefert. Aus Rattenzellen, die durch das ROUSsche Sarkomvirus (Prager Stamm) transformiert waren, isolierten sie die DNS und wiesen nach, daß sie die Fähigkeit hatte, Hühnerzellen zu transformieren, Das wichtigste war jedoch, daß in diesen Zellen Virusnachkommen mit den Eigenschaften des Prager Stammes erschienen. In dem Präparat der durch DNS transformierten Zelle war also tatsächlich das DNS-Provirus enthalten.

Analoge Ergebnisse wurden mit Hilfe derselben Methode von einer anderen Forschungsgruppe unter Leitung von Jan SVOBODA gewonnen. Bestätigt wurden diese Ergebnisse auch durch Arbeiten der Franzosen P. VIGIER und L. MONTAGNIER, Fanny LACOUR und ihrer Mitarbeiter sowie später auch noch durch andere. Das Los des DNS-Provirus hatte sich entschieden: Es hatte seine Existenzberechtigung erhalten.

Wie breiten sich die Onkornaviren in der Natur aus?

Jedes Virus wahrt seine Existenz in der Natur dadurch, daß es von einem Organismus auf den anderen übergeht. Es versteht sich von selbst, daß die Wissenschaftler viel Mühe aufwendeten, um zu klären, wie sich die Onkornaviren ausbreiten, unter denen sich die Erreger natürlicher Tiertumoren befinden. Die überwiegende Mehrzahl viraler Erreger akuter Infektionskrankheiten werden „horizontal", durch Kontakt übertragen.

Die Onkornaviren sind sehr weit verbreitet, aber nur einige von ihnen werden durch Kontakt übertragen, beispielsweise das das Virus der Leukose bei Katzen.

Unter Laborbedingungen gelingt es oft nur bei ganz jungen Tieren, sie mit einem Onkornavirus zu infizieren. Später geht ihre Empfänglichkeit stark zurück. Vögel und insbesondere Mäuse sind für die meisten Onkorvaviren nur in den ersten Lebensstunden und -tagen empfänglich.

Für Onkornaviren ist ein anderer Übertragungsweg wesentlich charakteristischer, den Ludwig GROSS mit leichter Hand als „vertikal" bezeichnete.

„*Vertikal*" bedeutet Weitergabe des Virus von einer Generation auf die nächste. Dieser Übertragungsweg wurde beim Erreger der Seidenraupenkrankheit, der Tabakmosaikkrankheit sowie einiger anderer Pflanzenkrankheiten und bei Bakteriophagen beschrieben. Das letztere Beispiel kommt der Situation bei den onkogenen Viren am nächsten. „Das ist keine Vererbung", so formulierte GROSS seinen Standpunkt, „die vertikale Übertragung ist eine Form der Infektion." Diesen Weg zu verfolgen, ist nicht ganz einfach. Man muß eine Reihe von Generationen beobachten. Der Erreger befindet sich lange Zeit im Organismus, ohne in Erscheinung zu treten, ohne irgendwelche Krankheitssymptome zu erzeugen. Wenn er auf die Nachkommen übergeht, kann er auch hier den Augen des Forschers verborgen bleiben. Nur besondere Bedingungen oder Einflüsse versetzen ihn in Aktivität. Für den Wirt des Virus droht dann die Entwicklung eines Tumors und der Tod. Für gewöhnlich gelingt es aber dem Virus zu dieser Zeit die Nachkommenschaft über die Muttermilch und über die Geschlechtszellen bei den Säugern oder über das Ei bei den Vögeln zu infizieren.

Die „vertikale" Übertragung erklärte die fehlende Kontagiosität der Tumoren und den Einfluß zahlreicher Faktoren des äußeren und sogar des inneren Milieus des Organismus auf ihre Entstehung. Infektion mit einem onkogenen Virus ist durchaus nicht gleichbedeutend mit Erkrankung. Viren können lange Zeit in Ruhe und Frieden mit dem Organismus leben bzw. „koexistieren". Eben das bot ihnen die Möglichkeit, sich innerhalb der Wirbeltiere so weit zu verbreiten.

Die späteren Untersuchungen der onkogenen Viren trugen viel Neues zu diesen von GROSS entwickelten Vorstellungen über ihre Beziehungen zu ihrem Wirt bei.

G. TODARO analysierte die Angaben über die Ausbreitungswege der Onkornaviren in der Natur. Er stellte die Hypothese auf, es bestehe ein prinzipieller Unterschied zwischen Agenzien, die „horizontal" und solchen, die „vertikal" übertragen werden. Die ersteren ordnete er der Gruppe der infektiösen Exoviren zu, die letzteren den *Endoviren,* wobei er zu diesen nur diejenigen Viren rechnete, die über die Geschlechtszellen übertragen werden. Dieser „genetische Typ" der vertikalen Übertragung ist dadurch bedingt, daß die Infektion in gleichem Maße durch das Weibchen wie durch das Männchen erfolgt. Sie unterscheidet sich prinzipiell von der vertikalen Übertragung des Virus über die mütterliche Linie beim Säugen, über die Plazenta, beim Passieren der Geburtswege usw.

Die Existenz des genetischen Typs der vertikalen Übertragung der Onkornaviren wird von TODARO mit zahlreichen Fakten belegt.

Die Endo-Onkornaviren befinden sich im Genom sämtlicher Körper- und Geschlechtszellen aller entsprechenden Wirtstiere. Sie unterliegen in mehr oder minder starkem Maße der zellulären Kontrolle und befinden sich üblicherweise im Latenzzustand. Diese Viren bedingen die Resistenz gegen eine Neuinfektion durch ein homologes Virus.

Wie aber sind die Endoviren entstanden?

Eine der möglichen (von TODARO vorgeschlagenen) Antworten ist: Infektion durch ein Exovirus mit nachfolgender evolutionärer Fixierung im Vererbungsapparat des Wirtes.

Bekannt sind Endo-Onkornaviren des Geflügels, die bei allen untersuchten Arten gefunden wurden, einschließlich der roten Malaienhühner, die als Vorfahren der Haushühner gelten. Als weiteres Beispiel einer evolutionären Fixierung der Erbinformation eines Onkornavirus kann das Pavianvirus M 7 gelten. Man findet es bei allen Affenarten der Alten Welt, jedoch ist es bei ihnen nicht überall in gleichem Ausmaße vertreten. Das Virus M 7 ist ein natürliches Virus der Certopithecus-Paviane. Je ferner die Verwandtschaft einer anderen Affenart der Alten Welt von dieser Art ist, in um so schwächerem Grade ist in ihrem Genom das Endovirus M 7 vertreten. Endoviren verursachen normalerweise keinerlei Schaden.

Kehren wir aber zur Verbreitung der Onkornaviren unter natürlichen Bedingungen zurück.

Können animalische Onkornaviren den Menschen infizieren? Sind sie für den Menschen gefährlich?

Diese Frage mußte die Wissenschaftler bewegen. In erster Linie galt es zu klären, ob sich diese Viren in Menschenzellen vermehren.

Unsere gemeinsam mit D. M. LEWINA durchgeführten Versuche ergaben, daß sich eines der Leukoseviren der Vögel in embryonalen und amniotischen Zellen des Menschen vermehrt, freilich keine Transformation bewirkt. Versuche von L. A. SILBER und W. J. SCHEWLJAGIN in unserem Lande, STENKVIST und PONTEN in Schweden, SILBERBAUM und FEBVRE in Frankreich, JENSEN u. a. in den USA ergaben, daß das ROUSsche Hühnervirus in der Gewebskultur menschliche Zellen transformiert. Da zahlreiche Virusvakzinen (Grippe, Masern, Gelbfieber u. a.) auf Hühnerembryonen oder -kulturen hergestellt werden, war natürlich die Resonanz auf die Versuche mit dem ROUSschen Virus sehr groß. In vielen

Laboratorien begann man, die Geimpften zu überprüfen: Man suchte in ihrem Blut Antikörper gegen das Roussche Hühnervirus.

Die sowjetischen Wissenschaftler A. T. Krawtschenko, A. D. Altschtein, J. A. Stschekotschichina und andere untersuchten eine Gruppe von Personen, die mehrfach Grippe-Lebendvakzine erhalten hatten. Die Möglichkeit einer Gefährdung bestätigte sich nicht. Bei reichlich 100 Kindern und Erwachsenen, die gegen Gelbfieber geimpft worden waren, fanden sich ebenfalls keine Antikörper gegen das Hühnervirus. Negative Resultate lieferten auch Untersuchungen von Kindern nach der Impfung mit Masern-Lebendvakzine, die aus Hühnerembryonen hergestellt worden war. Antikörper gegen die onkogenen Hühnerviren fanden sich auch weder bei Laborkräften, die ständig mit diesen Viren Kontakt hatten (P. Sarma u. a.), noch bei den Beschäftigten zweier Geflügelkombinate im Bezirk Leningrad (N. I. Lestschinskaja u. a.).

Nur H. Morgan fand bei den Einwohnern von Mozambique und Tanganjika in Afrika in Einzelfällen Antikörper gegen das Hühnervirus.

Das Problem einer möglichen Infektion des Menschen durch ein onkogenes Onkornavirus animalischen Ursprungs wird in allen Ländern der Erde weiterverfolgt.

Hier haben wir es mit einem jener Fälle zu tun, bei denen die negativen Resultate die positiven sind. Es ist nicht sonderlich angenehm, annehmen zu müssen, daß Tiere den Menschen mit Krebs „bedenken“ können.

Das Helfer-Virus

Es kommt vor, daß sich in Tumoren, die offensichtlich durch ein Sarkomvirus erzeugt wurden, keine Viruspartikel nachweisen lassen. Erstmals wurden solche „virusfreien“ Tumoren bei Hühnern mit Roussarkom gefunden. Sie ließen sich nicht durch Filtrate überimpfen (weshalb man sie, wie bereits gesagt, als „nichtfiltrierbar“ bezeichnete). Im Experiment entwickelten sich derartige Tumoren bei Hühnern nach der Injektion von sehr kleinen Dosen des Rousschen Virus. Es tauchte die Vermutung auf, der Tumor könnte in diesem Falle unvollständige oder defekte Viren enthalten, die sich nicht vermehren können, weil sie außerstande sind, für die Nachkommen die Hüllen zu erzeugen.

Verschiedene Stämme desselben Virus können sich in dieser Hinsicht unterscheiden. Das hängt mit ihren Erbeigentümlichkeiten zusammen. Beispielsweise ist der Stamm Karr-Silber des Rousschen Sarkomvirus vollwertig, der Stamm Briana dagegen

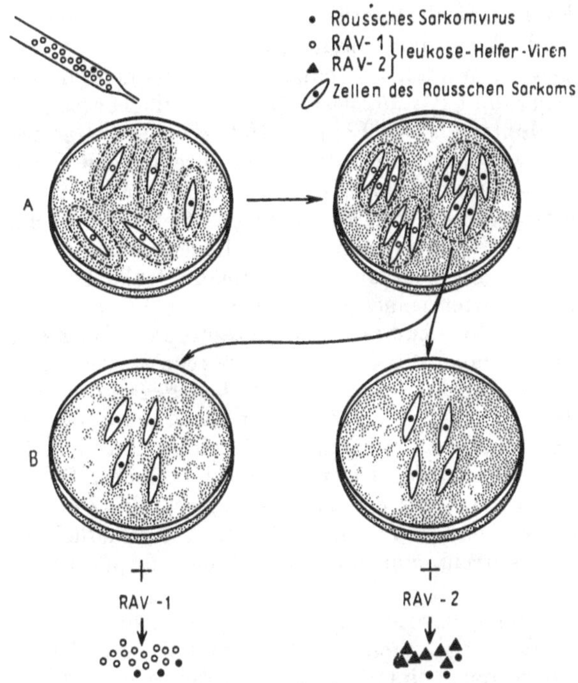

Der Einfluß eines Helfer-Virus auf die Vermehrung des Rousschen *Virus*

A – Petrischalen mit sich teilenden Zellen; die Zellen mit einem schwarzen Punkt in der Mitte sind mit dem Rousschen Virus infiziert und teilen sich besonders schnell.

B – Zellen eines Rousschen Sarkoms, die keine Viren produzieren. Fügt man Helfer-Viren hinzu, RAV-1 und RAV-2, dann beginnt die Produktion von Partikeln des Rousschen Sarkomvirus (nach Luria und Darnell)

unfähig, die Synthese der Hülleneiweiße des Virus in genügendem Maß zu steuern und infektiöse Nachkommen zu produzieren.

In einigen Fällen fand man in den Zellen außer dem Sarkomvirus auch noch ein anderes, das diese Funktion für das Sarkomvirus übernahm. Man bezeichnete es als *Helfer-Virus.* Es entpuppte sich als das Leukosevirus der Hühner. Wie sich herausstellte, können alle Leukoseviren der Vögel als Helfer-Virus fungieren. Man braucht sie lediglich dem „nichtfiltrierbaren" Hühnersarkom zuzufügen, und schon beginnt die Bildung von Partikeln des Sarkomvirus. Dann läßt sich der Tumor auch durch das Filtrat überimpfen. Daraus folgt, daß im Vererbungsapparat des Sarkomvirus die Gene fehlen können, die die Synthese der Hülleneiweiße steuern. Dabei kommen dann die Leukoseviren zu Hilfe.

Wie bereits gesagt, werden die einzelnen Komponenten des Virus in der Zelle getrennt synthetisiert, und die Partikel entstehen erst durch ihre „Montage". Das Leukose-Helfer-Virus leistet die „Vorfertigung" einer großen Menge von Hülleneiweißen des Virus, die das Sarkomvirus dann für seine Zwecke verwendet. Seine Nukleinsäure vereinigt sich mit den Eiweißen des Helfers, und die reifen infektiösen Partikel knospen aus der Zellmembran.

Das Helfer-Virus kann aber auch eine andere Rolle spielen. Je nach den Eigenschaften seiner Hülle wird jedes Virus an bestimmten Stellen der Zellmembran, den Rezeptoren, adsorbiert. Das Helfer-Virus und das mit dessen Eiweißen ausgestattete Sarkomvirus streben bei der Infektion auf dieselben Rezeptoren zu. Infiziert man daher zunächst die Zelle mit dem Leukosevirus, dann kann das Sarkomvirus bei nachfolgender Injektion nicht in die Zelle gelangen, da es keine freien Rezeptoren findet. Dieses Phänomen, bei dem ein Virus ein anderes hindert, die Zelle zu infizieren, bezeichnet man als *Interferenz*[57]. Selbstverständlich ist eine derartige Konkurrenz nur zwischen Viren mit ähnlichen Hüllen möglich.

Eingehendere Untersuchungen ergaben beispielsweise, daß sich alle Leukoseviren der Vögel nach dem Charakter ihrer Hülleneiweiße in fünf Untergruppen einteilen lassen. Vertreter jeder dieser Gruppen können als Helfer-Virus fungieren. Das Sarkomvirus interferiert mit jedem beliebigen Leukosevirus, das ihm bei der Synthese der Hülle „zuarbeitet". Die künftige Infektion wird also durch das Virus bestimmt, das als erstes in die Zelle gelangte.

Die Lehre von den Helfer-Viren wurde an der Columbia-Universität von Harry Rubin und Peter Vogt sowie von Hidesaburo und Teruko Hanafusa initiiert und dann von vielen anderen Forschern weitergeführt. Heute benutzt man das Phänomen der Interferenz in großem Maßstabe, um in Zellen Leukoseagenzien nachzuweisen. Das ist einer der Wege auf der Suche nach den onkogenen Viren des Menschen.

---

[1] engl. interfere — behindern, miteinander in Kollision geraten.

Es erwies sich, daß die Untersuchung der Helfer-Viren in engem Zusammenhang mit einem anderen wichtigen Problem steht.

Wir hatten oben bereits davon berichtet, daß in zwei sowjetischen Laboratorien, die von L. A. SILBER bzw. G. J. SWET-

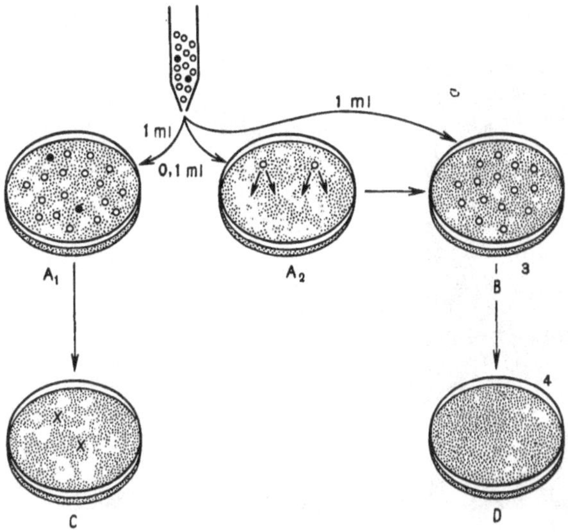

Nachweis eines Helfer-Virus

Ein Virusgemisch wird in zwei Mengen 1,0 ml (A_1) und 0,1 ml (A_2) in zwei Petrischalen eingebracht. In der Schale A_1 gelangen beide Viren, und es kommt unter der Einwirkung des ROUSschen Virus zur Zelltransformation (durch Kreuze bezeichnet). In die Schale A_2 gelangte nur das Helfer-Virus RAV. Es bewirkt selbst keine Zelltransformation, daher verändert sich die Kultur äußerlich nicht, jedoch sind die Zellen gegen eine Infektion durch das ROUSsche Virus immun geworden. Durch diese Eigenschaft läßt sich das Vorliegen einer Infektion durch das Helfer-Virus nachweisen. Fügt man einer solchen Kultur eine große Menge Virusgemisch zu, so daß auch das ROUSsche Virus hineingelangt (Schale B), dann kommt es nicht zur Transformation, da die vorausgegangene Infektion der Zellen durch das Helfer-Virus die Infektion durch das ROUSsche Virus verhindert (nach LURIA und DARNELL)

MOLDAWSKI geleitet wurden, eine Entdeckung von großer Tragweite gelang: Man hatte die Fähigkeit des Sarkomvirus der Hühner entdeckt, auch Ratten zu schädigen. Früher hatte man angenommen, daß das ROUSsche Virus nur bei Vögeln Tumoren erzeugt. Die Entdeckung der sowjetischen Wissenschaftler warf die alten

Vorstellungen einer engen Artspezifik der onkogenen Viren über den Haufen.

Ratten waren jedoch gegen das Virus wesentlich unempfindlicher als Hühner, und die Versuche gelangen nur, wenn man das virale Material entweder Rattenembryonen oder neugeborenen Ratten innerhalb der ersten 48 Stunden einimpfte. Später ging die

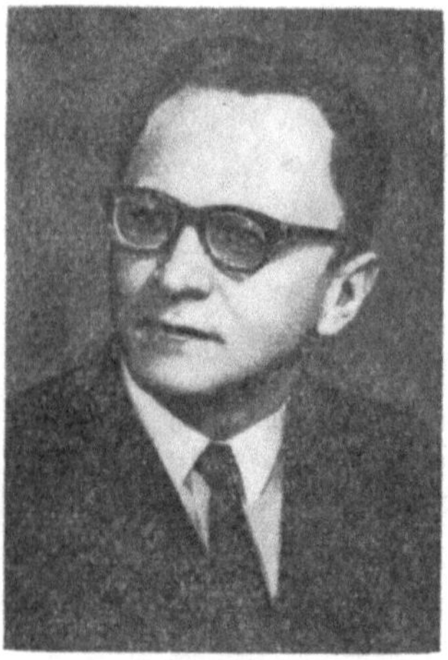

Georgi Jakowlewitsch SWET-MOLDAWSKI

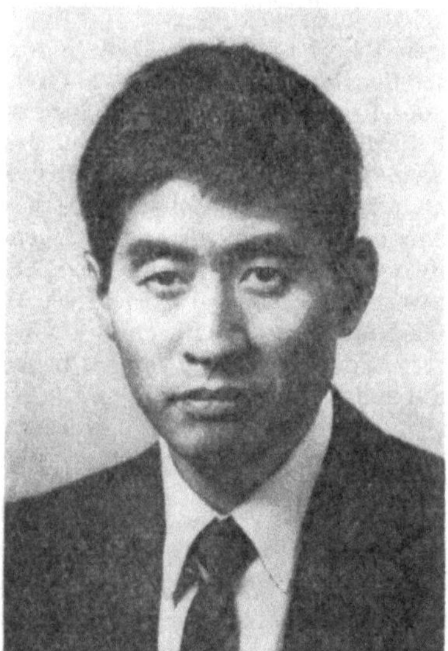

Hidesaburo HANAFUSA

Empfindlichkeit der Tiere für das Virus stark zurück. Und auch nicht alle Stämme der Hühnerviren erzeugten Tumoren.

Das beschriebene Phänomen fesselte das Interesse der Wissenschaftler.

Man machte sich daran, das onkogene Hühnervirus an verschiedenen Tieren zu erproben. Wie sich zeigte, erzeugt es nicht nur bei Ratten Tumoren, sondern auch bei anderen Nagern: bei Mäusen, Hamstern, Meerschweinchen und Kaninchen, sogar bei Hunden und selbst bei Affen. Mehr noch, es erwies sich sogar bei Reptilien als onkogen. In der Gewebskultur transformierte das Roussche Sarkomvirus Zellen von Nagern, von Affen und ... vom Menschen! Das waren sensationelle Befunde. Das Spektrum der Wirte des onkogenen Hühnervirus erstreckte sich über drei Tierklassen: Vögel, Säuger und Reptilien![1]

Es ergab sich die Frage, wovon der Kreis der Wirte eines Virus abhängt: von seinen Erbanlagen oder von seinen Hülleneigenschaften. Auch zur Lösung dieser Frage erwiesen sich die Helfer-Viren als geeignet.

Nach kurzer Zeit war klar, daß die Fähigkeit des Virus, eine bestimmte Tierart zu schädigen, ausschließlich von den Eigenschaften der Virushülle abhängt, die die Frühstadien der Infektion bestimmt, die Adsorption und das Eindringen in die Zelle. Es genügte, vermittels eines Helfer-Virus die Hülle zu verändern, beispielsweise beim Rousschen Virus – und das gelang den Wissenschaftlern –, dann änderten sich seine Eigenschaften. Dadurch daß die Leukose-Helfer-Viren das Sarkomvirus mit Eiweißen für den Aufbau der Hülle versorgten, bestimmten sie auch den Kreis der Wirte. Um die Artbarriere zu überwinden, ist es also auch für ein Virus nützlich, einen Helfer zu haben.

Einiges über die Onkornaviren der Vögel und Nager

In Tumoren, die bei Säugern durch das Roussche Virus des Hühnersarkoms erzeugt wurden, läßt sich das Virus nicht nachweisen. Die Tumoren lassen sich nicht durch zellfreies Filtrat überimpfen. Transplantiert man aber Zellen eines solchen Tumors auf den

[1] Wertvolle Beiträge zur Fähigkeit onkogener Viren, Tiere anderer Arten zu schädigen, leisteten in Schweden Ahlström und Jonsson, in der Tschechoslowakei Altaner und Svec u. v. a.

natürlichen Wirt, das Huhn, dann entwickelt sich ein Tumor, in dem wiederum Viruspartikel auftauchen, und der Tumor läßt sich durch Filtrat auf andere Hühner überimpfen.

In Zellkulturen, die durch das Roussche Virus transformiert wurden und von Säugern stammen, finden sich ebenfalls keine Viruspartikel, jedoch läßt sich ihre Erbsubstanz leicht durch Verschmelzung mit für das Virus empfindlichen Hühnerzellen nachweisen. Nicht selten fehlen Partikel des Rousschen Virus auch in transformierten Kulturen von Hühnerzellen. Sie werden jedoch

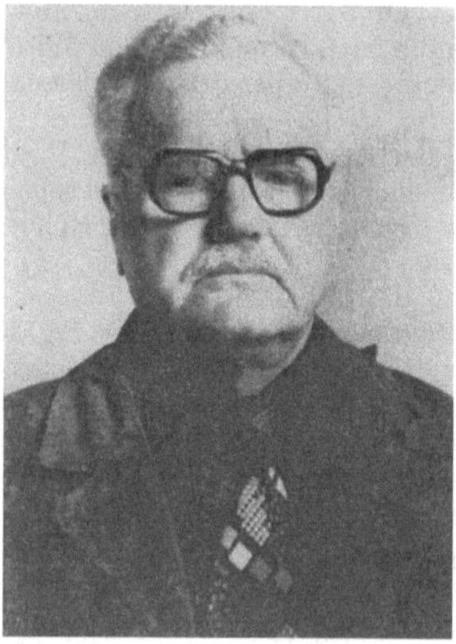

Nikolai Petrowitsch Masurenko

sofort nachweisbar, wenn man der Kultur ein Leukose-Helfer-Virus zusetzt. Die Bildung von Partikeln läßt sich auch durch gemeinsame Kultivierung mit Zellen erreichen, die Leukose-Helfer-Viren enthalten. Es sind auch noch zahlreiche andere Methoden entwickelt worden, um den Vererbungsapparat eines onkogenen Virus in einer transformierten Zelle beim Fehlen von Viruspartikeln nachzuweisen.

Wir hatten bereits erwähnt, daß alle Onkornaviren der Vögel, sowohl die Leukose- als auch die Sarkomviren, eine komplizierte Antigenstruktur haben, die sowohl gruppen- als auch typenspezifische Antigene enthält.

Bei der Untersuchung des gruppenspezifischen Antigens fand sich ein unerwarteter und erstaunlicher Sachverhalt: Das Antigen wurde in Hühnerembryonen aus einer Zucht entdeckt, in der keine Erkrankungen und folglich auch keine Virusinfektionen aufgetreten waren.

Diese sensationellen Befunde, die R. DOUGHERTY und G. DE STEPHANO in den USA erhoben, erregten allgemeines Interesse. Bald wurden sie auch in anderen Laboratorien bestätigt. Was war hier los? Zahlreiche Untersuchungen zeigten, daß sich in den Zellen von Embryonen gesunder Hühner Produkte mit Virusspezifik befinden.

Woher stammen sie? Bei nichtinfizierten Hühnerembryonen fand man unter dem Elektronenmikroskop manchmal Teilchen, die den typischen C-Partikeln eines Virus sehr stark ähnelten. Hybridisierungsversuche der Nukleinsäuren ließen eine gewisse Homologie der DNS der Hühnerzellen und der RNS des ROUSschen Virus erkennen. Folglich gab es in der DNS der Hühnerzellen Abschnitte mit einer Nukleotidsequenz, wie sie der Virus-RNS eigen ist.

Was aber bedeutet das Vorhandensein von Abschnitten im Vererbungsapparat einer Zelle, die zu einer viralen Erbsubstanz homolog sind? Welche Rolle spielen sie? Dazu wurden zahlreiche Hypothesen aufgestellt.

Einer von ihnen lag die Theorie der Onkogene zugrunde, die von den beiden bekannten amerikanischen Forschern R. HUEBNER und G. TODARO formuliert worden war. Wir werden weiter unten auf sie eingehen.

Hier noch einige zusätzliche Informationen über die Onkornaviren der einzelnen Tierarten.

Bei Mäusen wurden besonders viele Viren entdeckt, die nach dem Namen des Entdeckers benannt wurden: GROSS, MOLONEY, GRAFFI, FRIEND, RAUSCHER, KAPLAN, MASURENKO (sämtlich Leukoseviren), MOLONEY, HARVEY, KIRSTEN u. a. (Sarkomviren). RNS-haltige transformierende Agenzien wurden bei Schlangen, bei niederen Affen und bei Menschenaffen nachgewiesen.

Leukose- und Sarkomviren, die in vielem den Vogelviren analog sind, wurden bei Mäusen, Ratten, Hamstern, Meerschweinchen, aber auch bei Katzen, Schweinen, Nerzen, Hirschen und Rindern gefunden.

Viruspartikel vom Typ C, die Onkornaviren ähnlich sind, wurden bei Hunden nachgewiesen.

Heutzutage kennen wir Dutzende von onkogenen Viren, die alle einander irgendwie ähneln, aber doch verschieden sind. Beispielsweise haben alle Viren der Mäuseleukose und des Mäusesarkoms ein gemeinsames gruppenspezifisches Antigen, unterscheiden sich aber in den von ihnen ausgelösten Krankheitsprozessen, in den typenspezifischen Antigenen und in anderen Eigenschaften.

Bei Nagern – Mäusen, Ratten und Hamstern – können ihre Leukoseviren als Helfer-Viren der Sarkomviren dienen, die sich ohne sie nicht vermehren. Zugleich brauchen die Sarkomviren der Nager keine Helfer-Viren für die Zelltransformation. Folglich wird die Synthese der Hülleneiweiße und die Transformation bei den Onkornaviren von verschiedenen Genen gesteuert. Ein Defekt des einen Gens läßt das andere unbeeinflußt. Sarkomviren, die selb-

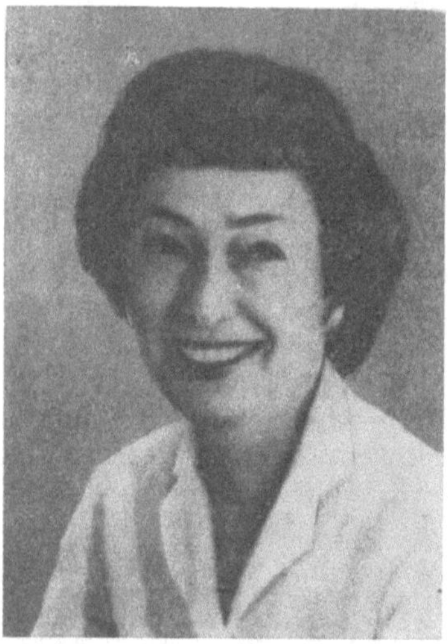

Charlotte FRIEND

ständig keine Partikel produzieren können, weisen sogar die stärkste Onkogenität auf.

Bei jeder Tierart hat man eigene Sarkom- und Leukoseagenzien gefunden.

Die Leukose-Helfer-Viren konkurrieren im Augenblick der Zellinfektion mit den Sarkomviren um die Zellrezeptoren. Später verhalten sie sich wesentlich freundschaftlicher und versorgen ihre „minderwertigen“ Verwandten mit im Überfluß produzierten Viruseiweißen. Wenn die Sarkomviren aus diesen ihre Hülle aufbauen, können sie alle die Tiere schädigen, in deren Zellen sich das Helfer-Virus vermehrt.

Anfangs hatte man angenommen, das Helfer-Virus müsse notwendig von derselben Art stammen wie das Sarkomvirus. In der

Folgezeit stellte sich jedoch heraus, daß es durchaus nicht an dem ist. Bei der Infektion eines Tieres einer anderen Art durch ein Sarkomvirus kann die Helferfunktion von einem Leukosevirus wahrgenommen werden, das der Art des zu infizierenden Tieres angehört. Dabei verändert das Sarkomvirus den Kreis seiner Wirte. Solche Beziehungen hat man auch bei onkogenen Viren von Nagern gefunden.

Die Viren der Mäuse, Ratten und Hamster unterscheiden sich zwar in ihrem arteigenen gruppenspezifischen Antigen (Mäuse-, Ratten-, Hamsterantigen), haben aber auch ein gemeinsames klassenspezifisches Antigen. Die Fähigkeit, Zellen verschiedener Arten zu schädigen, wird durch das an der Oberfläche liegende typenspezifische Antigen bestimmt. Diejenigen Viren, die sich also nicht selbst „einkleiden" können und deshalb die „Kleidung" (und damit auch das Antigen) des Helfer-Virus übernehmen, legen damit auch ihre Verhaltensrichtung fest, ihre Beziehung zu den Zellen von Tieren verschiedener Arten.

Eine scheinbare Kleinigkeit, der bloße Wechsel der Hülle, hat weitreichende Konsequenzen.

Die onkogenen Viren der Haustiere

Nachdem man die Erreger der Leukose und des Sarkoms bei Vögeln und Nagern entdeckt und viel getan hatte, um die Idee einer viralen Ätiologie der Tumoren zu popularisieren, verstärkte sich die Suche nach Viren in den Tumoren anderer Tiere, vorzugsweise der Haustiere.

Katze und Hund, Rinder, Schafe und Schweine, sie alle leiden an bösartigen Tumoren.

Von welcher Natur sind diese?

Werden sie nicht auch durch Viren erzeugt?

Und wenn ja, sind sie dann nicht gefährlich für den Menschen?

Eigentlich hatten die Forschungen auf diesem Gebiet schon vor langer Zeit begonnen, aber jetzt boten sich den Wissenschaftlern neue Möglichkeiten, und viele Versuche wurden von Erfolg gekrönt.

Beginnen wir mit den malignen Tumoren der Katze.

1964 überimpfte der Engländer Jarret erfolgreich ein Lymphosarkom von einer kranken Katze auf vier neugeborene Katzen, wobei er einen Tumorextrakt benutzte, aus dem alle Zellen abzentrifugiert waren. Deutliche Krankheitssymptome traten im sechsten Monat auf. Bei allen vier Versuchstieren entwickelten sich typische Lymphosarkome. Aus diesen Tumoren wurde wieder ein zellfreier Extrakt gewonnen und gesunden Katzen eingeimpft. Dadurch, daß er diese Versuche fortsetzte und regelmäßig positive Resultate erhielt, suchte JARRET die virale Genese der Erkrankung zu beweisen.

Analoge Beobachtungen wurden auch in anderen Laboratorien durchgeführt. Der Amerikaner RICHARD untersuchte das Lymphosarkom der Siamkatze. Er befreite den Tumorextrakt ebenfalls durch Zentrifugieren von den Zellen und injizierte ihn neugeborenen Katzen. Innerhalb von zwei Monaten nach der Überimpfung wurde ein Lymphosarkom bei 56 von 68 geimpften Katzen registriert. Unter dem Elektronenmikroskop waren in den Tumoren Partikel vom Typ C zu sehen, die in Größe, Form, Struktur und den Besonderheiten ihrer Reifung an der Zellmembran exakt den Leukose- und Sarkomviren der Mäuse glichen.

1967 isolierte T. KAWAKAMI in Kalifornien ein Virus aus einem Lymphosarkom der Perserkatze. In der Folgezeit benutzte man zum Kultivieren des Virus in großem Maßstabe Kulturen von Embryonalzellen und von Zellen neugeborener Katzen. Die in diesen Kulturen gebildeten Viruspartikel gingen auch in das Nährmedium über. Das Virus vermehrte sich lange Zeit, mindestens während sieben Monaten nach der Infektion. Die Zellen wurden dabei nicht geschädigt, wie es auch beim Kultivieren vieler anderer Leukoseagenzien der Fall ist.

Das Leukosevirus der Katzen wurde in reiner Form isoliert. In seiner chemischen Zusammensetzung, den physikalischen Eigenschaften, der Beständigkeit gegenüber chemischen und physikalischen Einwirkungen sowie in seiner Antigenstruktur unterschied es sich nicht prinzipiell vom Erreger der Leukose bei Vögeln und Mäusen. Das Leukosevirus der Katzen enthielt neben anderen Fermenten auch Revertase. Wenn sie auch spezifische Eigenarten aufwies, so war sie doch mit den analogen Fermenten der Leukoseviren der Nager verwandt und lieferte mit ihnen immunologische Kreuzreaktionen.

Das klassenspezifische Antigen des Leukosevirus der Katzen und anderer Säuger (Mäuse, Ratten und Hamster) erwies sich als einheitlich. Es enthielt auch eine Komponente, die sich bei den Leukoseviren der Vögel findet. Das war der erste Fall der Ermittlung einer Antigenverwandtschaft zwischen onkogenen Viren von Vögeln und Säugern.

Um den Kreis der Wirte des neuen onkogenen Agens zu bestimmen, versuchte man, neugeborene Mäuse damit zu infizieren. Aber die Versuche waren nicht von Erfolg gekrönt (die Injektion des Virus der Mäuseleukose bei neugeborenen Katzen führt ebenfalls nicht zur Tumorenentwicklung). Auch Ratten erwiesen sich gegenüber dem Katzenvirus als resistent. Es vermehrte sich auch nicht in Kulturen von Mäuse- und Rattenzellen. Anscheinend war das Virus artspezifisch. Aber diese Annahme zerschlug sich bald. Man nahm Zellen von Hundeembryonen, und in diesen ließ sich das Katzenvirus erfolgreich kultivieren und rief auch bei neugeborenen Welpen regelmäßig Lymphosarkome hervor. Aus diesen gelang es wiederum, das Leukosevirus der Katze zu isolieren.

Das Leukosevirus der Katze vermochte also ein Tier einer anderen Art zu schädigen. Man probierte es an verschiedenen Tieren und schließlich auch an Zellkulturen des Menschen aus. Wie sich zeigte, vermehren sie sich auch darin gut. Das erregte allgemeines Interesse.

Bald wurden neue interessante Fakten gewonnen. Wenn man das Virus auch ursprünglich aus natürlichen Fällen gewonnen hatte, so enthalten es dennoch nicht alle Lymphosarkome der Katze. Um bei einer Katze ein Lymphosarkom zu erzeugen, muß man das Virus neugeborenen, einen Tag alten Katzen injizieren, später entstehen keine Tumoren. Bei infizierten ausgewachsenen Katzen beobachtet man jedoch auch Virusvermehrung, und sie übertragen das Virus auf ihre Nachkommen. Das Leukosevirus der Katze breitet sich aber nicht nur „vertikal" aus, sondern es wird auch mit dem Speichel ausgeschieden. Nach neueren Angaben ist die „horizontale" Übertragung des Virus von nicht geringer Bedeutung.

Alle diese Beobachtungen regten zu weiteren Forschungen an. 1968 berichteten die beiden Amerikaner S. SNYDER und G. THEILEN die Entdeckung des Sarkomvirus der Katze. Und ein Jahr später beschrieb M. GARDNER ein weiteres Sarkomvirus bei Katzen. Beide Viren wurden nach ihren Entdeckern benannt: SNYDER-THEILEN-Virus und GARDNER-Virus. Die Sarkomviren hatten einen breiten Kreis von Wirten und erzeugten maligne Tumoren nicht nur bei Katzen und Hunden, sondern auch bei Marmosett-Affen, und das SNYDER-THEILEN-Virus auch noch beim Kaninchen. Zellen von Mäusen und Hamstern wurden von den Sarkomviren nicht geschädigt, aber sie transformierten Zellen mehrerer Arten anderer Säuger und des Menschen.

Interessant ist, daß in den primären Affentumoren, die durch das Sarkomvirus der Katze erzeugt waren, keine Viruspartikel nachweisbar waren. Man braucht die Tumorzellen aber nur in eine Kultur zu verbringen oder sie anderen Affen zu überimpfen, dann erscheint das Virus wieder. Darin unterscheidet es sich wesentlich vom Rousschen Virus des Hühnersarkoms, das sich nicht in Affenzellen vermehrt, sondern nur, wenn Affen- und Hühnerzellen gemeinsam kultiviert werden.

Bei der Infektion von Humanzellen mit dem Sarkomvirus der Katze beobachtet man unterschiedliche Ausgänge: manchmal Transformation mit Virusvermehrung, manchmal nur Transformation oder nur Vermehrung. Die Ursachen dieser Unterschiede mußten geklärt werden. Werden Humanzellen gleichzeitig mit Sarkom- und Leukoseviren der Katze infiziert, kommt es in der Regel sowohl zur Transformation als auch zur Produktion von Virusnachkommen.

Das Leukosevirus der Katze fungiert für das Sarkomvirus der Katze als Helfer-Virus. Höchstwahrscheinlich hängt die unterschiedliche Einwirkung des Sarkomvirus der Katze auf Humanzellen davon ab, ob es in ihnen ein Helfer-Virus findet. Wie soll man das aber in Humanzellen nachweisen?

Hier helfen Untersuchungen am defekten Sarkomvirus der Mäuse, das sich in Humanzellen nicht vermehrt. Bei gleichzeitiger Kultivierung zweier Zellarten – solcher, die durch das Sarkomvirus der Mäuse transformiert sind, und solcher, die durch das Leukosevirus der Katze infiziert sind – vermehrt sich das Sarkomvirus der Maus. Das Leukosevirus der Katze fungiert dabei als Helfer, indem es das Mäusevirus mit den erforderlichen Eiweißen für den Aufbau der Hülle versorgt. Das Sarkomvirus der Maus mit der durch das Katzenvirus „vorproduzierten" Hülle hat denselben Kreis von Wirten wie das Leukosevirus der Katze. Es transformiert Zellen von Hund, Affe und Mensch, kann aber nicht die Eiweiße für eine neue Virusgeneration produzieren. Deshalb braucht es für seine Vermehrung ein Helfer-Virus.

Nachdem das festgestellt worden war, entstand der Gedanke, das Sarkomvirus der Maus mit einer vom Leukosevirus der Katze kodierten Hülle für die Suche nach Leukoseagenzien in Humantumoren zu benutzen. Die Vermehrung einer defekten Maus-Katze-Variante des onkogenen Virus würde ihr Vorhandensein belegen.

Auf das Funktionieren des Sarkomvirus der Katze hat auch das Helfer-Virus wesentlichen Einfluß. In natürlich entstandenen Katzensarkomen sind Viruspartikel nur relativ selten nachzuweisen, und in experimentell erzeugten Tumoren findet man sie nur mit großer Mühe.

Generell ist das Sarkom bei Katzen keine häufige Erkrankung. Um bei ihnen ein Sarkom zu erzeugen, muß man eine sehr große Virusmenge injizieren, wie sie unter natürlichen Bedingungen nicht in den Organismus des Tieres gelangt. Bei der Katze wird das Sarkomvirus im Unterschied zum Leukosevirus nur „vertikal" übertragen, von einer Generation zur nächsten. Eine Kontaktinfektion ist wenig wahrscheinlich.

Die große Menge von Viruspartikeln im Speichel leukosekranker Katzen und die Fähigkeit des Virus, sich in Humanzellen zu vermehren und latente Viren zu aktivieren, sowie die besonderen Beziehungen zwischen Mensch und Katze, der enge Kontakt und die Kratzwunden, gaben Anlaß für epidemiologische Untersuchungen.

Gibt es wirklich einen Zusammenhang zwischen den Tumoren der Katze und des Menschen? In der Literatur erschienen einzelne Berichte, daß Menschen und Katzen im selben Haus an Leukose erkrankt waren. Die sorgfältige Analyse dieser Fälle vermochte jedoch die Hypothese eines Zusammenhanges zwischen ihnen nicht zu bestätigen. Negative Ergebnisse lieferte auch eine Analyse der Todesursachen von Veterinären in Kalifornien, die sich auf die Behandlung von Katzen und Hunden spezialisiert hatten.
Die Tierärzte unterlagen anscheinend keinem größeren Erkrankungsrisiko als die übrige Bevölkerung.

Schließen diese Befunde nun die Möglichkeit aus, daß durch Katzenviren ein onkogenes Agens, das sich im Organismus des Menschen befindet, aktiviert wird? Können wir fest davon überzeugt sein, daß sie für uns unschädlich sind? Das sind bisher noch offene Fragen.

Bei Katzen, die aus dem Mittelmeerraum stammen, wurde ein Endovirus gefunden, das den Endoviren der Nager verwandt ist. Das provozierte den Gedanken, diese Viren könnten einen gemeinsamen Vorfahren haben. Man nimmt an, daß es sich dabei um ein Onkornavirus der Nager handelt, das die Katze vor zehn Millionen Jahren infizierte und dann in ihr Genom eingebaut wurde. Die zehn Millionen Jahre leiten sich daraus her, daß dieses Virus nicht bei Katzen aus Südostasien, aus Süd- und Nordamerika, aus Zentral- und Südafrika vorkommt. Also fand die Infektion nach dem Beginn der Divergenz der Katzen statt.

Im Unterschied zum exogenen Leukosevirus der Katze, das „horizontal" von Tier zu Tier übertragen werden kann, wird das Endovirus der Katzen nur „vertikal" übertragen und tritt nur außerordentlich selten in Erscheinung.

Die Suche nach onkogenen Viren bei Hunden hat bisher noch keine definierten Ergebnisse gezeigt.

Von großem Interesse sind Untersuchungen der Leukose bei Rindern, unter denen die Leukämie und vor allem das Lymphosarkom die häufigsten Tumorerkrankungen sind. In vieler Hinsicht sind sie den Leukosen bei Nagern, Katzen, Pferd und Mensch ähnlich. Die ausgeprägteste Krankheitserscheinung ist eine erhebliche Vergrößerung der Lymphknoten, der Milz, der Leber und der Thymusdrüse. Sehr häufig überschwemmen maligne Lymphoidzellen das Herzgewebe.

Die Rinderleukose ist in Schweden, Dänemark, Deutschland und vielen anderen Ländern weit verbreitet. Von besonderem Interesse sind die endemischen Herde bei der Ausbreitung der Krankheit.

In Dänemark, wo es etwa 3,5 Millionen Rinder gibt, leiden im Landesdurchschnitt etwa 4 von 100000 Rindern an Lymphosarkom, jedoch ist die Morbidität in einzelnen Bezirken fast viermal größer, bis zu 15 je 100000 Rinder.

Die starke Zunahme der Rinderleukose von 1960–1964 in Estland bringt man mit dem Import von Zuchtstieren aus Dänemark in Zusammenhang.

Besonders auffällig sind die zahlreichen „familiären" Erkrankungen. Das Robert-Koch-Institut in Berlin beschreibt (I. Fortner, 1953) 11 Leukosefälle unter 50 Nachkommen des Stiers Emil. In den USA (1963) entfielen in einer Herde von Jersey-Rindern 14 von 15 registrierten Lymphosarkomfällen auf die Nachkommen des „Stieres „N". In Ostpreußen waren 1937 16 von 20 leukosekranken Rindern in einer Herde Nachkommen des Stieres „Y", der im Alter von 4 Jahren an Leukose gestorben war (Gross, 1970). Wie man feststellte, kommt es zu keinen weiteren Krankheitsfällen, wenn man aus der Herde den Zuchtstier entfernt, der verdächtig ist, die Leukose zu verbreiten.

Es gibt auch Hinweise auf eine Verbreitung des Lymphosarkoms über die mütterliche Linie. Das nur mit erblicher Disposition, der Weitergabe irgendeines Gens zu erklären, ist nicht möglich.

Natürlich entstand die Vermutung, die „vertikale" Übertragung erfolge durch ein onkogenes Virus. Das löste intensive Forschungen aus, und zwar in erster Linie den Versuch, das Virus bei erkrankten Tieren nachzuweisen. Überimpfungen von Blut, Milch, Harn, zellfreien Extrakten und Filtraten aus Tumorgewebe lieferten jedoch keine überzeugenden Ergebnisse, obwohl man bei den Versuchen neugeborene Kälber verwendete bzw. die Föten intrauterin zu infizieren versuchte. Die Versuche wurden auch noch dadurch kompliziert, daß sich die Latenzperiode der Krankheit bei Rindern über mehrere Jahre erstrecken kann. Unter natürlichen Bedingungen tritt das Lymphosarkom im Alter von 5 bis 7 Jahren auf. In dieser Hinsicht ist bei kleinen Säugern alles wesentlich einfacher; ihre Lebenserwartung ist geringer, und dementsprechend ist auch die Latenzperiode einer sich natürlich entwikkelnden Tumorerkrankung kürzer.

Um den Anteil eines Virus an der Rinderleukose nachzuweisen, wurde auch das Elektronenmikroskop eingesetzt. Im Tumorgewebe und in der Milch der Rinder fand man virusähnliche Partikel, jedoch gelang es nicht, ihren kausalen Zusammenhang mit der Erkrankung nachzuweisen. Außerdem fanden sie sich auch in der Milch gesunder Kühe.

1969/70 erschienen aus einigen Laboratorien Berichte, man habe im Blut lymphosarkomkranker Rinder Partikel vom Typ C gefunden.

Sie genauer zu untersuchen wurde erst möglich, als es gelang Zellkulturen herzustellen, in denen sich das Virus vermehrt.

J. Ferrer und Mitarbeiter führten an einer solchen Zellinie, die auf Lymphozyten eines leukosekranken Rindes zurückging, umfangreiche Untersuchungen durch. Man beobachtete eine Vermehrung von Partikeln des Typs C, die alle charakteristischen Merkmale von Onkornaviren hatten. Hinsichtlich ihrer Antigeneigenschaften unterschieden sie sich jedoch von den Onkornaviren Typ C der Mäuse, Ratten und Katzen. Ein gemeinsames gruppenspezifisches Antigen mit diesen Viren wurde nicht gefunden.

Im Blut leukosekranker Rinder fand man Antikörper gegen dieses Virus. Bei gesunden Kühen aus einer Herde, in der keine Leukosefälle beobachtet wurden, fanden sich keine Antikörper. Die zahlreichen Mißerfolge bei der Isolierung des Virus unmittelbar aus kranken Tieren fanden ihre Erklärung: Das verhinderten die antiviralen Antikörper. Bereits kurzzeitiges Kultivieren, das mit einem Konzentrationsrückgang der Antikörper einherging, schuf die Voraussetzungen für eine Vermehrung des Virus.

1972 berichteten Olson u. a. über einen erfolgreichen Versuch, mit diesem Virus Schafe zu infizieren: Bei den Tieren entwickelte sich eine Leukämie.

Genauere morphologische Untersuchungen führten zu dem Schluß, daß die Viruspartikel nicht zum Typ C gehören, und auch hinsichtlich ihrer Antigeneigenschaften paßten sie nicht in diese Gruppe, vielmehr erinnerten sie eher an das Virus vom Typ B, das Virus des Mammakarzinoms der Mäuse. Auf Grund der Eigenschaften seiner Revertase unterschied sich das neue Virus, das den Namen BLV (bovine leukaemia virus = Rinder-Leukämievirus) erhielt, ebenfalls von den Viren des Typs C.

Da der Mensch mit den Hausrindern engen Kontakt hat, beschloß man zu klären, ob das neuentdeckte Virus auch Menschen infiziert.

R. GILDEN untersuchte 440 Blutseren tumorkranker und gesunder Personen auf Antikörper gegen das Virus. Das Resultat war negativ.

N. F. GRINENKO untersuchte mit einer besonders empfindlichen Methode zum Nachweis von Antikörpern einige Hundert Seren von Personen, die Kontakt mit Rindern hatten, jedoch gelang es nicht, Antikörper gegen das Rinder-Leukämievirus nachzuweisen.

Ein weiteres onkogenes Virus von Haustieren, das bei Schweinen isoliert wurde, gehört eindeutig zu den Viren vom Typ C. Wenn von diesem Virus die Rede ist, muß man unbedingt auch die sowjetischen Forscher um A. D. ALTSCHTEIN erwähnen, die ein Onkornavirus vom Typ C in transplantierten Nierenzellen von Schweineembryonen detailliert beschrieben haben.

Bei Rindern und Schweinen wurde auch die Beteiligung eines Erbfaktors an der Übertragung der Krankheit nachgewiesen.

Bei Haustieren sind also onkogene Viren gefunden worden. Und wenn auch unsere Kenntnisse darüber noch höchst unzureichend sind, so drängt sich einem doch die Überlegung auf, ob nicht die Feinde unserer Freunde auch unsere Feinde werden können.

Virale Tumoren bei Affen

Seit der Mensch das Geheimnis seiner Abstammung kennt, steht er den Affen mit besonderem Interesse gegenuber. In der Geschichte der Medizin haben oftmals Affen den Forschern bei der Lösung eines komplizierten Problems aus der Klemme geholfen. Zur Untersuchung eines der wichtigsten Probleme der Menschheit, des Wesens des Krebses, verwendet man ebenfalls Affen als experimentelle Modelle.

Affen leiden ebenso wie Menschen an vielen Arten maligner Tumoren. Woher stammen sie und weshalb entstehen sie? Die Klärung dieser Probleme mußte dazu beitragen, auch das Wesen des Krebses beim Menschen zu enträtseln.

Im Experiment fuhren zwei Onkornaviren, das des Huhnersarkoms und das des Katzensarkoms, zur Transformation von Affenzellen, und zwar nicht nur in der Gewebekultur, sondern auch bei Überimpfung in den lebenden Organismus. Die DNS-haltigen Viren der Affen selbst (SV-40 und Adenovirus) erzeugen bei anderen Tierarten Tumoren, nicht aber bei ihren natürlichen

Wirten. Im Unterschied dazu transformiert das Herpesvirus der Saimiriaffen (Totenkopfaffen — d. Ü.) nicht nur Zellen in der Gewebekultur, sondern erzeugt auch bei Übertragung auf das Tier maligne Tumoren.

Bei den Versuchen mit dem Saimiri-Herpesvirus handelte es sich jedoch um experimentell erzeugte Tumoren der Affen. Wie aber steht es mit den Tumoren, die unter natürlichen Bedingungen entstehen?

1967 wurden sowjetische Wissenschaftler mit einem ungewöhnlichen Phänomen konfrontiert. In der Affenstation von Suchumi traten in der Herde der Hamadryas-Paviane Fälle von Leukose auf. Gegen Ende des Jahres nahmen sie den Charakter einer Epidemie an, die bis heute andauert. Die Ursache mußte unbedingt gefunden werden. Die Herde der Hamadryas-Paviane existierte seit 1927 und befand sich bis 1966 in ausgezeichnetem Zustand. Fast 40 Jahre lang wurde bei den Affen kein einziger Fall von Leukose beobachtet. 1966 stellte man an den Hamadryas-Pavianen einen Versuch mit humanem Leukoseblut an. Drei Versuchstiere erkrankten an Leukose, 10 Affen wurden ohne Krankheitssymptome in die Herde zurückversetzt. Von Ende 1967 bis März 1972 starben in dieser Herde 30 Affen an Leukose. Von diesen hatten 18 direkten und 12 indirekten Kontakt mit den 1966 infizierten Affen gehabt. Die an Leukose gestorbenen Affen stammten aus 9 verschiedenen Familien (einer war direkt aus seinem natürlichen Lebensraum gekommen). Zur gleichen Zeit wurde bei 75 Pavianen, die in völliger Isolierung gehalten wurden, keine Leukose beobachtet. Auch bei den 1000 Affen anderer Arten, die sich in der Station befanden, wurden keine Erkrankungen beobachtet. Alles das erweckte den Eindruck einer „horizontalen“ Übertragung des infektiösen Agens.

Unter Leitung von Boris Arkadewitsch Lapin wurden umfassende Untersuchungen durchgeführt. Auffällig war die Altersverteilung der Erkrankungen. Zur Zeit der Epidemie befanden sich über 1200 Paviane in der Station. Die Mehrheit von ihnen, 60–65%, war nicht älter als vier Jahre. Von eben diesen Affen erkrankte jedoch kein einziger. Alle Fälle entfielen auf ältere, geschlechtsreife Tiefe. Nach den Beobachtungen der Forscher dauerte die Latenzperiode von einigen Monaten bis zu 2–3 Jahren.

Überimpfungen mit Zellmaterial erkrankter Tiere gelangen, und das bestätigte seine Tumornatur. Es mußte geklärt werden, ob hier nicht ein Virus beteiligt war. Die Injektion von Plasmafiltrat und Harn führte tatsächlich bei einem Teil der geimpften Affen zu einer leukoseähnlichen Erkrankung. Der Harn erwies sich sogar bei braunen Makaken als infektiös. Darüber hinaus erkrankten bei experimenteller Injektion von Filtraten auch Affen im Alter bis zu vier Jahren. Die Inkubationszeit betrug bei der Übertragung nicht mehr als $1^1/_2$ Jahre. Das im Filtrat enthaltene Agens war allem Anschein nach artspezifisch. Auf jeden Fall erkrankten Mäuse und Hamster nach der Impfung nicht.

In den Leukozyten erkrankter Affen wurden Partikel vom Typ C gefunden und auf ihrer Hülle ein neues Antigen mit Virusspezifik.

Vieles an diesen Beobachtungen läßt unterschiedliche Interpretationen zu und ist noch ungeklärt. Findet wirklich eine Kontaktinfektion statt, wo doch die „vertikale" Übertragung für onkogene Viren so charakteristisch ist?

Was kann mit dem Blut eines leukosekranken Menschen in den Organismus des Affen gelangen? Unspezifische Eiweiße? Ein humanes Leukosevirus? Ein Helfer-Virus, das sich im Organismus in inaktivem Zustand befindet, aber das „schlafende" Leukoseagens des Affen aktiviert?

In Amerika wurden aus natürlichen Affentumoren zwei Onkornaviren mit Partikeln vom Typ C isoliert. Das eine aus dem Lymphom des Gibbons, das andere aus dem Unterhautsarkom des Wollaffen[1]. Zellfreie Präparate aus dem Lymphom bzw. Sarkom erzeugen bei Marmosett-Affen Tumoren. Beide Viren können als Helfer-Virus für Leukoseviren der Nager fungieren, für die von Mäusen, Ratten und Hamstern. Hinsichtlich der Eigenschaften des gruppenspezifischen Antigens sind sie völlig gleich. Das Virus des Unterhautsarkoms des Wollaffen vermehrt sich in einer Kultur von embryonalen Hundezellen und zerstört sie. Das verrät die Anwesenheit eines Virus.

Die Viren des Wollaffen und des Gibbons gehörten zum Typ C und erwiesen sich als Exo-Viren, da ihre RNS und DNS keinerlei Homologie mit den Wirtszellen aufwies.

Später wurden bei Affen auch Endo-Viren vom Typ C beschrieben: beim Pavian, wie bereits erwähnt, beim braunen Makaken und beim Nachtaffen.

* * *

---

[1] Das Virus des Wollaffen wurde 1971 von THEILEN u. a. aus einem natürlichen Tumor, einem Lymphom, isoliert. Es erhielt die Bezeichnung SSV-1 (engl. simian sarcoma virus – Sarkomvirus des Affen). Das Virus des Lymphosarkoms des Gibbon wurde 1972 von KAWAKAMI isoliert, später wurden dann weitere Repräsentanten von der Gruppe TODARO gefunden. Seine Abkürzung ist GALV.

1970 wurde aus dem Brustkrebs des Rhesusaffen ein weiteres Onkornavirus isoliert, das den Namen Mazon-Pfaiser-Virus (M-PMV) erhielt.

H. Chopra und M. Mazon untersuchten unter dem Elektronenmikroskop Gewebe eines spontanen Mammakarzinoms des Rhesusaffen. In den Dünnschnitten fanden sie eine große Menge Viruspartikel zweier Typen, deren Struktur, Größe und Vermehrungsweise es ermöglichte, sie den Onkornaviren zuzuordnen. Die Typenbestimmung war jedoch schwierig: Die einen von ihnen mit einem hellen Zentrum und einer dichteren Peripherie stellten zweifellos eine Übergangsphase der Ausbildung und Reifung von Partikeln dar. Diese beiden Prozesse liefen ebenso wie bei Viren vom Typ B ab. Die Struktur der reifen Partikel unterschied sich jedoch grundlegend von der des Typs B: Das Nukleoid lag im Zentrum, auf der Hülle befanden sich keine deutlich ausgeprägten Auswüchse, wie sie für ein Onkornavirus vom Typ B so charakteristisch sind, und die Partikel waren oval oder mehr rundlich.

Das Mazon-Pfaiser-Virus teilte alle biochemischen und biophysikalischen Eigenschaften mit den Onkornaviren, Molekulargewicht und Diploidstruktur der RNS, Teilchendichte, Vorhandensein von Revertase. Aber bei Immunreaktionen fand sich weder mit irgendeinem Virus vom Typ C noch mit einem vom Typ B irgendein Zusammenhang.

Benutzte man bei den Reaktionen Antiserum gegen die Revertase irgendeines Onkornavirus vom Typ C, dann beobachtete man Kreuzreaktionen mit den Fermenten dieser Viren, aber nicht mit der Transkriptase des Mazon-Pfaiser-Virus. Und umgekehrt reagierte das Serum gegen die letztere nicht mit den Transkriptasen anderer Onkornaviren einschließlich der Viren des Wollaffen und des Gibbons. Das Serum war streng spezifisch für die Revertase des Mazon-Pfaiser-Virus. Man kultivierte das Virus in Affenzellen, aber auch danach behielt das Virusferment seine Spezifik. Nach den Eigenschaften der Revertase konnte man also das neue Virus eindeutig gegenüber allen bis dahin bekannten Onkornaviren abgrenzen. Die Virus-RNS hatte keine Verwandtschaft mit den Viren vom Typ B und C.

Das gruppenspezifische Antigen des Mazon-Pfaiser-Virus unterschied sich vom gruppenspezifischen Antigen des Mammakarzinomvirus der Mäuse (Typ B) und von allen Viren des Typs C. Schließlich wurde festgestellt, daß die Virionen der Onkornaviren der Nager und Katzen wesentlich widerstandsfähiger sind als die Virionen dieses Affenvirus.

Die ungewöhnlichen Eigenschaften des Virus gaben Veranlassung, es einem besonderen Typ der Onkornaviren zuzuordnen, dem Typ D.

Natürlich erregte das Virus das Interesse der Forscher, und man untersuchte es unter allen möglichen Aspekten.

Chorpa und Mazon kultivierten Zellen des Mammakarzinoms vom Affen zusammen mit normalen embryonalen Affenzellen.

Nach dieser Prozedur erzeugte ein aus der Kultur gewonnenes zellfreies Präparat maligne Tumoren bei Affen.

Das Virus vermehrte sich in Schimpansen- und Menschenzellen, wobei in der Kultur mehrkernige Formen erschienen. Hamster- und Mäusezellen waren gegen das Affenvirus resistent.

Wo wurde bei Rhesusaffen das Virus nicht überall gefunden: in der Milch, im Milchdrüsengewebe, im Gewebe der Embryonen und in der Plazenta. Man fand es in verschiedenen Kulturen von Affenzellen und schließlich in den Krebstumoren der Milchdrüse. Aber Antikörper wurden weder in den Seren tumorkranker noch in denen normaler, gesunder Affen gefunden.

Da das Virus eine Sonderstellung in der Gruppe der Onkornaviren einnahm, und zwar als einziger Vertreter der Affenviren vom Typ D (freilich blieb es nicht lange alleine[1]), da es sich ferner in Menschenzellen vermehrte, tauchte der Gedanke auf, ob es nicht kausal mit Humantumoren im Zusammenhang stehe, und wenn nicht es selbst, dann vielleicht irgendein naher Verwandter.

Mit großer Intensität suchte man die Antikörper zum Virus. Man untersuchte Seren von Krebskranken. Antikörper gegen das Mazon-Pfaiser-Virus wurden nicht gefunden. Mit der Suche nach Antigenen in menschlichen Geweben, die mit dem Antiserum gegen das Virus reagieren, befaßten sich zahlreiche Forscher. Freilich in der Mehrzahl der Fälle erfolglos. Es gibt Berichte, man habe in Mammakarzinomzellen des Menschen zum Mazon-Pfaiser-Virus homologe Nukleotidsequenzen gefunden, aber das bedarf noch weiterer Untersuchung.

Die Entdeckung von Onkornaviren bei Affen ließ die Experimentatoren nachdenklich werden: Setzten sie sich nicht selbst einer Gefahr aus, wenn sie mit Kulturen von Affenzellen arbeiteten? Das stimulierte natürlich die Suche nach artverwandten Agenzien beim Menschen. Denn irgendwie sind wir nun einmal direkte Nachfahren der Affen, und wer weiß, was sie uns als Erbe übergeben haben. Und selbst wenn wir es wüßten, kann man darüber so leicht weggehen?

---

[1] 1977 wurden zwei neue Viren entdeckt: Ein Onkornavirus des Grauaffen (R. Heberling u. a.) und ein Virus des Langurs (ind. Langschwanzaffe – d. Übers.) (Todaro u. a.). Beide haben gruppenspezifische Antigene, die dem des Mazon-Pfaiser-Virus gleichen.

Viren und Krebs beim Menschen

Jahrhundertelange Beobachtungen brachten die Ärzte zu dem einhelligen Schluß: Der Krebs des Menschen ist nicht ansteckend. Er wird nicht vom Kranken auf die ihn Umgebenden übertragen. Krebs ist eine Zufallserscheinung. Zugleich ist es eine gesicherte Erkenntnis, daß es eine Reihe von Faktoren gibt, die die Entstehung der Krankheit beeinflussen. Es gibt den Krebs als Berufskrankheit im Zusammenhang mit irgendwelchen schädigenden Einflüssen, und es gibt Krebs, der durch bestimmte Gewohnheiten, Sitten oder Zeremonien bedingt ist. Man hat „Krebshäuser" beschrieben, in denen besonders viele Krankheitsfälle aufgetreten sind. Bekannt ist auch, daß Personen, die in der Nähe von Chemiewerken und anderen Betrieben wohnen, die kanzerogene chemische Substanzen[1] in die Umwelt abgeben, einem besonderen Risiko ausgesetzt sind. Gesichert ist auch die Bedeutung ionisierender Strahlung für die Entwicklung bösartiger Tumoren.

Auch Viren kann man aus der Liste solcher Faktoren nicht ausschließen, denn einige onkogene Viren von Tieren haben sich im Experiment in Kulturen von Humanzellen vermehrt und sie sogar transformiert.

Umfangreiche epidemiologische Untersuchungen konnten jedoch nicht nachweisen, daß Tierviren unter natürlichen Bedingungen irgendeine reale Gefährdung für den Menschen darstellen.

Die Forscher sind sogar auf das Phänomen des sogenannten familiären Krebses gestoßen.

Einige Fakten sind schlechthin verblüffend. So beschrieb der französische Arzt P. BROCA in den Jahren 1866–1869 eine Familie, in der die Mutter, ihre vier Töchter und acht von deren Kindern an Krebs starben. 1898 berichtete der englische Arzt W. WILLIAMS über eine Patientin, die an Uteruskrebs litt. Ihre beiden Schwestern, ihre Mutter, ihre Tante und ihre Großmutter mütterlicherseits starben an Uteruskrebs.

Noch erstaunlicher ist eine Beobachtung von H. KIRKWOOD. Von einer Patientin mit rechtsseitigem Mammakarzinom starben ebenfalls an Mammakarzinom der Vater (Mammakarzinom ist bei Männern eine große Seltenheit) und vier Schwestern. Ein Bruder starb an Kehlkopfkrebs, ein anderer an Krebs im Bereich des linken Armes. Der Amerikaner G. GRAHAM beschrieb eine Familie, in der die Mutter, vier Töchter und ein Sohn an Rektumkarzinom starben. Der amerikanische Arzt F. HEINZEL-

---

[1] Von großem Interesse sind in dieser Hinsicht umfangreiche Materialien, die von der sowjetischen Forscherin W. I. FERSCHTUDT zusammengetragen und eingehend bearbeitet wurden.

MAN sammelte Daten über die Morbidität der Familie eines Patienten in fünf Generationen: 13 Personen starben an Krebs, davon 10 an Dickdarmkrebs.

Professor I. A. KASSIRSKI gab eine Literaturübersicht über Leukosefälle, die bei ein- und zweieiigen Zwillingen, bei Geschwistern sowie bei Eltern, Kindern und Enkeln beobachtet wurden, obwohl die Leukose im allgemeinen relativ selten ist.

Nach diesen und zahlreichen anderen Befunden spielt zweifellos ein Erbfaktor eine Rolle, der eine Disposition für die Krankheit erzeugt. Wie aber soll man ihn verstehen? Zunächst war man der Ansicht, es würden auf dem Erbwege bestimmte Gene weitergegeben. Dann begann man auch, von der Weitergabe irgendeines viralen Agens von Generation zu Generation zu reden. Befunde der letzten Zeit ermöglichen jedoch allem Anschein nach, beide Hypothesen zusammenzufassen. Es wurde nämlich festgestellt, daß sich onkogene Viren im Organismus von Tieren unter der Kontrolle von Wirtsgenen befinden.

Das Krebsvirus des Menschen im eigentlichen Sinne wurde noch nicht gefunden, obwohl man in vielen wissenschaftlichen Laboratorien hartnäckig danach gesucht hat und noch sucht. Was haben diese Forschungen ergeben?

Wir sind bereits auf die Frühetappe der Untersuchung von Humantumoren mit dem Elektronenmikroskop eingegangen, das damals noch nicht erlaubte, die Struktur der Partikel, ihren Sitz in der Zelle und ihre Vermehrungsweise zu erfassen. Die Divergenz der Resultate, die in verschiedenen Laboratorien gewonnen wurden, erlaubte damals noch keine definitiven Schlußfolgerungen. Aber die Forschungen dauerten an, und die jüngsten haben allgemeines Interesse erregt.

Nachdem Leon DMOCHOWSKI und seine Mitarbeiter im Brustkrebs Partikel vom Typ B beschrieben, die in Form, Größe und Struktur dem Virus des Mammakarzinoms der Mäuse stark ähnelten, erschienen in der Literatur weitere analoge Beobachtungen.

Lebhafte Resonanz fanden die Arbeiten von D. MOORE und J. CHARNY in Amerika. Bei 60% solcher gesunden Frauen, in deren Familie Fälle von Mammakarzinom aufgetreten waren, fanden sie in der Milch Partikel vom Typ B, die nach Aussehen und Struktur nicht vom Virus des Mammakarzinoms von Mäusen zu unterscheiden waren. Zum Vergleich wurde auch die Milch von Frauen untersucht, in deren Familie kein Mammakarzinom aufgetreten war. Bei ihnen wurden Partikel vom Typ B nur selten gefunden, in weniger als 5% der Fälle, und zudem auch in wesentlich geringerer Menge.

In Bombay tritt bei den Frauen einer bestimmten Kaste Mammakarzinom zwei- bis dreimal häufiger auf als bei den sonstigen Frauen und macht bei jenen die Hälfte aller malignen Tumoren aus. Die Angehörigen dieser Kaste sind vor 1300 Jahren aus Persien nach Indien emigriert und lebten wegen der strengen religiösen Sitten die ganzen Jahre über völlig isoliert und heirateten auch nur untereinander. Interessante Ergebnisse zeitigte die elektronenmikroskopische Untersuchung von gesunden Frauen

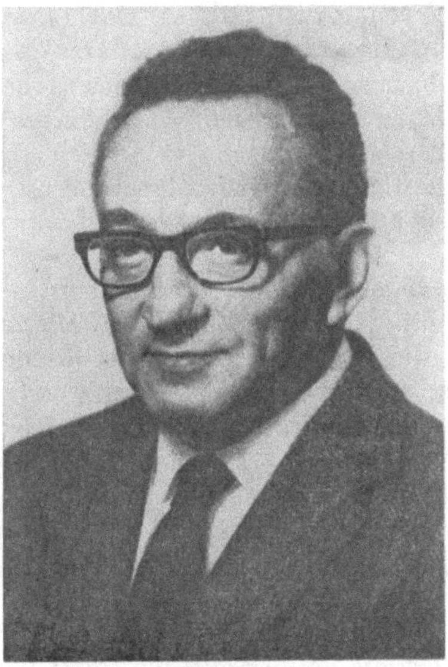

Saul SPIEGELMAN

dieser abgeschlossenen Gruppe. In ihrer Milch fand man in 39% der Fälle Partikel vom Typ B.

In einigen Milchproben war die Menge der Partikel vom Typ B so groß, daß eine chemische Untersuchung durchgeführt werden konnte. Man fand eine große einsträngige RNS und Revertase, wie sie für die onkogenen RNS-haltigen Viren charakteristisch ist. In 4 von 13 Milchproben wurde das Ferment gefunden, und in eben diesen Proben waren auch Partikel mit der Schwimmdichte der Onkornaviren enthalten, 1,16 g/ml. In Milchproben, die diese Partikel nicht enthielten, fand sich auch das Ferment nicht. In allen Eigenschaften ähnelt das Ferment der Revertase anderer onkogener Viren.

Wenn auch der Nachweis von Revertase in den Partikeln noch kein direkter Beweis für ihre Onkogenität ist, so ist es doch ein gewichtiges Argument dafür. Diese Forschungen, die unter der Leitung des Amerikaners Saul SPIEGELMANS durchgeführt wurden, wurden überall zum Gesprächsthema.

Im Sommer 1971 wiesen D. MOORE und seine Mitarbeiter auf die Möglichkeit hin, daß Viruspartikel von der Mutter auf die Nachkommen beim Stillen übertragen werden können, so wie es mit dem Virus des Mammakarzinoms der Mäuse geschieht. Als Begründung für diese Schlußfolgerung diente die Tatsache, daß das Serum von Patientinnen mit Mammakarzinom teilweise das Tumorvirus von Mäusen neutralisierte. Folglich bestand zwischen ihnen und den bei kranken Frauen gefundenen Partikeln eine Antigenverwandtschaft.

Haben die von den Wissenschaftlern gefundenen Partikel nicht vielleicht wirklich kausalen Anteil an der Entstehung des Mammakarzinoms des Menschen?

Das Interesse an den Forschungen zum Mammakarzinom des Menschen in Amerika war so groß, daß im Oktober 1971 eine spezielle Pressekonferenz zu diesem Problem in der amerikanischen Nationalen Akademie der Wissenschaften einberufen wurde. Teilnehmer waren prominente Wissenschaftler: Robert HUEBNER aus dem Nationalen Krebsinstitut, Saul SPIEGELMAN aus dem Krebsforschungsinstitut der Columbia-Universität, Philipp SHUBIK aus der Universität in Nebraska und Morris GREEN von der medizinischen Fakultät der Universität in San-Louis.

Als Antwort auf Journalistenfragen berichtete SPIEGELMAN von den Arbeiten des Laboratoriums von Dan MOORE und von seinen eigenen Arbeiten zum Nachweis von Viruspartikeln in der Milch von Frauen, die ähnlich dem Virus des Mammakarzinoms der Mäuse von der Mutter auf die Nachkommen übertragen werden. Dabei äußerte er die Ansicht, daß Frauen, die familiär mit Mammakarzinom belastet sind und deren Milch virusähnliche Partikel enthält, ihre Kinder nicht stillen sollten.

Sofort fragte einer der Journalisten SPIEGELMAN: „Das ist zweifellos ein sehr guter Rat; aber wo kann eine Frau die Untersuchung durchführen lassen? Was wird das kosten? Wieviel Frauen können jährlich untersucht werden?"

SPIEGELMAN versuchte, das mit einem Scherz abzutun: „Nun, sie können zu mir kommen. Wir machen das gratis. Leider ist diese Analyse nicht trivial und kann nicht in einem üblichen Krankenhauslabor durchgeführt werden."

„Und sind diese Teilchen tatsächlich Viren?“, fragte derselbe Journalist.

„Sie sind nicht von anderen Teilchen zu unterscheiden, die wir Viren nennen.“ Im Saal erhob sich Gelächter, und SPIEGELMAN fügte eilends hinzu: „Das ist nur Vorsicht, Sie können sie nennen, wie Sie wollen.“

„Bedeutet Ihre allgemeine Empfehlung zu dieser Frage, daß keine einzige Frau ihr Kind stillen soll, bis Sie nicht ...?“

„Nein, natürlich nicht“, unterbrach SPIEGELMAN den Journalisten. „Verstehen Sie, wenn meine Schwester aus einer Familie stammte, in der es Fälle von Brustkrebs gegeben hat, und man würde bei ihr Virusteilchen finden, dann würde ich ihr raten, ihr Kind nicht zu stillen.“

„Doktor SPIEGELMAN“, sagte der Journalist und schaltete sich wieder in das Gespräch ein, „die Materialien, die wir veröffentlichen, werden von vielen Hunderten von Millionen gelesen. Sie bitten uns nun, den Frauen zu empfehlen, ihr Kind nicht selbst zu stillen und eine Untersuchung vornehmen zu lassen, die unerreichbar ist ...“

„Nein, ich habe nicht gesagt, Sie sollten ihnen raten ...“

In dieses Gespräch, das eine unerfreuliche Wendung genommen hatte, schaltete sich Professor HUEBNER ein: „Lassen Sie mich dem Gespräch eine etwas andere Richtung geben. Es handelt sich um Folgendes: Es gibt Befunde, daß ein Virus vom Typ B tatsächlich bei Mäusen in ganz spezifischer Weise Brustkrebs erzeugt und daß es sich unter genetischer Kontrolle befindet; daher entwickelt sich der Krebs bei einigen Mäusen und bei anderen nicht. Und im Labor wissen wir, bei welchen Mäuselinien er sich entwikkeln wird und bei welchen kein Krebs auftritt, und natürlich können wir diesen Mäusen raten, ihre Babys nicht zu stillen ...“

Diese Worte riefen allgemeines Gelächter hervor. „Das Problem besteht darin“, sagte HUEBNER weiter, „zu beweisen, daß das beim Menschen gefundene Virus tatsächlich für die Krebsentstehung verantwortlich ist. Deshalb kann man den Frauen derzeit keinerlei Empfehlungen geben.“

SPIEGELMAN schloß sich den Ausführungen seines Kollegen an und bestätigte ebenfalls, daß die ursächliche Beteiligung des Virus am Brustkrebs noch nicht bewiesen sei.

Nur fünf Monate waren seit dieser Pressekonferenz vergangen, da veröffentlichte das Laboratorium von MOORE eine neue Mitteilung. Nachdem die Wissenschaftler eine feinere Klassifikation der Partikel entwickelt und den Umfang der Untersuchungen erheblich erweitert hatten, kamen sie zu einem völlig anderen

Schluß: Partikel der Typen B und C sind in der Milch von Frauen weit verbreitet, unabhängig davon, ob in ihren Familien Fälle von Mammakarzinom aufgetreten sind oder nicht.

1972 entdeckte die Forschergruppe unter Leitung von Spiegelman eine RNS, die der RNS des Mammakarzinomvirus bei Mäusen verwandt ist, bei der Mehrzahl der von ihnen untersuchten Fälle von Mammakarzinom bei Frauen. Irgendeine Verwandtschaft mit der RNS der Onkornaviren der Vögel und der Leukosevirus der Mäuse fand sich dabei nicht.

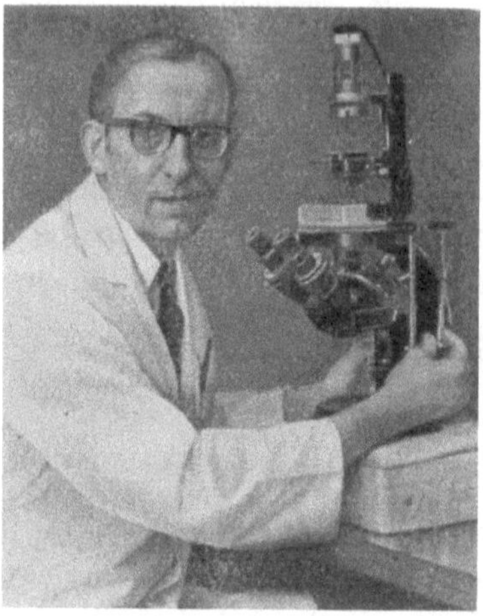

Robert Mac Allister

Kann man es aber auf dieser Grundlage als bewiesen ansehen, daß sich die Krebsgeschwulst im Ergebnis der Wirkung des Virus bildete? Vielleicht hat es im Krebsgewebe nur gute Existenzbedingungen gefunden. Um die kausale Beteiligung eines Virus am Krebs des Menschen behaupten zu können, bedarf es vieler Beweise, vieler Befunde und in erster Linie des Nachweises einer transformierenden Aktivität der Partikel in Zellkulturen und einer onkogenen Aktivität bei Tierversuchen.

* * *

Im Jahre 1972 berichtete der Amerikaner Mac Allister u. a., sie hätten aus einem Sarkom des Menschen ein Virus vom Typ C isoliert, das von allen bisher bekannten onkogenen Viren verschieden sei.

Dies ist die Geschichte dieser Forschungen: Aus den Zellen des *Rhabdomyosarkoms* eines Patienten (einer malignen Geschwulst der quergestreiften Muskulatur) gewannen sie eine Zellkultur. Weder im primären Tumor noch in der Zellkultur waren Partikel vom Typ C enthalten. Material aus der Kultur injizierten sie Katzenembryonen in einer späten Entwicklungsphase. Nach der Geburt erschienen bei den Katzen zahlreiche sarkomatöse Knoten. Der Struktur nach entsprachen sie genau dem menschlichen Tumor: Es waren Rhabdomyosarkome. Da man den Katzen zunächst Zellen injiziert hatte, konnte das eine einfache Zelltransplantation sein. Tatsächlich entsprach ihr Chromosomensatz dem des Menschen. Die Tumoren der Katzen waren also ein einfaches Transplantat eines Humansarkoms. Scheinbar gab es also nichts Neues. Als man aber die Tumoren unter dem Elektronenmikroskop untersuchte, fand man in ihnen Viruspartikel vom Typ C. Sie hatten alle Eigenschaften von Onkornaviren der Katzen und Nager.

Das neuentdeckte Virus erhielt die Bezeichnung RD 114 nach der Zellinie, in der es gefunden wurde. War das Virus nun aus den Zellen der Katze in das Transplantat übergewandert, oder war es ein Humanvirus? Um auf diese Frage eine Antwort zu finden, wurden zahlreiche Experimente durchgeführt.

Das klassenspezifische Antigen des Virus RD 114 war das gleiche wie bei anderen Onkornaviren, und das artspezifische Antigen war von dem der Katze, der Maus, der Ratte, des Hamsters und des Huhns verschieden.

In seinem Oberflächenantigen und seiner Revertase unterschied sich das Virus RD 114 ebenfalls von den Onkornaviren der Katze. Es gab also Grund zu der Annahme, daß dieses Virus nicht von der Katze stammte, sondern menschlichen Ursprungs war.

Welche biologischen Eigenschaften hat nun das Virus RD 114? Es vermehrt sich in Zellen von Mensch und Hund, und infiziert in der Kultur Embryonalzellen von Katze und Maus. Zellen von Schwein und Rind sind gegen das Virus resistent. Versuche, Zellkulturen von Katze, Hund, Maus und Ratte durch Zufügen des Virus RD 114 zu transformieren, waren nicht von Erfolg gekrönt.

Wenn auch noch viel erforderlich war, um zu beweisen, daß das Virus RD 114 tatsächlich beim Menschen Sarkom erzeugt, so sah man es doch als Kandidaten eines onkogenen Virus des Menschen an.

In kurzer Zeit gewannen vier Gruppen amerikanischer Wissenschaftler, die von P. Sarma, G. Todaro, R. Gilden und R. McAllister geleitet wurden, neue wichtige Erkenntnisse über das

Virus RD 114, indem sie von anderer Seite an die Klärung seines Ursprungs herangingen.

Aus Embryonalzellen einer Katze wurde ein Virus isoliert, das nicht mit anderen Onkornaviren der Katze verwandt ist. Es unterscheidet sich von ihnen in den Eigenschaften der RNS, im gruppenspezifischen Antigen und in der Revertase. Das neue Virus vermehrte sich nicht in normalen und tumorösen Zellen der Katze und erwies sich als ein von Generation zu Generation übertragenes „stummes", „latentes" Agens. Wie sich zeigte, liefert es aber in Zellen von Mensch und Affe Nachkommen, und als man es mit dem Virus RD 114 verglich, stellte sich ihre völlige Identität heraus. Man bezeichnete das neue Agens als RD-114-analoges Katzenvirus.

Im Zusammenhang mit diesen Befunden erhob sich natürlich neuerlich die Frage, ob RD 114 wirklich ein Humanvirus ist. Es gelingt nicht, es in den Zellen eines Rhabdomyosarkoms zu aktivieren, das unmittelbar einem Patienten operativ entfernt wurde. Hybridisierungsversuche der Nukleinsäuren ergab Homologie zwischen dem Virus RD 114 und der DNS der Katzenzelle auf dem Hintergrund fehlender Verwandtschaft mit der Zelle des Menschen. Insgesamt kann man es heute als gesichert ansehen, daß das Virus RD 114, auf dessen Erforschung mehrere Millionen Dollar verwendet wurden und auf das man soviel Hoffnung gesetzt hatte, doch kein Humanvirus, sondern lediglich ein animalisches Endovirus ist. In der Folgezeit erhielten die Wissenschaftler auch Beweise für die Verwandtschaft dieses Virus mit dem Endovirus der Paviane, diesen Affen der Alten Welt.

TODARO und BENEVISTE führen diese Verwandtschaft darauf zurück, daß vor vielen Millionen Jahren das Endovirus der Paviane auf Katzen übergegangen ist und sich im Laufe der Evolution im Vererbungsapparat der Katze festgesetzt hat. Das Virus RD 114 ist also ein enger Verwandter des Endovirus der Affen.

* * *

Eine weitere Forschungslinie führt zur Suche nach einem Virus bei Leukosekranken. Wie bereits gesagt, war man in einer Reihe von Laboratorien seit langem auf der Suche nach Leukoseviren des Menschen.

Die Leukosen waren nämlich im Laufe der letzten 20 Jahre das Hauptobjekt bei der Erforschung des Anteils der Viren an Tumorerkrankungen des Menschen. Hauptsächlich untersuchte man das BURKITT-Lymphom und die Bedeutung des DNS-haltigen Epstein-Barr-Virus für seine Entstehung. Nun erschienen in der Literatur aber Angaben, daß in kultivierten Leukosezellen auch Onkornaviren vorhanden seien, vorzugsweise solche vom Typ C.

In den Leukozyten von Leukosepatienten fand Saul SPIEGELMAN durch Hybridisierung der Nukleinsäuren Nukleotidsequenzen, die dem Leukosevirus der Mäuse zugehören. Die Forschungen SPIEGELMANS weckten wieder das Interesse für das RNS-haltige Agens und seine kausale Bedeutung für Humanleukosen.

Der Amerikaner Robert GALLO wies in Leukosezellen des Menschen Revertase nach. Er probierte sie an der RNS des onkogenen Hühnervirus und an verschiedenen synthetischen RNS aus. Wie sich zeigte, verhält sich das Ferment analog der Revertase von onkogenen Tierviren.

SPIEGELMAN untersuchte Blutproben von 23 Leukosepatienten und fand in 95% der Fälle Revertase, die zu einer RNS, vermutlich viralen Ursprungs, mit einer Sedimentationskonstanten von 70 S gehört. Unter Verwendung dieses Komplexes (Ferment + RNS) gewann er eine DNS, die mit der RNS verschiedener animalischer Onkornaviren Hybride lieferte. Die Hybridisierung bestimmt bekanntlich sehr genau den Verwandtschaftsgrad zweier Nukleinsäuren. Je näher sie einander stehen, um so mehr Hybridmoleküle werden gebildet. Wie sich zeigte, war die gewonnene DNS am nächsten mit Leukoseviren verwandt und wesentlich ferner mit animalischen Onkornaviren, die keine Leukose erzeugen.

Alle diese Befunde erregten die Gemüter, und viele machten sich auf die Suche nach dem Leukosevirus.

1971 berichtete eine Gruppe amerikanischer Forscher (E. PRIORI, L. DMOCHOWSKI, B. MEYERS und J. WHILBAR) von der Isolierung eines Virus aus Lymphomzellen des Menschen. Diese Zellen, die lange in der Kultur gehalten worden waren, enthielten Viruspartikel vom Typ C, die ständig ins Nährmedium übertraten. Das ermöglichte, das Virus zu isolieren und es zu untersuchen. Es hatte die Eigenschaften anderer Onkornaviren mit Partikeln vom Typ C. Nach dem Namen der Wissenschaftlerin, die es erforscht hatte, Elisabeth PRIORI, erhielt es die Bezeichnung ESP-1. Zunächst erschien alles zu bestätigen, daß es sich um ein Virus humanen Ursprungs handele. Eingehende Untersuchungen seiner Antigenstruktur zeigten jedoch, daß die Partikel des Virus ESP-1 neben dem klassenspezifischen Antigen gr_3 auch artspezifisches gr_1 enthalten, das mit dem Antiserum des artspezifischen Mäuseantigen reagiert. Eine weitere Bestätigung für einen Zusammenhang des ESP-1 mit dem Virus der Mäuseleukose war die Verwandtschaft ihrer Revertasen.

Das Ferment des Virus ESP-1 lieferte Kreuzreaktionen mit der Revertase aller RNS-haltigen onkogenen Viren der Nager und Katzen, vor allem aber mit dem Leukosevirus der Mäuse. Alles das führte zu dem Schluß, daß das Virus ESP-1 kein Humanvirus, sondern ein Mäusevirus sei.

Nach Angaben des Amerikaners Albert DALTON, der ESP-1 unter dem Elektronenmikroskop untersuchte, unterscheidet es sich in seiner Struktur von allen anderen onkogenen Mäuseviren.

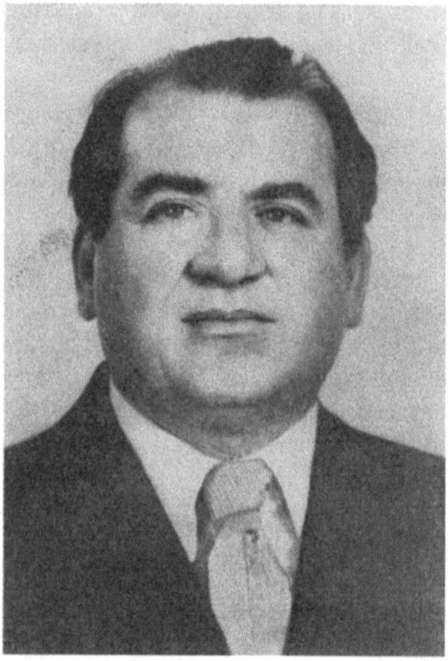

Boris Arkadjewitsch LAPIN

Drei sowjetische Wissenschaftlerkollektive unter der Leitung von B. A. LAPIN und O. G. ANDSHAPARIDSE und die Gruppe W. D. SOLOWJOWS und W. M. SHDANOWS schalteten sich in die Erforschung der humanen Leukosen ein.

Über die Untersuchungen der Gruppe B. A. LAPINS im Institut für experimentelle Pathologie und Therapie an der Akademie der Medizinischen Wissenschaften in Suchumi haben wir bereits in dem Kapitel über die Onkornaviren der Affen berichtet. Das Aufflammen einer leukoseähnlichen Erkrankung bei Affen, die Blut von Leukosepatienten erhalten hatten, verlangte natürlich Aufklärung, und um die zu gewinnen, wurde in Suchumi eine umfangreiche Arbeit geleistet.

Das Kollektiv ANDSHAPARIDSE begann seine Versuche 1966. Anlaß dazu waren Beobachtungen an einer Kultur, in die man Blut von Leukosepatienten eingebracht hatte und in der Anzeichen von Transformation bemerkt wurden. Die Wissenschaftler isolierten ein Virus mit den Eigenschaften eines Onkornavirus, das die Bezeichnung LPW (leukosopodobny wirus = leukoseähnliches Virus – d. Ü.) erhielt. Die Überprüfung seiner biologischen Aktivität war vielversprechend. Aber dann ging das Virus verloren. In den es produzierenden Kulturen fand man Antigen und Virionen eines Virus vom Typ D, Mazon-Pfaiser.

Dasselbe Schicksal widerfuhr den Untersuchungen der Gruppe W. D. SOLOWJOWS und W. M. SHDANOWS. Der Kandidat für ein Humanvirus der Leukose, den sie aus Zellkulturen von Lymphozyten eines Leukosepatienten isoliert hatten, ging verloren, und die Kultur erwies sich als durch ein Onkornavirus kontaminiert, das dem MAZON-PFAISER-Virus ähnlich war.

* * *

Umfangreiche und vielseitige Untersuchungen zur Virusätiologie des Krebses beim Menschen wurden in der DDR unter der Leitung von Arnold GRAFFI durchgeführt, der in der wissenschaftlichen Welt durch sein Virus der Mäuseleukose weithin bekannt wurde, das seinen Namen trägt, und durch die von ihm isolierten Viren des Goldhamsters. Große Erfahrung, Enthusiasmus und Hartnäckigkeit bescherten ihm auch hier Erfolg.

Die ersten Publikationen über die Entdeckung von Viruspartikeln bei der Elektronenmikroskopie von Leukosezellen des Menschen erschienen bereits im Jahre 1964. Vor der Untersuchung wurden die Leukosezellen kurzzeitig kultiviert. Die Viruspartikel wurden im Zytoplasma gefunden. Nach ihrer Größe, Form, Mikrostruktur und Vermehrungsweise durch Knospung an der äußeren Zellmembran wurden sie den Onkornaviren zugeordnet.

Später wurden Onkornaviren im Peritonealtumor einer Patientin, in der Plazenta und schließlich auch in einer Linie malignisierter Fibroblasten eines menschlichen Embryos gefunden.

Diese Linie hatte ihre Geschichte. Einer Patientin mit generalisiertem Kollumkarzinom wurde eine Frucht im Alter von 4,5 Monaten entfernt. Embryonale Fibroblasten des Herzens und der Lunge wurden zur Kultur verwendet. Zunächst wurden in der Kultur keinerlei Zellveränderungen beobachtet, aber dennoch setzten die Untersucher die Passagen fort und wurden für ihre Ausdauer belohnt.

Bei der 24. Passage machte die Kultur eine morphologische Transformation durch. Statt normaler Fibroblasten erschienen in der Kultur rundere und größere Zellen, die durch sehr rasches Wachstum gekennzeichnet waren. Als man sie Hamstern transplantierte, adaptierten sie sich und führten zur Bildung von Spindelzellsarkomen. Die Untersuchung der Chromosomen bewies den humanen Ursprung der neuen transformierten Zellinie, die die Bezeichnung PMF erhielt. Die Zellen dieser Linie wuchsen in der Kultur unbegrenzt und produzierten im Überfluß Viruspartikel.

Man untersuchte die Linie PMF in verschiedenen Richtungen. Bei der Elektronenmikroskopie fand man in den Zellen eine große Anzahl von Partikeln mit den Eigenschaften der Onkornaviren. Der Form nach unterschieden sie sich voneinander. Im Zytoplasma lagen typische A-Partikel, außerhalb der Zellen größere Partikel mit zentral gelegenem Nukleoid vom Typ C sowie Partikel gleicher Größe, jedoch mit exzentrisch gelegenem Nukleoid, die man dem Typ B zuordnete. Außerdem waren, ebenfalls extrazellulär, Partikel mit einem Nukleoid „von zylindrischer Form", „mit einer Verdichtung im Zentrum" zu sehen, wie die Untersucher schrieben. Diese Partikel waren sehr zahlreich. Man ordnete sie den Onkornaviren vom Typ Mazon-Pfaiser zu. Alle Teile bildeten sich durch Knospung auf der Zellmembran.

Die biophysikalischen und biochemischen Parameter bestätigten die Zugehörigkeit der Partikel zu den Onkornaviren.

Die Revertase des isolierten Virus, die nach der sie produzierenden Zellinie PMF genannt wurde, war dem Ferment des Affenvirus ähnlich und verschieden von der Revertase anderer Onkornaviren der Mäuse, Hamster, Katzen, Ratten und Rinder. Immunologische Versuche differenzierten deutlich zwischen dem Virus PMF und den Onkornaviren von Maus, Ratte, Goldhamster, Katze und Wollaffe. Alles sprach dafür, daß es sich um ein Primatenvirus vom Typ D handelte. Der Mensch gehört ebenso wie der Affe zu den Primaten. Obwohl sie die Möglichkeit einer zufälligen Kontamination der Kultur mit dem Mazon-Pfaiser-Virus nicht übersahen, waren die Untersucher dennoch nicht zu dieser Schlußfolgerung geneigt. Sie schrieben: „Die Herkunft dieses Virus vom Menschen kann man als sehr wahrscheinlich, wenn auch nicht als gesichert ansehen."

1972 beschrieben die sowjetischen Wissenschaftler K. W. Iljin, A. F. Bykowski und Sh. Sh. Spure ein Virus, das sie in überimpfbaren Zellen eines Kehlkopfkrebses vom Menschen gefunden hatten.

Die Geschichte dieser Entdeckung war folgende: Als sie das Zellwachstum einer Sublinie in der Kultur beobachteten, bemerkten die Wissenschaftler Herde, die an Transformationsherde erinnerten. Um den Herd herum hatten die Zellen das übliche Aussehen. Das führte zu der Annahme einer möglichen Transformation der Zellen durch ein Virus. Das, so schien es, ließ sich leicht widerlegen oder bestätigen; man brauchte lediglich homologe und heterologe Zellen mit zellfreiem Material der verdächtigen Kultur zu kontaminieren. Die Versuche wurden durchgeführt. Drei Monate vergingen — keinerlei Anzeichen einer Wirkung des hypothetischen Virus auf die Zellen. Man beschloß, die infizierten Zellen weiter zu passagieren. Während Kontrollkulturen nur drei Monate durchhielten und dann zugrunde gingen, wuchsen die infizierten Zellen auch im 6. und 7. Monat noch weiter. Ihre Untersuchung unter dem Elektronenmikroskop zeigte zwei Typen von Virionen, die einen vom Typ A, und die zweiten erinnerten in ihrer Morphologie an Typ B, hatten jedoch keine Auswüchse. In den nicht infizierten Kulturen fanden sich diese Partikel nicht.

Die Elektronenmikroskopie bot die Möglichkeit, die Entwicklungsstadien der Virionen zu verfolgen. Durch Immunfluoreszenz wurde festgestellt, daß in den infizierten Zellen ein spezifisches Antigen enthalten war, das von einem Virus stammte, das nach seinen Entdeckern als Iljin-Bykowski-Virus oder kurz VIlB genannt wurde. Dann folgte die Routinearbeit zur Untersuchung der Eigenschaften und Besonderheiten des Virus. Details der Partikelstruktur und ihrer Entwicklung, biophysikalische und biochemische Eigenschaften, Antigeneigenschaften der Eiweiße, die durch das Virus kodiert werden und in das Virus eingehen, alles das wurde benutzt und ermöglichte den Schluß, daß das Virus zum Typ D gehört, daß es viele Eigenschaften des Affen-Onkornavirus Mazon-Pfaisèr aufweist, sich von ihm aber in den Hüllenantigenen unterscheidet, d. h. in den typspezifischen Determinanten.

Später wurden aus verschiedenen überimpfbaren Zellen des Menschen antigenähnliche Viren isoliert. Es besteht Grund zu der Annahme, da es zu einer Kontamination der Kulturen gekommen war und es sich um ein und dasselbe Virus handelt.

Welche biologischen Eigenschaften hat nun das Virus VIlB?

Empfänglich für das Virus sind Zellen von Mensch, Affe, Schwein und Kaninchen. Es aktiviert im Frühstadium der Infektion die Synthese von Zell-DNS, RNS und Eiweißen, führt aber zu keiner sichtbaren Transformation. Übertragung des gereinigten Virus oder virushaltiger Zellen (der humanen Linie des Kehlkopfkrebses HEp-2) auf neugeborene Mäuse und Hamster führt nicht zur Erkrankung. In Zellen des Mammakarzinoms und einiger anderer Humankarzinome (aber nicht Sarkome!) wurden Nukleotidsequenzen des Genoms des ILJIN-BYKOWSKI-Virus gefunden, Revertase des Virus und Virusantigene. Dem Virus homologe Nukleotidsequenzen wurde auch in der Milch von Frauen mit Mammakarzinom gefunden. Diese Befunde werden als Hinweise auf einen Zusammenhang des isolierten Virus mit einigen Formen des Krebses beim Menschen, speziell mit dem Mammakarzinom gewertet.

* * *

In den Jahren 1974—1976 erschien eine Reihe neuer Mitteilungen über Erfolge bei der Suche nach dem Krebsvirus des Menschen. In den einen wurde von der Isolierung eines Onkornavirus der Primaten vom Typ C aus Kulturen maligner Humanzellen und von Zellen eines menschlichen Embryos gesprochen, in anderen vom Nachweis der Antigene und Antikörper dieser Viren bei Menschen, über das Vorhandensein von Nukleotidsequenzen, die der RNS des Endovirus vom Typ C der Paviane homolog sind, in der DNS menschlicher Tumorzellen, ja sogar von einer „horizontalen" Übertragung von Onkornaviren bei Menschen.

Jede Untersuchung zur Ätiologie des Krebses beim Menschen, zumal wenn sie zu positiven Ergebnissen geführt hat, zog die Aufmerksamkeit auf sich. Daher ist es nicht erstaunlich, daß die Arbeiten über „Spuren" eines onkogenen Virus beim Menschen mit Hinweis auf seine mögliche Bedeutung als kausaler Faktor des malignen Wachstums und auf die Möglichkeit einer „horizontalen" Übertragung lebhaftes Interesse und große Unruhe auslösten. Wissenschaftliche und populärwissenschaftliche Verlage reagierten mit Artikelserien, und das verstärkte wiederum die Resonanz in breiten Schichten der Öffentlichkeit.

Es ergab sich die dringende Notwendigkeit, die Situation ernsthaft zu analysieren: Sind wir tatsächlich mit dem Faktum der Entdeckung des Krebsvirus des Menschen konfrontiert?

11 prominente amerikanische Wissenschaftler, von denen jeder sein Scherflein zur Entdeckung und Untersuchung der Onkornaviren der Tiere beigetragen hat und die demzufolge die modernen Forschungsmethoden beherrschten, stellten einen gemeinsamen Bericht zu diesem Problem zusammen, der auf den von ihnen gewonnenen Resultaten basierte.

Zu ihnen gehörten die bereits erwähnten Robert HUEBNER, Robert Mac ALLISTER, Richard HEBERLING, Mary GARDNER und andere. Ihnen *gelang es nicht*, Onkornaviren in menschlichen Geweben und Zellkulturen unter dem Elektronenmikroskop zu finden. *Erfolglos* waren alle ihre Versuche, infektiöse Onkornaviren aus Kulturen normaler und tumoröser Humanzellen, aus Embryonen, aus der Plazenta und aus anderen Geweben inklusive Karzinom-, Sarkom- und Lymphomgewebe zu isolieren.

Negative Ergebnisse zeitigte die Suche nach artspezifischen und klassenspezifischen Antigenen der Onkornaviren der Säuger wie auch nach den entsprechenden Antikörpern bei Menschen, auch bei Anwendung höchstempfindlicher Methoden. In der DNS von Leukosezellen des Menschen und in der RNS des Endo-Onkornavirus der Paviane wurden *keine* homologen Nukleotidsequenzen gefunden.

Dieselben Methoden „funktionierten einwandfrei" bei allen bekannten Onkornaviren der Tiere in den Händen derselben Experimentatoren. „Wenn daher", so schrieben sie, „gesunde Personen oder Patienten mit Krebs oder mit Erkrankungen des Bindegewebes exogen mit einem oder mehreren Onkornaviren animalischen Ursprungs infiziert gewesen waren, hätte man zumindest eine humorale Immunreaktion erwarten können, die mit unseren Tests auf art- oder klassenspezifische Antikörper leicht hätte nachgewiesen werden können."[1]

Sie wurden aber in Hunderten von Serumuntersuchungen nicht gefunden. Das ist ein schlagkräftiges Argument gegen eine „horizontale" Infektion des Menschen durch irgendein bekanntes Säugervirus vom Typ C.

Sogar bei den Personen, die offensichtlich Kontakt mit Onkornaviren vom Typ C der Mäuse, Katzen und Affen gehabt hatten, fanden sich keine Anzeichen einer Infektion.

„Unsere Befunde", resümierten die Wissenschaftler, „decken sich weder mit den Mitteilungen über die Isolierung eines Primatenvirus vom Typ C aus Kulturen von Humanzellen und Zellen menschlicher Embryonen (R. Gallagher und R. Gallo, 1975; K. Nooter u. a., 1975; C. Panem u. a. 1975) noch mit den Angaben über eine mögliche horizontale Verbreitung dieser Viren in einer Menschenpopulation (Wong-Stal u. s., 1976)."[2]

Besonders unterstreichen sie die Tatsache, daß auch in einem gut organisierten Labor mit erfahrenem Personal eine Kontamination der Menschenzellkulturen mit animalischen Onkornaviren

---

[1] M. B. Gardner et al. "Search for RNA Tumor Virus in Humans". Cold Spring Harbor, Conferences on Cell Proliferation, vl. 4: Origins of Human Cancer, 1977.

[2] Ebenda.

passieren kann. Eine solche Kontamination ist dann die Quelle fehlerhafter Urteile und Schlüsse.

Ihrer Meinung nach gibt es also keine zweifelsfreien Beweise für das Vorkommen von Onkornaviren des Typs C und B bei Menschen.

Die negativen Resultate sind ein überzeugender Beleg dafür, daß es beim Menschen nicht zur Synthese vollständiger infektiöser Partikel eines Endo-Onkornavirus kommt, aber sie schließen nicht aus, daß sich im Genom von Humanzellen nichtinfektiöse endovirale Genome befinden.

Wenn das Genom eines humanen Endo-Onkornavirus defekt ist, wenn lediglich einzelne nichtinfektiöse Partikel gebildet werden, wenn die Reaktionen durch starke Repressoren oder Immunmechanismen unterdrückt sind, dann muß man eine andere Technik entwickeln, um immunologische und biochemische „marker" („Spuren") eines humanen Endovirus nachzuweisen.

Bei der Entwicklung dieser Methoden müssen Modellsysteme der Tiere wieder eine große Rolle spielen. Sie helfen aufzuklären, wie das Genom der Onkornaviren funktioniert und welche Methoden man anwenden kann, um es beim Menschen nachzuweisen und zu kontrollieren.

Die Wissenschaftler hoffen natürlich, daß künftige Forschungen in dieser Richtung die gewünschten Ergebnisse zeitigen.

* * *

Die Isolierung von Virus-Kandidaten beim Menschen hängt also noch in der Luft, aber für den Experimentator, den Forscher ist auch die Luft ein Nährboden für die Idee, eine Anti-Virus-Vakzine zu produzieren, die den Kampf gegen die malignen Tumoren unterstützen könnte.

Ein Mittel gegen den Krebs zu finden – was kann es Wichtigeres geben? Ein Verfahren zu finden, um ihm vorzubeugen, das ist der Wunschtraum jedes Wissenschaftlers. Deshalb wird die Suche nach dem Krebsvirus des Menschen fortgesetzt.

Wer sucht, der wird auch finden.

Theorien, Theorien, Theorien ...

Wir haben unser Buch mit einer Beschreibung der Erfolge bei der Suche nach Viren begonnen, die im Experiment bei Tieren Tumoren erzeugen. Die Anfangserfolge wurden aber bald von einer

Flaute abgelöst. Die Mißerfolge häuften sich, und immer seltener wurden die Stimmen, die die Virustheorie verteidigten. Was war geschehen?

Erstens erwies sich, daß in vielen natürlichen Tumoren der Tiere und des Menschen und in Tumoren, die durch chemische Substanzen und Bestrahlung erzeugt wurden, keine Viren waren oder zumindestens, daß sie mit keiner der gängigen Methoden nachweisbar sind.

Zweitens wurden in natürlichen und künstlichen Tumoren keine gemeinsamen Antigene gefunden. Sie mußten aber, so meinte man, nachweisbar sein, wenn die Tumoren viralen Ursprungs wären.

Diese Ansichten beruhten auf der Tatsache, daß onkogene Agenzien, ebenso wie alle anderen Viren, ihre Existenz in der Natur dadurch erhalten, daß sie unter Tieren ein und derselben oder benachbarter Generationen durch „horizontale Übertragung" verbreitet werden. So werden nämlich nahezu alle infektiösen Viren übertragen. Sie lassen sich im infizierten Organismus immer nachweisen: Man findet infektiöse Partikel, Virusantigene und Antikörper gegen die Viruseiweiße.

Das Fehlen dieser Infektionssymptome in natürlichen und in vielen experimentellen Tumoren wurde als unbestreitbares Argument gegen die Theorie angesehen, nach der Viren die Ursache aller malignen Tumoren sein sollten.

Die Virustheorie nahm an, daß sich das Virus ständig in der Tumorzelle befindet und so die Weitergabe des tumorösen Zustandes von einer Zellgeneration auf die nächste bewirkt. Da dafür die Beweise fehlten, entstand die Hypothese, daß das Virus den Vererbungsapparat der Zelle lediglich „verdirbt", indem es irreversible Veränderungen, *Mutationen* erzeugt. Sind sie einmal entstanden, dann ist für die Aufrechterhaltung des tumorösen Zustandes in den folgenden Zellgenerationen des Virus nicht mehr vonnöten.

Aus diesem Anlaß schrieb L. A. SILBER in den 40er Jahren: „Die Rolle des Virus reduziert sich in diesem Falle darauf, daß es die Erbeigenschaften der Zelle verändert, aus einer normalen eine Tumorzelle macht, und die so entstandene Tumorzelle dient dann als Ausgangspunkt des Tumorwachstums."[1]

Äußere Bedingungen (Bestrahlung und chemische kanzerogene Substanzen) sowie innere (Hormone und erbliche Disposition) konnte man nach Ansicht vieler Wissenschaftler mit demselben Recht wie Viren als krebserzeugende Ursachen ansehen. Dabei sahen die einen Forscher Umwelteinflüsse („chemische Theorie"

---

[1] In der Zeitschrift „Klinische Medizin", 1945.

und „Strahlentheorie“ der Krebsentstehung) die anderen Veränderungen im Vererbungsapparat der somatischen Zelle („Theorie der somatischen Mutation“[1]) als primär an. Viele Wissenschaftler neigten schließlich zu der Ansicht, daß Krebs durch verschiedene Ursachen ausgelöst werden kann, und es daher falsch sei, seine Entstehung auf irgendeinen Einzelfaktor des äußeren oder inneren Milieus zurückzuführen. Ein Vertreter dieser Ansicht war in unserem Lande der berühmte Chirurg Nikolai Nikolajewitsch Petrow.

In der Tat können im Experiment alle aufgezählten äußeren und inneren Faktoren Krebs erzeugen, und allein dieser Umstand machte es schwer, die Virustheorie der Entstehung aller malignen Tumoren zu akzeptieren.

Die erbitterten Diskussionen zwischen den Anhängern der verschiedenen Theorien überdauerten die 40er und 50er Jahre. Exzellente Wissenschaftler widerlegten mit Geist und Scharfsinn die Argumente ihrer Widersacher, und die Zuhörer nahmen jeden kühnen Gedanken, jeden anschaulichen Vergleich, jede heftige Attacke, jeden Scherz und manchmal auch jedes Lächerlichmachen mit Begeisterung auf. Der eifrigste Verfechter der Virustheorie war bei uns Professor L. A. Silber. Ihm und seiner Schule standen bekannte sowjetische Wissenschaftler gegenüber, darunter L. M. Schabad, I. M. Neiman, P. F. Sdrodowski, L. F. Larionow, P. N. Kosjakow und B. I. Joffé.

Zeuge und Teilnehmer derartiger „Schlachten“ war auch die Verfasserin dieser Zeilen. Ihr entschiedener Hauptgegner war Jossif Abramowitsch Kassirski, der größte Internist unserer Zeit, ein Mann von großem Verstand, großem Wissen und lebhaftem Temperament. Es gab keine Konferenz, auf der wir nicht „die Klingen kreuzten“, er gegen, ich für die Virustheorie. Sein Hauptargument war: Leukose, Sarkom und Karzinom sind nicht infektiös, deshalb besteht kein Grund, für sie ein infektiöses Virus zu postulieren. Als Internist stand er auf der Position der somatischen Mutationen.

Diese Theorie, die für einige Zeit in den Hintergrund geraten war, belebte der bekannte australische Wissenschaftler Burnet in den 60er Jahren wieder als Antipode der Virustheorie. Ihre Grundthese lautete: Krebs ist das Resultat der Mutation einer somatischen Zelle mit nachfolgender Auslese eines Klons[2] von Tumorzellmutanten. Die Mutationen entstehen im Organismus

---

[1] lat. soma — Körper. Als somatisch werden alle Zellen des Körpers mit Ausnahme der Geschlechtszellen bezeichnet.

[2] Gesamtheit der Nachkommen einer Zelle; grch. Sprößling, Trieb.

von selbst, aber ihre Entstehung kann unter dem Einfluß von Bestrahlung, chemischen Kanzerogenen und onkogener Viren, die das Abwehrsystem des Organismus unterdrücken, beschleunigt werden. Unter natürlichen Bedingungen ist dieses System aktiv, vor allem in jungen Jahren. Es produziert Antikörper und schützt die Interessen des Organismus, indem es die Ausbreitung einmal entstandener Tumorzellen verhindert oder, wie BURNET sagt, ihnen ein Verbot auferlegt. Die „verbotenen" Zellen werden von den Immunfaktoren zerstört und gehen zugrunde. Mit dem Alter wird dieses immunologische Schutzsystem schwächer und nimmt

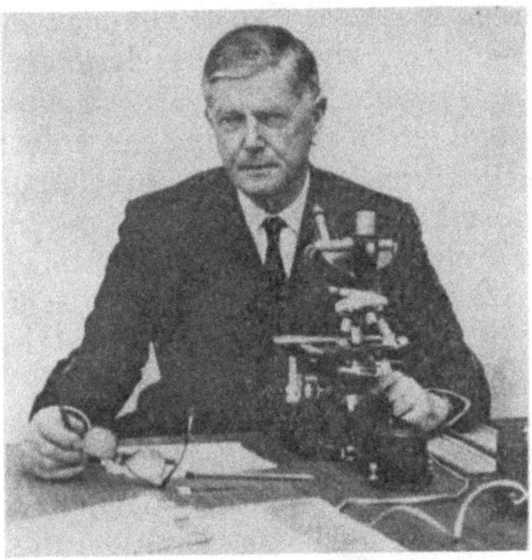

Frank Macferlan BURNET

seine Pflichten nur noch unvollkommen wahr. Unter diesen Bedingungen kann sich aus den sich rasch vermehrenden Tumorzellen ein Tumor bilden. Da sie das Immunsystem unterdrücken, führen chemische und physikalische Kanzerogene sowie Viren im Prinzip zum gleichen Effekt wie das Altern. In allen Fällen sind aber die eigentliche Ursache des Krebses nicht die äußeren Faktoren, sondern genetische Veränderungen, Mutationen, die zur Entstehung einer Tumorzelle führen.

Diese Theorie stimmte gut mit den epidemiologischen Befunden über die Verteilung von Krebsfällen bei verschiedenen Völkern, in verschiedenen Ländern, zu verschiedenen Zeiten und unter Personen unterschiedlichen Alters überein. (Das BURKITT-Lymphom in Äquatorialafrika ist eine Ausnahme unter den übrigen Tumoren des Menschen und verändert daher das allgemeine epidemiologische Bild nicht wesentlich). Die DNS-haltigen onkogenen Viren SV-40, die Adenoviren von Mensch, Affe, und Vögeln untergruben keineswegs die BURNETsche Theorie, da sie bei ihren natürlichen Wirten keine Tumoren erzeugen. Die Fähigkeit der DNS-haltigen Viren, bei einem fremden Wirt Tumoren zu erzeugen, ließ sich befriedigend innerhalb der BURNETschen Theorie erklären (unter Berücksichtigung ihrer Einwirkung auf das Immunsystem des Organismus). Eine Ausnahme war freilich das Polyomavirus (es wurde nach einer Reihe von Transplantationen in der Gewebskultur für neugeborene Mäuse onkogen), das Virus der MAREKschen Krankheit und das EPSTEIN-BARR-Virus.

Mit der Weiterentwicklung der virologischen wie auch anderer Forschungen sammelten sich Befunde an, die neue Theorien der Krebsentstehung zeugten. Die einen machten Verschiebungen in den Immunreaktionen zum Angelpunkt, andere Veränderungen der Oberflächeneigenschaften von Tumorzellen, die dritten eine Aktivierung „stummer" Zellgene und eine Veränderung des Differenzierungszustandes der Zelle in Richtung auf eine Vereinfachung, die vierten „vertikal" übertragene onkogene Viren usw.

Auf Grund von Verallgemeinerungen neuer experimenteller Materialien formulierte L. A. SILBER 1961 die viral-genetische Theorie, wobei er die Grundelemente seiner bereits in den 40er Jahren aufgestellten Hypothese beibehielt.

Nach dieser Theorie ist die Ursache des Krebses ein Virus als Träger eines Faktors, der eine tumoröse Veränderung erzeugt. Die neue virale Erbinformation wird vollständig oder partiell in das Genom der Zelle eingebaut, erzeugt dort eine Veränderung, die die Zelle dem Einfluß derjenigen Systeme des Organismus entzieht, die ihr Wachstum und ihre Vermehrung steuern, und schafft so die Bedingungen für eine unkontrollierte Zellvermehrung. Unter günstigen Bedingungen entsteht im Organismus ein Klon von Tumorzellen, und es bildet sich ein Tumor. Nachdem das Virus die Zelle in den tumorösen Zustand versetzt hat, ist es am weiteren Verlauf unbeteiligt. Die physikalischen und chemischen Kanzerogene sind nicht die Ursache des Tumors, sondern beeinflussen nur die Realisierung der onkogenen Eigenschaften des Virus.

Ihre detailliierteste und vollständigste Darstellung fand diese Theorie in dem Buche L. A. SILBERS „Die viral-genetische Theorie der Krebsentstehung", das posthum im Jahre 1968 erschien. Wir sind hier nur auf ihre Grundzüge eingegangen. Die Theorie L. A. SILBERS erstreckt sich sowohl auf die DNS- als auch auf die RNS-haltigen onkogenen Viren, obwohl zu jener Zeit nur gesichert war, daß der genetische Apparat der DNS-haltigen onkogenen Viren in die Zelle eindringt. Gewiß, H. TEMIN hatte die Vermutung geäußert, daß von der RNS eines onkogenen Virus eine DNS-Kopie ein Provirus erzeugt und in den Vererbungsapparat der Zelle eingebaut wird, aber der Mechanismus dieses Prozesses blieb noch unklar. Erst nach der Entdeckung der Revertase erhielt die Provirustheorie von Temin ein solides Fundament und fand auch Anerkennung.

Der Schwerpunkt verlagerte sich in einer bestimmten Etappe wieder auf die Untersuchung des onkogenen Wirkungsmechanismus der RNS-haltigen Viren (Onkornaviren).

Über diese Viren wurden die folgenden Befunde zusammengetragen:

1. Man findet sie nicht selten in natürlichen Tumoren, aber auch in solchen, die experimentell durch chemische Kanzerogene und durch Bestrahlung erzeugt wurden. Übertragung von Onkornaviren auf Tiere führt zur Tumorentwicklung. In den Fällen, da der Tumor nicht durch Filtrate übertragbar ist, gelingt es dennoch, unter dem Elektronenmikroskop typische Viruspartikel aufzufinden (beim Mammakarzinom vom Typ B, bei anderen malignen Tumoren für gewöhnlich vom Typ C) oder aber Produkte mit viralem Gepräge, die auf das Vorhandensein der Erbsubstanz des Virus hinweisen.

2. In normalen, nicht infizierten Zellen von Embryonen und neugeborenen Tieren bzw. frischgeschlüpften Kücken findet man gruppenspezifische Antigen und Partikel vom Typ C, was auf das Vorhandensein und Funktionieren von Virusgenen hinweist. Später werden diese Gene unterdrückt und können sich in latentem Zustande lange im Organismus aufhalten.

3. Unter natürlichen Bedingungen ist der Hauptfaktor für das „Erwachen" der Viren das Altern. Im Experiment läßt sich ihr Erbmaterial bei gesunden, nichtinfizierten Tieren durch eine Reihe von Faktoren aktivieren. Dazu zählen chemische Kanzerogene, Bestrahlung, Hormone, Mutagene und Infektionen mit anderen Viren. Die in normalen Zellen enthaltenen onkogenen Viren gelangen bei häufigen Überimpfungen in der Gewebskultur aus ihrer „Erstarrung".

Bei „niedrigkanzerösen" Tieren (die selten an Krebs erkranken) gelingt das schwerer als bei „hochkanzerösen". Die Onkornaviren, die die Ursache vieler natürlich entstehender Tumoren sind, sind bei gesunden Tieren sehr weit verbreitet. Es wurde die Vermutung geäußert, daß sich ihre Erbsubstanz im Vererbungsapparat der Zellen sämtlicher Wirbeltiere befindet.

1969 stellten die Amerikaner R. HUEBNER und J. TODARO auf der Grundlage zahlreicher Experimente und Beobachtungen eine Hypothese auf, die man als „Theorie der Onkogene" bezeichnete.

Nach dieser Theorie enthalten die Zellen von Wirbeltieren Erbsubstanz von Onkornaviren, ein *Virogen*, das die Information für die Bildung von Viruspartikeln liefert. Im Virogen gibt es einen Abschnitt, das *Onkogen*, das für die tumoröse Umwandlung der Zelle verantwortlich ist. Die beiden Operone funktionieren in

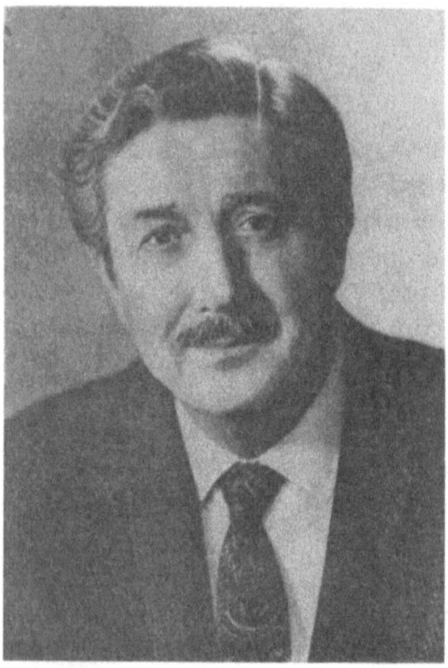

Robert Josef HUEBNER

der Zelle unabhängig voneinander, sind jedoch für gewöhnlich unterdrückt. Im frühen Embryonalstadium tritt das erste Operon teilweise in Erscheinung, es werden virale Messenger-RNS, gruppenspezifisches Antigen und Partikel vom Typ C gebildet. Dann unterliegen sämtliche Virusgene einer massiven Repression, die über lange Zeit andauert, zumeist über das ganze Leben des Tieres, wobei sie von einer Zellgeneration zur nächsten weitergegeben werden. Sie befinden sich auch in den Geschlechtszellen und gehen so von den Eltern auf die Nachkommen über. Diese „vertikale" Ausbreitung sorgt für die weite Verbreitung der Erbsubstanz der Onkornaviren in der Natur.

Das Auftreten eines Tumors oder von Viruspartikeln hängt vom Übergang eines oder beider Operone aus der Repression in die Aktivität ab. Der inaktive Zustand der Virusgene in der Zelle ist durch die Wirkung von zellulären Repressoren bedingt.

Diese Repressoren sind bei Tieren verschiedener Arten und Gattungen, unterschiedlichen Alters und in den Zellen verschiedener Gewebe unterschiedlich stark. Beispielsweise ist es im Epithel der Haut und der Schleimhäute stärker als im Bindegewebe und dort wieder stärker als im hämatopoetischen Gewebe. Daher beobachtet man im jüngeren Alter Krebs (der aus dem Epithel hervorgeht) und Sarkom (ein Tumor des Bindegewebes) selten, Leukosen (tumoröse Veränderungen des hämatopoetischen Gewebes) dagegen häufiger.

Mit dem Altern des Organismus werden die Repressoren schwächer. Ihre Existenz wurde auch in der Theorie von HUEBNER-TODARO angenommen, und man setzte auf ihren Nachweis große Hoffnungen, denn das könnte einen neuen Weg für die Krebsprophylaxe und -therapie eröffnen.

Defekte im Vererbungsapparat der Zelle, Mutationen, Einwirkungen äußerer Agenzien, wie Bestrahlung, chemische Mutagene und Kanzerogene, aber auch andere Viren, alles das kann die Wirkung der Repressoren abschwächen und damit zur Aktivierung des Onkogens und zur Entwicklung eines Tumors beitragen. Der Tumortyp hängt dann von den Besonderheiten der Zelle ab, in der das Onkogen aktiviert wird: Aus Epithel entsteht ein Karzinom, aus dem hämatopoetischen Gewebe eine Leukose und aus Zellen des Bindegewebes ein Sarkom.

Die Operone haben unabhängige Repressoren. Werden gleichzeitig beide Operone aktiviert, dann kommt es sowohl zur Produktion infektiöser Partikel als auch zur Tumorentwicklung. Dabei kann der Tumor infolge des in ihm enthaltenen infektiösen Virus mit seinem aktiven Onkogen durch zellfreies Material übertragen werden. Die zellfreie Überimpfung besteht in der Zufuhr zusätzlicher aktiver Onkogene, die selbst dann eine Transformation bewirken, wenn die vor der Injektion vorhandenen Onkogene in der Zelle inaktiv waren. Für gewöhnlich enthalten Tumoren kein freies Virus, nur die Onkogene sind in ihnen aktiv. Die Infektion durch ein Onkornavirus führt der Zelle zusätzliche Onkogene zu, aber ob sie zur Entwicklung eines Tumor führt, hängt sowohl vom Virus als auch vom Wirt ab.

Nach der Theorie von HUEBNER und TODARO liegt also dem tumorösen Wachstum eine Störung des Regulationsmechanismus zugrunde, der bestimmte Abschnitte der Erbsubstanz des Virus, das sich ständig im Genom der Zellen der Wirbeltiere befindet, „ein- oder ausschaltet". Natürlich erhebt sich die Frage, ob das Virus schon immer in der Zelle war, ob also, anders gesagt, die virale Erbsubstanz integraler Bestandteil des Zellgenoms ist. Diese Frage beantworten HUEBNER und TODARO wie folgt: Die viralen Gene sind durch eine Infektion von außen in die Zelle gelangt, und zwar vor mehr als 300 Millionen Jahren. Erst dadurch haben die Zellen der Wirbeltiere die Virusgene aufgenommen.

Ist aber nicht eine Theorie, die die Existenz eines Onkogens in jeder Körperzelle annimmt, zu pessimistisch? Dazu bemerkt TODARO: „Als Gegengewicht zu der Vorstellung, daß die Theorie des Onkogens pessimistisch ist, da sie sagt, daß jeder den Keim des eigenen Untergangs in sich trägt, ist sie insofern optimistisch, als sie nur einen einzigen Mechanismus (oder relativ wenig Mechanismen) der Tumorbildung voraussetzt.“ (Hier vermag der Übersetzer sich nicht der Bemerkung zu enthalten, daß die Güte einer Theorie wohl weniger durch ihren Gehalt an Optimismus, als vielmehr durch ihren Gehalt an Wahrheit bestimmt wird.) Mit anderen Worten, wenn das Onkogen aktiviert wird, dann liefert das Virus die Information für die Synthese eines speziellen transformierenden Eiweißes.

Sobald sich dieses Eiweiß bildet, bekommt die Zelle maligne Eigenschaften unabhängig davon, ob sie infektiöse Viruspartikel enthält oder nicht. Deren Vorhandensein unterstützt den Organismus eher darin, auf das Erscheinen der Tumorzelle zu reagieren und das ganze Arsenal des Abwehrsystems gegen sie zu mobilisieren.

Der Startmechanismus der tumorösen Entartung ist also ein transformierendes Eiweiß. Worum handelt es sich nun dabei?

Viele Wissenschaftler bemühten sich um seinen Nachweis. Für eine gewisse Zeit stand die Theorie von HUEBNER und TODARO im Brennpunkt der Aufmerksamkeit; sie wurde intensiv bearbeitet und durch immer neue und neue Fakten gestützt. Sie fügten sich in die Vorstellung ein, daß die Wirbeltiere in ihren Zellen ein Genom eines Onkornavirus im Zustande der Repression enthalten, das zur Entwicklung eines Tumors führt, wenn er unter bestimmten Bedingungen aktiviert wird.

Dadurch, daß sie Anlaß zu vielgestaltigen Forschungen gab, hat diese Theorie in der Onkovirologie ihre Rolle gespielt. Wie es aber nun einmal oft in der Wissenschaft geschieht, die Gegner der Theorie von HUEBNER und TODARO schlugen eine andere Erklärung für die angesammelten Daten vor.

Protovirus und Tumor

1970 entwickelte TEMIN seine Theorie der Entstehung maligner Tumoren, die Theorie des Protovirus[1]. Grundlage dieser Theorie waren die Befunde über die Revertase, jenes Ferment, das in der

[1] grch, protos — erster.

Zelle die Informationsübertragung von der RNS auf die DNS realisiert. Nach TEMIN ist das Protovirus eine normale Komponente, die am Prozeß der Zelldifferenzierung beteiligt ist. Zu Beginn der Teilung des befruchteten Eies sind alle Zellen gleichartig. Dann erwirbt die Zelle durch wiederholte Informationsübertragung vom Protovirusabschnitt der Kern-DNS auf die RNS und zurück von der RNS zur DNS mit Einbau der neusynthetisierten DNS in den Vererbungsapparat der Zelle und Umstrukturierung der Nukleotide ein kompliziertes Genom, das sie von der Zelle eines anderen Gewebes des Organismus unterscheidet. Bei der embryonalen Zelldifferenzierung spielt die Revertase die entscheidende Rolle.

$$\text{Protovirus-DNS} \xrightarrow[\text{Transkription}]{\text{DNS-Polymerase}} \text{RNS} \xrightarrow[\text{Retranskription}]{\text{Revertase}} \text{DNS} \begin{array}{l}\text{Zusätzliches}\\ \text{Protovirus}\\ \text{Einbau ins}\\ \text{Zellgenom}\end{array}$$

Auf einem bestimmten Stadium der Embryonalentwicklung bilden sich also Blut-, Leber-, Knorpel-, Muskel-, Knochen-, Nerven- und andere Zellen.

Unter dem Einfluß verschiedener äußerer Einwirkungen kann der Differenzierungsprozeß gestört werden, und es entsteht eine neue Information. Die Beteiligung der Revertase ist ein wichtiges Glied in der Kette der sich entwickelnden Ereignisse. Das Auftreten von Information zur tumorösen Umwandlung der Zelle auf der Basis des Protovirus ist einer der möglichen, wenn auch extrem seltenen Fälle, den man bei der Einwirkung von Kanzerogenen, physikalischen, chemischen oder viralen, beobachtet.

Nach der Protovirustheorie trägt die normale Zelle also keinerlei „tumoröse" Gene. Das Protovirus birgt lediglich die potentielle Möglichkeit der Entstehung von Tumorinformation. Die Nukleotidsequenz der Protoviren ist bestimmten Abschnitten des Vererbungsapparates der Onkornaviren homolog. Das erklärt, weshalb beim Funktionieren des Protovirus im embryonalen Entwicklungsstadium oder bei der Transformation in den Zellen Antigene und andere Produkte gefunden werden, die die Spezifik dieser Viren teilen. Die Transformation selbst ist nicht mit der Produktion von Viruspartikeln verbunden. Jedoch kann sich in der Zell-DNS durch die Retranskription und den nachfolgenden Einbau und die Rekombination der neugebildeten DNS ein vollständiges Genom eines onkogenen Virus bilden, worauf dann die Produktion von Viruspartikeln beginnt. Bei der Infektion durch ein Onkornavirus gelangt fertige Tumorinformation in die Zelle, die dann die tumoröse Umwandlung bewirkt. Beim Eindringen etwa des Rousschen Virus geht das sehr schnell, innerhalb weniger Tage.

TEMIN unterteilt die Onkornaviren in zwei Gruppen: In solche, die keine Tumorinformation enthalten, und in solche, die sie enthalten. Die Viren der ersten Gruppe wirken analog den chemischen Kanzerogenen und der Bestrahlung: Sie treten mit den Zellgenen in Wechselwirkung und fördern die Bildung antiviraler Elemente, die dann onkogen werden. Die Viren der zweiten Gruppe führen der Zelle Tumorinformation in fertiger Form zu.

Durch die Retranskription wird also ein DNS-Protovirus gebildet, das Tumorinformation trägt, die in das Zellgenom einge-

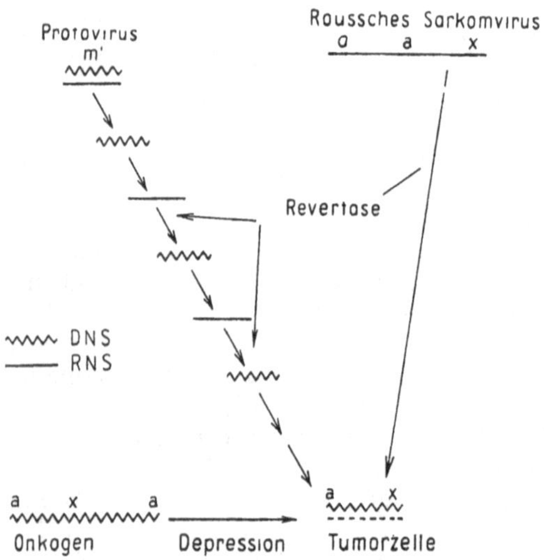

Die Theorie des Protovirus und des Onkogens

Nach der Theorie des Onkogens (unten) befindet sich die Tumorinformation im Vererbungsapparat jeder Wirbeltierzelle, jedoch in repressiertem Zustande (a ... x). Bei Derepression von a ... x wird die Zelle transformiert.

Nach der Theorie des Protovirus (oben) entsteht manchmal während der Informationsübertragung von der DNS zur RNS und dann von der RNS zur DNS (unter Beteiligung der Revertase) eine neue Information a ... x, die zur malignen Transformation der Zelle führt.

Das Roussche Virus hat in seinem Genom den Abschnitt a ... x. Nach der Theorie des Protovirus bringt es ihn als DNS-Kopie in die Zelle, die sich durch die Revertase bildet. Nach der Theorie des Onkogens wird dieser Abschnitt als Onkogen des Virus in aktiver Form in die Zelle gebracht und erzeugt die Zelltransformation.

baut wird und mit ihm bei der Teilung in beide Tochterzellen übergeht. Von da an wird vom Protovirus Information zur Bildung von Eiweißen transkribiert, die die Zelle transformieren.

Ist nun für die Transformation der Einbau des Virusgenoms in das der Zelle notwendig? Die Theorie des Onkogens beantwortet diese Frage bejahend und unterstreicht, daß der Einbau des Erbmaterials der Onkornaviren vor Millionen Jahren erfolgte und eben diese Viren die Ursache der natürlichen Tumoren seien. Nach der Protovirustheorie wird die genetische Tumorinformation, die für die tumoröse Transformation erforderlich ist, durch Störung der embryonalen Differenzierung unter Beteiligung des Protovirus und der Revertase jeweils neu geschaffen. Dieses Ferment dringt mit den Onkornaviren in die Zelle ein, fördert die Ausbildung der Tumorinfektion und den Übergang der Zelle in den tumorösen Zustand.

Welche Funktion haben nun in der Zelle Nukleotidsequenzen, die sie mit den Viren gemein hat?

Die Theorie von Temin nimmt einen Zusammenhang zwischen Protovirus und embryonaler Differenzierung an.

Die Genome der RNS- wie der DNS-haltigen Viren werden in das Zellgenom integriert. Wenn daher die Integration das wesentliche Moment der tumorösen Transformation ist, dann muß man auch anerkennen, daß beide Virusgruppen gleichermaßen fähig sind, Tumoren zu erzeugen. Das ist zwar keine besonders angenehme Konsequenz, aber was soll man machen?

Aus dem Gebiet der Arbeitshypothesen

Jeder Forscher geht bei seiner Arbeit von gewissen Grundanschauungen über das Gesamtproblem aus, mag die zu untersuchende Frage auch noch so speziell sein. Wir haben über die bekanntesten Theorien berichtet: über die viral-genetische, die Provirustheorie, über die Theorien der somatischen Mutationen, des Protovirus und des Onkogens. Alle machen Veränderungen im Erbapparat der Zelle beim Übergang vom normalen zum tumorösen Zustand zum Angelpunkt, sei es die Mutation oder die Integration.

Diese Ansicht ist die am weitesten verbreitete, aber nicht die einzige. Andere Wissenschaftler vertreten andere Standpunkte, wobei sie den Schwerpunkt vom Zellgenom auf andere Zellstrukturen verlagern, auf die Hülle, die Fermentsysteme usw., die bei der Transformation grundlegende Wandlungen durchmachen. Als Beispiel mag die von I. A. RAPOPORT zusammen mit der Verfasserin dieser Zeilen entwickelte Arbeitshypothese dienen.

Schon in seinen Arbeiten von 1938–1956 hatte I. A. RAPOPORT eine Hypothese aufgestellt, die radikal von den herrschenden Vorstellungen der Genetiker und Onkologen über die Ursachen der Entstehung von malignen Neoplasmen abwich. Auf Grund der Ergebnisse seiner umfangreichen Experimente zur Ermittlung chemischer Agenzien modifikativen Variabilität und zur Analyse ihrer Wirkung kam er zu dem Schluß, eine Reihe dieser Stoffe, die zur Tumorbildung führen, habe einen eindeutig nichterblichen Wirkungsmechanismus.

Ein gewichtigtes Argument gegen seine Ansicht und gegen andere Theorien und Hypothesen, die einen genetischen Mechanismus der tumorösen Transformation leugneten, waren scheinbar die Befunde des amerikanischen Genetikers BURDETTE (1967). Bei seinen Versuchen, die er gemeinsam mit Jong Sik YOON durchgeführt hatte, ermittelte er an einem onkogenen Virus die Fähigkeit, Genmutationen zu erzeugen. Sie untersuchten das von den Genetikern meistuntersuchte Modell der *Drosophila* und fanden, daß das ROUSsche Sarkomvirus, analog vielen Mutagenen, bei der Fliege mit großer Häufigkeit Mutationen und bei einigen Insekten auch Tumore erzeugt.

Wenn onkogene Viren sich tatsächlich als Mutagene erwiesen, brauchte man ihre Wirkung auf den Vererbungsapparat der Zelle bei der Transformation nicht auszuschließen.

Die Bedeutung des Problems veranlaßte uns, zusammen mit I. A. RAPOPORT und D. M. LEWINA analoge Experimente durchzuführen. Wir benutzten dieselbe Methodik und denselben Stamm des ROUSschen Sarkomvirus und erweiterten den Untersuchungsbereich erheblich, indem wir auch einige andere Stämme und andere Methoden benutzten. In keinem einzigen Falle gelang es uns, punktuelle Mutationen zu beobachten und die Angaben BURDETTES zu bestätigen. Negative Resultate lieferten auch unsere Experimente mit dem Polyomavirus und dem humanen Adenovirus vom Typ 12. Bei unseren Versuchen erzeugte also kein einziges der untersuchten RNS- und DNS-haltigen onkogenen Viren punktuelle Mutationen in dem dafür hochempfindlichen Vererbungsapparat der *Drosophila*.

Es sei bemerkt, daß auch nach vielen anderen Angaben aus der Literatur punktuelle Mutationen in den durch Viren transformierten Zellen ein Sekundärprodukt und für den eigentlichen Übergang der Zelle in den tumorösen Zustand nicht obligatorisch sind.

Unsere genetischen Experimente mit den onkogenen Viren brachten uns auf den Gedanken, die von ihnen produzierten malignen Transformationen seien nicht durch Mutationen bedingt und könnten als tumoröse Phänokopien angesehen werden.

Unter Verwendung der von ihm entdeckten chemischen Modifikationsagenzien führte RAPOPORT 1969 eine vergleichende Analyse der Mechanismen durch, die ihrer Wirkung bei tumorösen und nichttumorösen Phänokopien zugrunde liegen. Der Unterschied war verblüffend. Alle Untersuchungen wurden an der *Drosophila* durchgeführt, einem besonders praktischen Modell, das ermöglicht, verschiedene Arten von Modifikationen und Veränderungen in der Synthese der Messenger-RNS gleichzeitig zu registrieren.

Die nichttumorösen Modifikationen, die durch Perchlorat-, Rhodan- und Fluorionen erzeugt wurden, waren durch deutlich ausgeprägte Veränderungen der *Puffs*[1] der Riesenchromosomen der Speichelzellen von *Drosophila* charakterisiert. Man beobachtete Stimulierungen der einen und Depression anderer, ja sogar das Entstehen neuer Puffs.

Für die nichtkanzerogenen modifikationsaktiven Substanzen (die keine Tumoren erzeugten) war eine stark ausgeprägte Stimulation charakteristisch. Im Vordergrund des Wirkungsmechanismus chemischer Substanzen, die tumoröse Phänokopien erzeugten (Arsen- und Fluorurazilionen), stand die Depression von Puffs bis zum völligen Verschwinden vieler von ihnen (etwa von einem Drittel bis zur Hälfte aller Puffs) und ein intrachromosomaler Genblock, der mit starker Unterdrückung oder sogar dem Aufhören der Transkription von einer Reihe von Genen einherging. Der nicht selten vorhandene operatorische Zusammenhang zwischen im Chromosom nebeneinander liegenden Genen und die Normierung in der Synthesekette aufeinanderfolgender Fermente durch benachbarte Gene machte diese Unterbrechung der Transkription zu einem höchst dramatischen Ereignis. Ein Vergleich der viralen Onkogenese mit den tumorösen Phänokopien, die durch chemische Substanzen erzeugt waren, führte zur Formulierung der Hypothese von der führenden Rolle der Fermentblockade bei der Entstehung benigner und maligner Tumoren, ermöglichte also, die schon früher von I. A. Rapoport geäußerte Hypothese (1956) über die modifizierende Wirkung einer Reihe chemischer Substanzen mit onkogenem Potential auf virale onkogene Agenzien exakter zu fassen. Ihr zentrales Moment ist die Inaktivierung eines physiologisch wichtigen Ferments (oder mehrerer von ihnen), dessen Verlust für den Organismus zwar nicht fatal ist, aber dennoch die fermentativ-katalytische Balance kraß verändert und so die Voraussetzung für die Entstehung eines Tumors schafft. In der Literatur findet man zahlreiche Belege über erhebliche Abweichungen in den Eigenschaften und in der Balance der Fermente bei malignen Neoplasmen. Daß die Fermente im tumorösen Prozeß eine Schlüsselstellung einnehmen, ist sehr wahrscheinlich, da von ihnen das Niveau der biologischen Katalyse im Protoplasma abhängt. Fermente sind auch für einige genetische Prozesse wesentlich. Sie realisieren nämlich die vollständige Synthese der Nukleotide und Aminosäuren in der Zeile, die dann auf der autokatalytischen Matrize in den genetischen Zustand erhoben werden.

---

[1] Ort verstärkter Eiweiß- und RNS-Synthese, stellt eine Anschwellung der Chromomeren dar. Bei der *Drosophila* befinden sich in den großen Zellen der Speicheldrüsen Riesenchromosomen, auf denen man diese Chromomere, die für bestimmte Chromosomabschnitte ganz typisch sind, leicht sehen kann.

Auf die Viren angewandt, besagt das, daß nach dieser Hypothese eine bestimmte Gruppe von ihnen durch natürliche Selektion die Fähigkeit erworben hat, Substanzen mit stark fermentativer Wirkung zu synthetisieren. Sie beeinflussen eine ganze Reihe von Fermenten in der Zelle und führen zu einer Funktionsstörung des Schlüsselferments, das Wachstum und Teilung der Zelle steuert. Das wirkt sich auf den Zustand sowohl der Hülle als auch des Kernes aus.

Die Repression des Schlüsselferments, das die Mitose steuert, führt zur Störung der Verbindung zwischen Gen und Substrat, die für die Realisierung dieser Funktion wichtig ist. Dabei behält die Zelle die Fähigkeit zur Mitose, aber sie verläuft jetzt unkontrolliert. Es bildet sich ein anomales Teilungsregime heraus, und die Zelle wird transformiert. Die Transformation hat also nichts mit einem Verlust von Genmaterial zu tun; es geht lediglich ein Ferment verloren, was dann zu einer stabilen Störung der Verbindung zwischen Gen und Substrat führt, die sich in vielen Zellgenerationen äußert.

Die vom Virus durch Evolution erworbene onkogene Wirkung äußert sich nur unter Ausnahmebedingungen, da die Zellen der Wirbeltiere durch natürliche Selektion ebenfalls die Fähigkeit erworben haben, das Funktionieren des Vererbungsapparates des onkogenen Virus zu unterdrücken.

Das Virus befindet sich in der Zelle in der Situation eines „genetischen" Untermieters, der seinen „schlechten Charakter" sorgfältig verbirgt.

Diese friedliche Koexistenz kann für unbestimmte Zeit andauern. Jedoch können zahlreiche Faktoren, die das Tempo der Zellteilung erhöhen und die Rückkopplung zwischen dem Schlüsselferment und dem Vererbungsapparat der Zelle abschwächen, diesen Zustand beenden. Nicht selten funktionieren einige virale Gene in der Frühphase der Embryonalentwicklung, die durch stürmisches Tempo der Teilung gekennzeichnet ist. Dabei werden gruppenspezifische Antigene und manchmal auch Hülleneiweiße und Fermente gebildet, die für die Produktion von Viruspartikeln notwendig sind. Das aber erfolgt nur während einer kurzen Zeitspanne, nach der das Virus „einfriert".

Beim Altern des Organismus und dem Erlöschen seiner Funktionen werden die Verbindungen zwischen dem Zellgenom und dem Fermentkomplex schwächer. Es entstehen Herde von Zellwucherungen, in denen Bedingungen für das „Erwachen" des onkogenen Virus gegeben sind. Es beginnt allmählich, die Synthese der Substanz zu steuern, die die Funktion des Schlüsselferments der Zellteilung stört. Es entsteht ein *präkanzeröser Zustand.* Die vollständige Unterdrückung der Synthese des Schlüsselferments führt zu unkontrollierter, unbegrenzter Zellteilung mit allen Veränderungen, die das maligne Wachstum kennzeichnen.

Die Entwicklung eines Tumors ist ein langwieriger Prozeß, dessen Verlauf viele Faktoren beeinflussen können. Selbst wenn das Schlüsselferment unter dem Einfluß des funktionierenden Virusgenoms vollständig unterdrückt wird und die Zelle alle Tumoreigenschaften angenommen hat, stellt der Organismus den Kampf nicht ein, sondern mobilisiert alle Abwehrkräfte gegen sie. Unter dem Einfluß der Abwehrfaktoren kommt es zur Zerstörung und Resorption von Tumorzellen.

Bei unvollständiger Unterdrückung des Schlüsselferments, die mit benignem Wachstum einhergeht, fördern nicht selten hormonale Verschiebungen[1] die Tumorresorption. In anderen Fällen verstärken Hormone die Zellteilung und führen zur Aktivierung des Virus.

Wir haben die inneren Faktoren genannt, das Altern und die Hormone, aber auch viele äußere Einwirkungen fördern die tumoröse Transformation, Mutagene, Kanzerogene und Strahlung, die die Rückkopplung[2] des Schlüsselferments auf das Zellgenom stören. Die Zusammenhänge und Wechselwirkungen, auf deren Hintergrund im Organismus ein Karzinom entsteht, sind außerordentlich kompliziert.

Von dieser Hypothese ausgehend, könnte man den tumorösen Prozeß auf jeder beliebigen Etappe unterbrechen, wenn auch mit unterschiedlicher Schwierigkeit. Selbst wenn die Zelle maligne geworden, ihr Vererbungsapparat aber intakt geblieben ist, braucht man nur die Wirkung des onkogenen Virus auf die Fermentsysteme der Zelle zu paralysieren, die Kontrolle über die Zellteilung wiederherzustellen, damit die Zelle „gesundet" und ihr normales Aussehen und ihre normalen Eigenschaften wiedergewinnt.

Geschieht das auch in der Realität? Ja, und das bestätigen auch Reversionsversuche. Man hat die Bildung von Revertanten aus Tumorzellen beobachtet, wobei sich Aussehen und Funktionen

---

[1] Tumoren, deren Wachstum von Hormonen beeinflußt wird, werden als hormonabhängig bezeichnet.

[2] Die Rückkopplung besteht darin, daß Verringerung des Ferments normalerweise zur Transkription vom Gen (das für seine Produktion verantwortlich ist) und zur Fermentsynthese. Bei gestörter Rückkopplung wird der Fermentverlust nicht kompensiert.

der Zelle normalisieren. Im Revertanten kann das Virusgenom erhalten bleiben und bei Veränderung der Bedingungen wiederum „in Erscheinung treten“. Verliert die Zelle es jedoch, dann ist der Zustand der Reversion stabil.

Aus der Hypothese folgt, daß die Anwendung von Substanzen, die die Wirkung des onkogenen Virus auf die Fermentsysteme der Zelle neutralisieren, einer der möglichen Wege zur Therapie des präkanzerösen Zustandes und des Karzinoms wäre. Das zentrale Moment ist dabei natürlich die Diagnostik des präkanzerösen Zustandes.

Wenn sich aus irgendeiner Ursache ein Virus bildet, dem das für die Produktion der antifermentativen Substanz erforderliche Gen fehlt, verliert diese Mutante ihre Onkogenität. Mutanten, die zur Zelltransformation unfähig sind, hat man bereits gefunden. Der Nachweis der vom Virus kodierten Substanz, die das Schlüsselferment der Zelle unterdrückt und so zur Transformation führt, wäre eine direkte Bestätigung der Hypothese.

Nach unserer Arbeitshypothese (1968–1969) hängt also die Transformation einer normalen Zelle in eine tumoröse nicht mit einer Mutation zusammen: Entscheidend sind die Bedingungen, die die Transkription derjenigen Virusgene begünstigen, von denen Eiweiße kodiert werden, die die Aktivität des Schlüsselferments der Zellteilung zu paralysieren imstande sind.

Von dieser Hypothese ließen wir uns bei unseren Forschungen leiten, obwohl sie sich grundlegend von den damals herrschenden Ansichten unterschied. Aber wie sagt doch F. M. Burnet: „Für den Fortschritt der Wissenschaft bedarf es ständig neuer, experimentell überprüfbarer Hypothesen.“

Das Experiment und nur das Experiment entscheidet über das Los jeder Hypothese und Theorie über den viralen Mechanismus der Transformation einer normalen Zelle in eine tumoröse.

Neue Fakten, neue Ansätze

Die Jahre gingen dahin, und immer mehr festigte sich die Vorstellung, daß der Vererbungsapparat des Virus seine Fähigkeit bestimmt, Tumorwachstum zu erzeugen.

In dem Kapitel „Existiert das Gen der Onkogenität?“ haben wir beschrieben, wie man im Genom des DNS-haltigen Virus den Abschnitt suchte, der für die Onkogenität verantwortlich ist.

Aber erst wesentlich später, nachdem man in großem Maßstabe Virus-Mutanten verwendet hatte, und zwar sowohl temperaturempfindliche als auch solche, in deren Genom irgendwelche Abschnitte fehlten (die sogenannten *Deletionsmutanten*[1]), erhielten die Wissenschaftler die Möglichkeit, dieses Problem unter verschiedenen Aspekten zu untersuchen.

Schon die ersten Untersuchungsetappen zeigten, daß die Tumoreigenschaften der Zelle vom Vererbungsapparat des Virus kontrolliert werden. Das bedeutet, daß Viruseiweiße nicht nur für die Transformation einer normalen Zelle in eine tumoröse erforderlich sind, sondern auch fernerhin zur Aufrechterhaltung des Tumorzustandes.

Wenn man Bedingungen schafft, unter denen bei einer Virusmutante, die eine tumoröse Transformation bewirkt hat, das für diesen Prozeß verantwortliche Gen „ausgeschaltet“ wird, dann kehrt die Zelle zum Normalzustand zurück.

Wir haben bereits von den Versuchen mit Zellen berichtet, die durch temperaturempfindliche Mutanten DNS-haltiger Tumorviren transformiert wurden. Man brauchte sie nur in einem Thermostaten bei einer Temperatur zu halten, die das entsprechende Virusgen „ausschaltete“, dann kehrte die Zelle zu ihrem üblichen, normalen Leben zurück.

Natürlich gelang diese „Umschaltung“ im Experiment nur dann, wenn ein bestimmtes Gen des Virus mutierte und das Produkt dieses Gens (das Eiweiß) ungewöhnlich empfindlich auf Temperatursteigerung reagierte. Ein wichtiges Moment bei diesen Versuchen war die Beobachtung, daß die Vermehrung der Virusmutanten nicht mit dem Funktionieren jenes Gens zusammenhing, das die tumoröse Transformation bewirkte.

Analoge Versuche wurden auch mit RNS-haltigen Viren durchgeführt, speziell mit dem Rousschen Sarkomvirus.

Hier einige der Ergebnisse.

1970 isolierte G. Martin eine Mutante des Rousschen Sarkomvirus. Die Mutante vermehrte sich bei beliebiger Temperatur, erhielt den Transformationszustand aber nur unter bestimmten Temperaturbedingungen aufrecht. Man brauchte die Zellen nur einer Temperatur von 42° auszusetzen, dann nahmen sie wieder ihr normales Aussehen an. Diese hinsichtlich der Transformationseigenschaft temperaturempfindliche Mutante unterschied sich in ihrer Reproduktionsfähigkeit in nichts vom ursprünglichen Virus. Folglich wurden diese beiden Eigenschaften, Reproduktion und Transformation, von verschiedenen Genen kodiert.

---

[1] lat. deletio — Vernichtung, Beseitigung.

1971 beschrieb P. VOGT, und 1972 beschrieben G. MARTIN und P. DUESBERG Mutanten des ROUSschen Virus ohne Transformationsaktivität. Wie sich zeigte, fehlte bei ihnen 10–20% der Virus-RNS. Das bekräftigte die Vorstellung von der Existenz eines speziellen, mit der Transformation in Zusammenhang stehenden Abschnitts im Genom des Virus.

Auf Grund einer genetischen Analyse wurde in der Folgezeit festgestellt, daß alle hinsichtlich der Transformation temperaturempfindlichen Mutanten (ts-Mutanten) eine Mutation in dem Abschnitt des viralen Vererbungsapparates aufweisen, der bei Mutanten ohne jede Transformationsaktivität fehlt. Dieser Bereich stellt das Onkogenitätsgen dar, das bei den Sarkomviren als Genom „src" (von „sarcoma") bezeichnet wurde. Dieses Gen spielt bei der Reproduktion des Virus keinerlei Rolle, ist aber für die Transformation wichtig.

Die folgende Etappe der Untersuchung des Onkogenitätsgens steht in unmittelbarem Zusammenhang mit der Aufklärung der Genomstruktur onkogener Viren, in erster Linie der RNS-haltigen.

Für das Genom des Virus, das die Tumoreigenschaften der Zelle bestimmt, hatte sich die Bezeichnung „Onkogen" eingebürgert. Wird es nämlich integriert, dann versetzt es die Zelle aus dem normalen Zustand in den transformierten.

Im RNS-haltigen onkogenen ROUSschen Sarkomvirus liegen die Gene in folgender Anordnung (vom 5'-Ende des RNS-Stranges beginnend):

$$5' - \text{gag} - \text{pol} - \text{env} - \text{src} - 3'$$

gag kodiert die inneren Strukturweiße des Virions,
pol kodiert die Revertase,
env kodiert die Hülleneiweiße der Viruspartikel und
src, das für die Transformation der Zelle verantwortliche Gen (das „Sarkomgen") kodiert ein Produkt, das nicht ins Virion eingeht.

Das Genom der Leukoseviren unterscheidet sich im Transformationsgen von dem der sarkomatösen Agenzien. Bei der Mehrzahl von ihnen gibt es kein Transformationsgen, weshalb sie auch Fibroblasten in der Gewebskultur nicht zu transformieren vermögen.

Bei hinsichtlich der Transformationsfähigkeit defekten Mutanten von Sarkomviren lag ein Verlust des ganzen oder eines großen Teiles des Gens src vor.

Umfangreiche Arbeit zur Untersuchung der Molekularstruktur des Gens src wurde unter der Leitung von J. M. BISHOP geleistet.

Die Forscher gewannen eine DNS-Kopie des Gens src des ROUSschen Sarkomvirus. Dazu wurde mit Hilfe von gereinigter Revertase auf der

RNS-Matrize eines normalen, intakten Virus eine vollständige DNS-Kopie des gesamten Genoms synthetisiert. Dann wurde die synthetische DNS mit einem RNS-Molekül hybridisiert, das aus einem hinsichtlich der Transformation defekten Virus stammte, in dem das src-Gen vollständig fehlte. Die nichthybridisierten DNS-Stückchen waren dann DNS-Kopien des src-Gens. Sie wurden vom hybriden DNS-RNS-Molekül getrennt, gereinigt und zu den weiteren Versuchen benutzt.

Das Gen src enthielt etwa 1600–1800 Nukleotide, was genugt, um ein Eiweiß mit einem Molekulargewicht von etwa 60000 Dalton zu kodieren.

Nachdem die Wissenschaftler dann eine radioaktiv markierte DNS-Kopie des src-Gens des ROUSschen Sarkomvirus in den Händen hatten, machten sie sich auf die systematische Suche nach den komplementären Nukleotidsequenzen in Zellen und Viren. Die ersten Versuche waren erfolgreich.

Mit Hilfe der molekularen Hybridisierung wurde das Gen src eindeutig bei allen Sarkomviren der Vögel nachgewiesen.

Auch die Sarkomviren der Säuger haben ein Gen, das mit ihrer Onkogenität in Zusammenhang steht.

Am erstaunlichsten war aber die Tatsache, daß mit einer zum Gen src komplementären DNS auch DNS aus normalen Zellen hybridisiert wurde. Um diese dem src-Gen ähnlichen Nukleotidsequenzen in normalen Zellen speziell zu kennzeichnen, wurden sie als „sarc" bezeichnet.

Dem src-Gen des ROUSschen Sarkomvirus ähnliche Nukleotidsequenzen waren nicht nur im Genom von Hühnerzellen enthalten, sondern durchweg bei allen untersuchten Vögeln, selbst bei den phylogenetisch fernstehenden australischen Straußen, wobei der Grad der Homologie der Artverwandtschaft entsprach. Man gewann den Eindruck, daß hier der Evolutionsprozeß seinen Stempel aufgedrückt hatte.

Ein ganz unerwartetes Resultat ergab die Hybridisierung der DNS des src-Gens des ROUSschen Sarkomvirus mit Zellen von Maus, Lachs, Kalb und ... Mensch. In ihnen wurden Nukleotidsequenzen des transformierenden Gens des Sarkomvirus der Hühner gefunden! Die DNS von *E. coli*, *Drosophila* und Seeigel enthielt diese Sequenzen anscheinend nicht.

In den Genomen der Zellen von Wirbeltieren waren jeweils eine oder mehrere Kopien des Gens sarc enthalten.

Dieselbe Wissenschaftlergruppe unter der Leitung von BISHOP stellte auch fest, daß sich das Zellgen sarc in der Zelle nicht in stabil represssierter Form befindet, wie die Theorie von HUEBNER und TODARO annahm, sondern vielmehr relativ aktiv funktioniert und die Synthese von RNS bewirkt.

Analoge sarc-RNS wurde in normalen und neoplastischen Zellen von Vögeln und in verschiedenen Geweben gefunden, wozu in der Gewebskultur gezüchtete Fibroblasten gehörten, Zellen normaler Embryonen und normale Gewebe ausgewachsener Vögel. Diese sarc-RNS fand man auch in den Zellen von Fibrosarkomen, die durch chemische Kanzerogene induziert waren. Am erstaunlichsten war, daß die Menge an sarc-RNS in normalen und neoplastischen Zellen, in Zellen, die sich in der Kultur rasch und in solchen, die sich gar nicht teilten, in etwa gleich war.

Später wurde nachgewiesen, daß sarc-RNS nicht nur in normalen Zellen enthalten ist, sondern auch die Synthese eines Eiweißproduktes des sarc-Gens steuert. Freilich war das in normalen Zellen nur ein kleiner Bruchteil des in transformierten Zellen produzierten.

Irgendeine Korrelation zwischen der Expression der Gene von Endoviren und dem Auftreten von sarc-RNS in der Zelle ließ sich jedoch nicht nachweisen. Das war ein klarer Beweis für den fehlenden Zusammenhang zwischen dem Zellgen und dem Endovirus.

Das Onkogen befindet sich also in praktisch jeder Zelle, und zudem funktioniert es auch sowohl in embryonalen als auch in differenzierten Geweben, in sich teilenden wie in ruhenden Zellen. Das also ist das Onkogen!

Diese Entdeckungen ermöglichten die Formulierung einiger wichtiger Thesen, die Anlaß gaben, das Problem der Onkogenese unter neuem Aspekt zu sehen. Schon in den Jahren 1972–1973 hatten P. Vogt in den USA, A. D. Altschtein in der UdSSR sowie R. Weiss und R. Dulbecco in England die Hypothese geäußert, die Onkogene der onkogenen Viren seien zellulären Ursprungs. Nach dieser Hypothese stellen die Onkogene der RNS-haltigen onkogenen Viren Zellgene dar, die an der Steuerung der Zellteilung beteiligt sind und ins Virusgenom integriert werden. Wenn das Virus die Zelle infiziert, bringt es das erworbene Gen mit, das nun, da es zum Virusgenom gehört, ungeregelt zu funktionieren beginnt. Das Produkt dieses Gens spielt die Rolle des transformierenden Eiweißes, erzeugt die Zelltransformation und erhält sie aufrecht.

Die Möglichkeit des endogenen Ursprungs des Onkogens wurde wiederholt in den Arbeiten des sowjetischen Forschers L. B. Meklers diskutiert. Weitere Untersuchungen bekräftigten diese Ansicht. Zum wahren Triumph der Hypothese wurden Arbeiten, in denen experimentell die Übernahme des zellulären sarc-Gens nachgewiesen wurde.

Bei diesen Versuchen wurde eine hinsichtlich der Transformationsfähigkeit defekte Mutante des Rousschen Sarkomvirus verwendet, der lediglich noch ein kleiner Abschnitt des src-Gens verblieben war. Wurde dieses Virus Kücken injiziert, dann entwickelten sich Tumore, freilich mit einer ungewöhnlich langen Inkubationszeit. Als man aus diesen Tumoren das Virus isolierte, zeigte sich, daß es das vollständige src-Gen enthielt. Bei der Analyse erwies es sich als dem zellulären sarc-Gen ähnlich. Injizierte man dieselbe Mutante des RoUSschen Virus Wachteln, dann reparierte es ebenfalls sein Onkogen. Jedoch war in diesem Falle das src-Gen etwas anders: Es enthielt die Nukleotidsequenzen des sarc-Gens der Wachtel. Diese Versuche bewiesen überzeugend die Möglichkeiten einer „Übernahme" von Wirtsgenen durch die Virusmutante.

Die Strukturähnlichkeit von src und sarc konnte auch eine Ähnlichkeit ihrer Funktionen widerspiegeln. Da sich die sarc-Sequenzen im Laufe der Evolution in den Zellen stabil fixiert hatten und ständig in ihnen enthalten sind, konnte man annehmen, daß sie auch in der Lebenstätigkeit der Zelle eine Rolle spielen. Stützte man sich jedoch nur auf die Struktur des viralen src- und des zellulären sarc-Gens, dann blieb der Mechanismus der transformierenden Wirkung des Virus unverständlich. Man mußte vielmehr das vom Onkogen kodierte Eiweißprodukt isolieren und untersuchen, um seine biochemische Aktivität und biologische Funktion zu erfassen.

Unter der Leitung von ERIKSON wurde in einem künstlichen System der Eiweißsynthese die Translation der RNS des Sarkomvirus der Vögel realisiert. Neben den bereits bekannten Struktureiweißen des Virions und ihren Vorgängern fanden die Wissenschaftler ein neues Eiweiß mit einem Molekulargewicht von etwa 60000 Dalton. Transformationsdefekte Mutanten des Sarkomvirus, die das src-Gen verloren hatten, kodierten dieses Eiweiß nicht. Dasselbe Eiweiß wurde als neues Antigen in Zellen gefunden, die durch das Virus transformiert waren. Diese Resultate waren von ungewöhnlicher Bedeutung: Endlich war das Produkt des src-Gens identifiziert! Das bot die Möglichkeit, seine Isolierung und Untersuchung in Angriff zu nehmen.

Es ist jedoch nicht so einfach, unter Hunderten von Zelleiweißen jenes einzelne herauszufinden, das Produkt des src-Gens ist, zumal es allem Anschein nach in der Zelle auch nur in sehr geringer Menge vorhanden ist. Die Forscher wandten eine scharfsinnige Methode an.

Tumorzellen wurden in einem Medium mit radioaktiv markierten Aminosäuren gezüchtet, so daß alle in ihnen synthetisierten Eiweiße Isotope enthielten. Die Zellen wurden zerstört, von den unlöslichen Partikeln befreit, und dann wurden dem Lysat Seren von Tieren zugesetzt, die an Tumoren litten, die durch das ROUSsche Virus erzeugt waren. Diese Seren enthalten bekanntlich Antikörper gegen alle „neuen" Eiweiße, die in dem Tumor auftreten, also auch gegen das Viruseiweiß. Der Antigen-Antikörper-Komplex wurde zerstört und in Poliakrylamidgel einer Elektrophorese unterzogen. Das gewonnene Gelplättchen wurde getrocknet und autoradiographiert. Nach der Entwicklung waren auf dem Röntgenfilm nur diejenigen Tumoreiweiße als deutliche Linien zu sehen, die durch die spezifischen Antikörper präzipitiert worden waren. Unter diesen Eiweißen war auch eines mit einem Molekulargewicht von 60000 Dalton. Es fand sich gesetzmäßig in den durch das Roussche Virus transformierten Zellen. Die Menge dieses Eiweißes (das mit der Methode der Immunpräzipitations-Gelelektrophorese aufgefunden wurde) war verschwindend gering, aber die bloße Möglichkeit, es zu „sehen", war von außerordentlicher Bedeutung.

Nun begann man, das Eiweißprodukt des src-Gens (das man als p 60 src bezeichnete) in verschiedenen Arten von Tumorzellen, bei verschiedenen pathologischen Prozessen zu suchen. Viel ist schon erreicht worden, aber die Wissenschaftler erhoffen sich von diesem methodischen Vorgehen noch zahlreiche Entdeckungen.

Und wie steht es nun um die biochemische Aktivität des Produkts des src-Gens?

Ließ sich die bei einem Eiweiß bestimmen, das auf so komplizierte Weise in so verschwindend geringer Menge gewonnen wurde?

Die Wissenschaftler hatten wiederum Glück. Unter der Leitung von Erikson fand man bald heraus, daß dieses Eiweiß – ein Phosphoprotein – die Aktivität einer Proteinkinase aufweist.

Ein paar Worte zur Proteinkinase. Ihre korrekte Bezeichnung ist ATP: Protein-Phosphotransferase. Dieses Ferment bewirkt die Übertragung von Phosphat, das von der ATP abgespalten wurde, auf ein Eiweiß. Die Reaktion dürfte zweistufig sein. Zunächst wird vom ATP-Molekül das Endphosphat abgespalten (das letzte in der Kette der drei Phosphate). Dabei wird Energie abgegeben, die von den Eiweißmolekülen für irgendeine Funktion verwendet werden kann. Bekanntlich ist die ATP in der Zelle die Hauptenergiequelle für alle möglichen biochemischen Prozesse. Es gibt sogar eine Einteilung der Fermente in ATP-abhängige, die die Energie für ihre Funktion aus der ATP-Spaltung beziehen, und in ATP-unabhängige, die die Energie von ihnen gespaltener hochenergetischer Verbindungen benutzen. Die zweite Stufe der Proteinkinasereaktion ist die Bindung des abgespaltenen Phosphats an das Eiweiß. Dieser Prozeß, der als Phosphorylierung bezeichnet wird, erfolgt mit Hilfe spezieller Fermente. Die virale Proteinkinase ist eines von ihnen.

Für gewöhnlich werden im Eiweißmolekül zwei Aminosäuren phosphoryliert, Serin und Threonin. Unter normalen Bedingungen erfolgt die Phosphorylierung der Eiweiße nach der Synthese der Polypeptidkette im Laufe der sogenannten „Reifung" des Eiweißes. Sie spielt eine sehr wichtige und noch nicht endgültig geklärte Rolle für das Funktionieren des Eiweißes und bestimmt beispielsweise die Spezifik seiner Wechselwirkung mit der DNS oder RNS. Die Mehrzahl der Regulationsweiße, die das „Ein- oder Ausschalten" bestimmter Zellgene bewirken, sind Phosphoproteide.

Davon ausgehend, könnte man annehmen, daß die zellulären Proteinkinasen hohe Spezifik aufweisen und die erforderlichen Eiweiße an exakt definierten Punkten phosphorylieren. Denn eine Störung der Spezifik dieses Prozesses könnte zu einer gestörten Wechselwirkung der Eiweiße untereinander und mit ihren Substraten führen und das komplizierte Regulationssystem der Genaktivität in der Zelle zerstören. Deshalb erregte es die Wissenschaftler auch so, als sie beim Produkt des src-Gens Proteinkinaseaktivität fanden.

Im ersten Artikel über die Entdeckung der Proteinkinaseaktivität des transformierenden Eiweißes wurde bereits die Vermutung geäußert, daß die virale Proteinkinase das Protein Aktin, aus dem die Fäden bestehen, die das Zellskelett bilden, ungeordnet und unsystematisch phosphoryliert.

Diese Aktinfilamente haben eine wichtige Funktion, sie bestimmen Struktur und Morphologie der Zelle. Die Zellteilung geht mit tiefgreifenden Umstrukturierungen des Zytoskeletts einher. Es existiert die wohlfundierte Meinung, daß eine Veränderung der normalen Struktur des Zytoskeletts, die zur Abrundung der Zelle und zur Störung ihres Kontakts mit den Nachbarn führt, den Mechanismus der DNS-Synthese und der Zellteilung in Gang setzt. Unkontrollierte, ungeordnete Zellteilung ist aber das entscheidende Grundphänomen des tumorösen Wachstums.

Wenn die virale Proteinkinase ständig im Zytoplasma vorhanden ist, phosphoryliert sie das Aktin ungeordnet und stört dadurch die Struktur des Zytoskeletts, bringt die Zelle aus den Ruhezustand und veranlaßt sie, sich unter Umgehung der normalen Kontrollmechanismen der Teilung zu teilen.

Diese Hypothese wird derzeit in vielen Laboratorien überprüft.

Eine Störung der Organisation der Aktinmikrofilamente ist generell für die virale Transformation charakteristisch. Das kann man mit der Aktivität des für die Transformation verantwortlichen Eiweißes in Zusammenhang bringen.

Unter Verwendung temperaturempfindlicher (hinsichtlich des src-Gens) Mutanten DNS- und RNS-haltiger onkogener Viren gelang es nachzuweisen, daß die Veränderung der Organisation des Zytoskeletts temperaturabhängig wird. Mit anderen Worten, die normale Montage der Aktinmoleküle zu Mikrofilamenten wird dem Einfluß des Virus unterworfen. Sie wird gestört, wenn in der Zelle biologisch aktives transformierendes Eiweiß auftaucht, und kommt wieder in Ordnung, wenn das Eiweiß thermisch inaktiviert wird.

Es ist durchaus wahrscheinlich, daß die Sarkomviren diese Einwirkung unmittelbar realisieren. Ihre transformierenden Eiweiße weisen eine hohe Affinität zum Aktin und die Fähigkeit auf, es zu phosphorylieren, und können auf diesem Wege jene Kettenreaktion von Prozessen in Gang setzen, die zur tumorösen Entartung der Zelle führt. Sie stören nicht einfach die Morphologie und den Metabolismus der Zelle, sondern machen diesen Zustand zum Dauerzustand, der von einer Zellgeneration zur nächsten weitergegeben wird.

Kehren wir zum sarc-Gen zurück. Seine Expression führt ebenfalls zur Bildung von transformierenden Eiweiß, jedoch erwies sich das Ausmaß der Synthese bei normalen Hühnern und Wachteln als außerordentlich niedrig, Die Inkorporation der Nukleotidsequenzen des sarc-Gens in das Genom einer onkogenen Virusmutante verändert die Situation grundlegend: Es beginnt eine exzessive Produktion von transformierendem Eiweiß, und unter seiner Einwirkung verläßt die Zelle ihre normale „Lebensweise".

Das Vorhandensein von transformierendem Eiweiß ist wahrscheinlich eine notwendige Voraussetzung der Zelltransformation, aber ist sie auch zureichend? Bei Versuchen mit Zellrevertanten, die aus Säugerzellen stammten, die durch das Roussche Sarkomvirus transformiert waren, fand man, daß sie das Produkt des src-Gens in enzymatisch aktiver Form enthalten; folglich bestimmt sein bloßes Vorhandensein noch nicht die zumindest morphologische Transformation. Man wird dieses Problem zweifellos weiterverfolgen.

Die Identifizierung der Onkogene der verschiedenen onkogenen animalischen Viren ist derzeit in vollem Gange, jeder Tag zeitigt neue interessante Resultate. Wir werden nun noch auf die Suche nach den Onkogenen zweier DNS-haltiger Viren eingehen, des Polyomavirus und des SV-40.

Bereits vor einigen Jahren schien mit dem Onkogen des SV-40 und des Polyomavirus alles klar zu sein: Man war der Ansicht, es existiere lediglich ein „frühes" Gen, das ein Eiweiß kodiert, das T-Antigen. Dieses T-Antigen hielt man auch für das transformierende Eiweiß. Dann fand man bei der Elektrophorese außer dem T-Antigen auch noch virusspezifische Eiweiße von geringerem Molekulargewicht. Das bedurfte einer Erklärung. Die bedeutsamsten Zweifel weckten freilich genetische Untersuchungen dieser Viren.

1970 beschrieb T. L. Benshamen eine ungewöhnliche Mutante des Polyomavirus. Sie war in einem prinzipiell neuen System erzeugt worden, in transformierten Mäusezellen, in denen sich das Polyomavirus vermehrte, und erhielt die Bezeichnung hr-t. Die neue Mutante gedieh ausgezeichnet in transformierten Zellen, vermehrte sich aber nur schlecht in normalen Mäusezellen. Man nahm an, das in den transformierten Zellen vorhandene Genom des Polyomavirus, das die Transformation bewirkt hatte, „helfe“ seinem Verwandten, der Mutante, einen vollen Reproduktionszyklus zu vollenden, indem es ihm irgendein notwendiges Viruseiweiß in fertiger Form zur Verfügung stelle. Diese Hilfe wird als *Komplementation* bezeichnet und dient in der Genetik als direkter Hinweis auf das Vorhandensein zweier verschiedener Gene, die einander ergänzen.

Die vertiefte Analyse dieses Phänomens ergab, daß dieses neuentdeckte Gen des Polyomavirus für die Replikation der Virus-DNS lediglich als Hilfsfaktor erforderlich ist. Die Polyomavirus-Mutante, der dieses Gen fehlt, vermochte sich dennoch auch in normalen Mäusezellen zu replizieren, wenn ihre defekte Funktion kompensiert wurde. Und das gelang durch Stimulierung der Zellteilung. Unter diesen Bedingungen realisierte die Mutante die Replikation ihrer DNS sowie die Integration ihres Genoms, jedoch produzieren die Zellen, die dieses defekte Virusgenom enthielten, bei Tieren keine Tumoren. Welches Gen aber fehlte der Polyomavirus-Mutante? Lange Zeit gelang es weder, die Position des neuen Gens (das als hr-t bezeichnet wurde) noch sein Eiweißprodukt zu ermitteln.

Erst vor relativ kurzer Zeit gelang es durch neue Erfolge der Molekularbiologie, den toten Punkt zu überwinden.

Bei der Untersuchung der Sequenz der Nukleinbasen im „frühen“ Bereich der ringförmigen DNS des SV-40-Virus wurde eine Gruppe von Tripletts gefunden, die als spezifische Stopsignal für die Translation dienen. Wenn die mRNS durch ein Ribosom läuft und die Eiweißsynthese steuert, geben diese Tripletts, die als *Terminator-Codon* bezeichnet werden, das Signal für die Beendigung der Synthese der Polypeptidkette. In der Regel enden die Matrizen für die Synthese von Polypeptidketten mit einem oder zwei Terminator-Codons.

Damit gerieten die Wissenschaftler in eine Sackgasse: Wie können diese Stopsignale umgangen und wie kann normales T-Antigen synthetisiert werden? Man stellte ein neues molekularbiologisches Modell der Veränderung der mRNS nach ihrer Synthese auf, das sich in Kürze auch experimentell bestätigen ließ. Sein Wesen bestand darin, daß ein kleiner RNS-Abschnitt (etwa 300 Nukleotide), der die Terminator-Codons enthält, „herausgeschnitten“ wird, worauf dann die Molekülenden durch ein spezielles Ferment, die RNS-Ligase, miteinander „vernäht“ werden. Dieser Prozeß wurde als „Splicing“ bezeichnet (engl. splice = Enden verknüpfen). Dadurch entsteht ein verkürztes mRNS-Molekül. Da es die Terminator-Codons verloren hat, kann es vollständig in eine Eiweiß-Polypeptidkette übersetzt werden. Diejenigen mRNS-Moleküle, die die Terminator-Codons behalten, können nur einen Teil ihrer genetischen Information realisieren.

Wie sich herausstellte, findet man in Zellen, die durch SV-40 infiziert wurden, lange und kurze mRNS-Moleküle. Folglich muß es auch zwei unterschiedlich große Eiweiße geben. Sie wurden auch tatsächlich gefunden: das groß-T-Antigen (Molekulargewicht etwa 94000 Dalton) und das klein-t-Antigen (Molekulargewicht etwa 17000—20000 Dalton). Im „frühen" Bereich des SV-40-Genoms funktionieren also statt nur einem zwei Gene, die auch zwei Eiweiße kodieren.

Unerwartet paßten auch die früheren Beobachtungen BENSHAMENS zu diesen neuen Entdeckungen: Die von BENSHAMEN beschriebene Mutante (hr-t es Polyomavirus) erwies sich im Antigen t als defekt. Es fehlte die Zone, die die Terminator-Codons enthielt, so daß alle mRNS in Antigen T übersetzt wurde. Beim SV-40-Virus gelang es nicht, analoge Mutanten zu finden; sie waren aber erforderlich, um den tatsächlichen Anteil der Antigene T und t an der Transformation zu bestimmen. Daraufhin beschloß man, eine solche Mutante zu konstruieren. Wie aber war das zu bewerkstelligen? Man mußte die Zone der Stopsignale mit Hilfe spezifischer Fermente, der *Restriktasen*[1] herausschneiden und dann die freien Enden miteinander „vernähen".

Die ungewöhnliche molekularchirurgische Operation wurde im Nationalen Zentrum für wissenschaftliche Forschungen des Instituts für Krebsforschung in VILLEJUIF (Frankreich) unter Beteiligung von Jean FONTON u. a. durchgeführt. Mit der gewonnenen DNS wurden Zellen infiziert, und man erhielt eine Mutante von SV-40 mit vorprogrammierter Deletion (Fehlstelle). Ihre Eigenschaften waren denen der Mutante hr-t des Polyomavirus sehr ähnlich. Diese künstliche Mutante war im Antigen t total defekt. Ihre Fähigkeit, Zellen zu transformieren, ging durch die „Operation" auf ein Hundertstel bis ein Tausendstel zurück, während ihre Reproduktionsfähigkeit nahezu vollständig erhalten blieb.

SV-40 und das Polyomavirus enthielten also zumindest zwei „frühe" Gene und kodierten zwei „frühe" Eiweiße.

Welches dieser Gene ist aber nun das wirkliche Onkogen, und wessen Produkt ist das eigentliche transformierende Eiweiß?

Zur Zeit, da die Forschungen noch in vollem Gange sind, ist diese Frage kaum endgültig zu beantworten. In der Literatur tauchen immer neue Befunde auf, die mal für das eine, mal für das andere Eiweiß sprechen.

Hier einige von ihnen, die auf Untersuchungen von Mutanten des Polyomavirus basieren. Bei Infektion mit einer Mutante, die kein Antigen t produziert, unterscheiden sich die Zellen im Verhalten nicht von normalen, ihre Architektonik wird nicht gestört, und sie behalten ihr übliches Aussehen. Bereits nach 24 Stunden verlangsamt sich in den Zellen die DNS-Synthese.

Aus diesen und einigen anderen Beobachtungen konnte man folgern, daß die Zelle unter der alleinigen Wirkung des Antigens T nur eine be-

---

[1] lat. restrictus — genau, begrenzt.

grenzte Anzahl von Teilungen durchmacht (oder sogar nur eine) und daß als „Onkogen“ nur das Antigen t dienen kann, denn nur dieses ist in der Lage, den transformierten Zustand über längere Zeit aufrecht zu erhalten.

Aber es war geboten, sich mit den Schlußfolgerungen nicht zu übereilen. Das Ganze war offensichtlich bei weitem komplizierter. In einigen Linien transformierter Zellen fehlte das Antigen t vollständig, aber dennoch blieben es Tumorzellen. Außerdem stellte sich heraus, daß einige unspezifische Wachstumsstimulatoren der Zellen zur Transformation durch eine Mutante führen können, die überhaupt kein Antigen t synthetisiert. Zudem erzeugten derartige Mutanten sogar bei jungen Hamstern Tumoren, wenn auch mit sehr langer Inkubationszeit.

Wie ließen sich alle diese widersprüchlichen Fakten in Einklang bringen?

Rufen wir noch einmal die Molekularbiologie zu Hilfe.

Als die Forscher zu ihrer eigenen Überraschung außer dem Antigen T auch noch das Antigen t entdeckt hatten, machten sie sich daran, nach weiteren Viruseiweißen in der Tumorzelle zu suchen. Im Laboratorium Dulbeccos fand man unter den Membraneiweißen der Zelle außer dem virusspezifischen Transplantatantigen, wovon bereits die Rede war, noch einige Eiweiße, die mit Antikörpern gegen das Antigen T reagierten. Also war das Antigen T in der Membran präsent[1].

Als Startsignal für die DNS-Synthese und die Zellteilung dient die Veränderung der Wechselwirkung mit den umgebenden Zellen. Es ist hochwahrscheinlich, daß die virusspezifischen Eiweiße auf spezielle Weise die Struktur der äußeren Zellmembran stören und die Kette von Prozessen in Gang setzen, die zu ihrer Teilung führen.

Viele neigen heute zu der Ansicht, daß die fatale Rolle des Eiweißes, das die Zelle aus dem Normal- in den Tumorzustand versetzt, dem T-Antigen zufällt. Da das es kodierende Gen im „frühen“ Bereich des Genoms der Papova-Viren liegt, betrachtet man diesen Bereich (gänzlich oder zum überwiegenden Teil) als *Onkogen* dieser Viren.

Das T-Antigen befindet sich im Zellkern. Die Entdeckung seiner „Repräsentanten“ auf der Zellmembran kann für einen „Rezep-

[1] Das Auftreten virusspezifischer Membraneiweiße hing irgendwie auch mit dem t-Antigen zusammen: Bei Infektion mit der hr-t-Deletionsmutanten, die dieses Antigen nicht produziert, fanden sich in den Zellen auch keine virusspezifischen Membraneiweiße. Worum es sich hier handelt, muß noch geklärt werden.

tor-Signal"-Mechanismus seiner Wirkung sprechen. Dieser Ansicht wird jedoch auch eine andere Vorstellung entgegengehalten: Das T-Antigen stehe in direkter Wechselwirkung mit dem Kernapparat der Zelle. Die viralen Membraneiweiße erleichterten lediglich die Transformation und bedingten möglicherweise eine Reihe charakteristischer Eigenschaften der Tumorzelle.

Wie „funktioniert" nun das nukleare T-Antigen?

Wir werden auf zwei Ansichten eingehen. Nach der einen ist das T-Antigen der Aktivitätsregulator der Zellgene. Speziell aktiviert es die RNS-Synthese in isolierten Kernen. Die andere Ansicht fußt darauf, daß das T-Antigen direkt die DNS-Synthese der Zelle initiieren kann.

Hier einige experimentelle Befunde, die für die letztere Ansicht sprechen.

Gereinigtes T-Antigen des SV-40-Virus wurde isolierten Kernen normaler Zellen hinzugefügt. Als Primär„bausteine" für die DNS-Synthese wurden Desoxyribonukleosidphosphate verwendet, da sie im Zytoplasma synthetisiert werden und in fertigem Zustande in den Kern gelangen. Man nahm an, daß in den Zellkernen alle für die DNS-Synthese erforderlichen Fermente vorhanden seien. Für den Beginn der Replikation fehlte lediglich das entscheidende Signal: das Initiatoreiweiß.

Wenn das T-Antigen ein solches Signal geben kann, dann bietet dieses System die Möglichkeit, die Bildung neuer DNS-Moleküle an Hand des Einbaues radioaktiver Marker zu verfolgen, indem einer der „Bausteine" durch ein radioaktives Isotop ersetzt wird. Und tatsächlich beobachtete man in Kernen, denen T-Antigen zugesetzt worden war, im Vergleich zur Kontrolle eine verstärkte DNS-Synthese.

Freilich gelang es bei dieser Arbeit nicht, alles endgültig zu lösen. Wie sich zeigte, synthetisieren nicht alle Kerne unter dem Einfluß von T-Antigen DNS, sondern nur diejenigen, die noch zu Lebzeiten der intakten Zelle darauf vorbereitet worden waren (die die G_1-Phase durchlaufen haben) oder bereits ins Stadium der DNS-Replikation (Phase S des Zellzyklus) eingetreten waren. Das T-Antigen konnte also als Initiator fungieren, aber es waren doch irgendwelche komplizierten Vorbereitungsetappen erforderlich, damit die DNS-Synthese tatsächlich begann.

Wahrscheinlich sind diese Etappen in Zellen, die sich normal teilen, und in solchen, die durch ein Virus transformiert (oder infiziert) sind, analog. Sie werden durch dieselben Zellmechanismen initiiert und gesteuert, und die Viruseiweiße erleichtern oder stören einerseits die Wahrnehmung der Signale (oder sie imitieren sie) und nehmen anderseits direkt an der Initiierung der Synthese von Zell-DNS teil, indem sie den normalen zellulären Initiatoreiweißen „helfen". Die Initiierung der Synthese von Zell-DNS und der Zellteilung als Grundlagen des Tumorwachstums stellt also einen komplizierten, mehrstufigen Prozeß dar, wobei der Anteil des T-Antigens an diesem Prozeß nicht eindeutig definiert werden kann.

Am Beispiel von Vertretern der beiden wichtigsten Klassen der onkogenen Viren – der RNS-haltigen Sarkomviren und der DNS-haltigen Papova-Viren – haben wir die derzeitige Sachlage hinsichtlich des Onkogens und seines Produkts, des transformierten Eiweißes, dargelegt. Natürlich erhebt sich die Frage, ob die transformierenden Eiweiße der beiden Arten von Viren etwas Gemeinsames haben.

Bisher hat man anscheinend nur eine gemeinsame Eigenschaft aller untersuchten transformierenden Eiweiße festgestellt (der Sarkomviren, der Polyomaviren, des SV 40 und der Adenoviren), daß sie nämlich ausgeprägte Proteinkinaseaktivität aufweisen. Das kann natürlich verschiedenen Hypothesen als Grundlage dienen; warten wir also weitere Ergebnisse bei der Untersuchung dieses so wichtigen Problems ab.

Fassen wir zusammen. Die Molekularanalyse der Nukleinsäuren onkogener Viren ermöglichte die eindeutige Identifizierung des Onkogens, jenes Abschnitts des Virusgenoms, der das für die tumoröse Transformation der Zelle verantwortliche Eiweiß kodiert.

Die Produkte der Onkogene verschiedener Viren lassen sich insgesamt charakterisieren, und hinsichtlich ihrer biochemischen Aktivität hat sich eine gewisse Gemeinsamkeit herausgestellt. Die Nukleotidsequenz der Onkogene einer Reihe von Viren ist bereits entschlüsselt. Vor uns liegt noch die Untersuchung der Onkogene und transformierenden Eiweiße von Viren, die „verdächtig“ sind, an der malignen Degeneration von menschlichen Zellen und Geweben beteiligt zu sein.

Was Wissenschaftler meinen

Das Buch ist abgeschlossen. Die wichtigsten Fakten und Theorien, von denen sich die Wissenschaftler bei der Suche nach dem Krebsvirus leiten lassen, sind beschrieben. Das Problem selbst ist nach wie vor verwirrend und kompliziert und erlaubt widersprüchliche Standpunkte und mannigfaltige Vorgehensweisen und Richtungen des Forschens. Viren, chemische Kanzerogene und Bestrahlung, wie wir sie im Experiment verwenden, sowie das Altern des Organismus, eine zwangsläufige Begleiterscheinung des natürlichen Ablaufs des Lebens, alle diese Faktoren zusammen und jeder einzelne von ihnen sind Untersuchungsobjekt. Die Wege der Forschung berühren sich manchmal ganz eng, mal gehen sie in divergente Richtungen.

Die Wissenschaft von den Tumoren entwickelt sich rasch und in verschiedenen Richtungen. Große Bedeutung haben Versuche an Tieren, die als experimentelles Modell dienen.

Anfangs bezeichnete man die Modellversuche verächtlich als „Mäusespektakel", womit man betonen wollte, daß es unmöglich sei, von ihnen aus eine Brücke zum Krebs des Menschen zu schlagen: Zu groß sei der Abstand zwischen Vögeln oder Mäusen und der „Krone der Schöpfung", dem *Homo sapiens.*

Auf den Seiten dieses Buches haben wir zu zeigen versucht, wieviel Wertvolles die Wissenschaftler aus derartigen Versuchen für die Suche nach dem Krebsagens beim Menschen gewonnen haben.

Fassen wir das Wichtigste noch einmal zusammen.

An Tieren wurden die filtrierbaren Tumoren entdeckt, die das onkogene Virus in infektiöser Form enthalten, und die nichtfiltrierbaren Tumoren, in denen lediglich die Erbsubstanz des Virus enthalten ist, jedoch keine infektiösen Partikel. Wie sich zeigte, hängt ihr Fehlen mit der Blockierung der späten Gene des Virus zusammen, die für die Produktion der Eiweiße der Virushülle verantwortlich sind. Es wurden auch solche Phänomene entdeckt wie die strukturelle und funktionelle Defektivität eines onkogenen Virus, die Hybridisierung, die Transkapsidierung und andere Formen der Wechselwirkung der Viren untereinander. Aufgehellt wurden die Verhaltensbesonderheiten der Viren in der Zelle bei der Transformation, die Bedeutung von Mutanten, Helfer-Viren und Helfer-Zellen, der Kreis der Wirte des Parasiten und die Abhängigkeit dieses Kreises von der „Kleidung", die das Virus trägt. Gewonnen wurden zahlreiche Informationen über Form, Größe, Struktur, physikalische und chemische Eigenschaften onkogener Viren, über die Besonderheiten ihres Vererbungsapparates, der in den einen Fällen aus DNS, in anderen aus RNS besteht, über die Arten der Replikation der viralen Erbsubstanz in der Zelle und über den Anteil von Fermenten an diesem Prozeß. Auf Grund dieser Befunde wurden mannigfaltige Methoden für den Nachweis onkogener Agenzien entwickelt.

Wir kennen heute zahlreiche Symptome, an Hand deren man nicht nur die „Spuren" eines onkogenen Virus verfolgen, sondern auch seine Gruppenzugehörigkeit und die Art seines natürlichen Wirtes bestimmen kann. Der Charakter und die Besonderheiten der Nukleinsäure, der Antigene und Fermente des onkogenen Virus selbst und die der Antigene und Fermente, die unter seinem Einfluß in der Zelle erscheinen und aktiviert werden, alles das dient der Identifizierung. Es wurden Verfahren entwickelt, um ein latentes Virus mit Hilfe chemischer Kanzerogene, von Bestrahlung, Mutagenen, Hormonen und immunsuppressiver Substanzen zu aktivieren.

Das Bedeutsamste ist jedoch zweifellos die Identifizierung des Virusagens, das für seine Onkogenität verantwortlich ist, und die Untersuchung des von ihm kodierten Produkts. Bei Versuchen mit Viren des Hühnersarkoms wurde dieses Produkt nicht nur als Proteinkinase identifiziert, sondern auch isoliert. Die Bemühungen der Wissenschaftler richten sich auf die Klärung der Frage, wie es in der Zelle funktioniert, wie die Zelle unter seinem Einfluß aus dem normalen in den transformierten Zustand übergeht.

Man kennt heute mehr als hundert transformierende und onkogene Agenzien. Einige von ihnen sind die Verursacher natürlicher Tumoren bei Vögeln, Kleinsäugern und Affen. Bei einer Reihe onkogener Viren wurde nachgewiesen, daß sie Humanzellen transformieren können. Jedoch lassen sich beim Menschen natürlich entstehende Tumoren mit keinem einzigen animalischen Virus in Zusammenhang bringen. Enger Kontakt mit Haustieren wirkt sich nicht auf die Inzidenz von Tumorerkrankungen beim Menschen aus.

Im Buch haben wir nur die Hauptforschungsrichtungen gezeigt, auf denen man das Krebsvirus des Menschen sucht. Man nimmt an, daß seine Entdeckung zu neuen und effektiveren Methoden der Frühdiagnostik maligner Tumoren führen wird, die Möglichkeiten für die Entwicklung radikaler Therapiemethoden erweitern, dazu beitragen wird, die Bedeutung äußerer und innerer Milieufaktoren des Organismus für die Entwicklung des Tumorprozesses exakter zu beurteilen und Perspektiven für eine spezifische Krebsprophylaxe eröffnen wird. Das ist auch der Grund, weshalb jeder neue „Kandidat" für die Rolle des Tumorerregers beim Menschen mit so großer Begeisterung und so großem Enthusiasmus begrüßt wurde.

Was meinen nun aber heutzutage die Wissenschaftler hinsichtlich der Tumorgenese? Wie stellen sie sich den Mechanismus der Kanzerogenese vor?

Mit diesen und anderen Fragen habe ich mich an meine Kollegen gewandt, mit denen ich gut bekannt bin oder mit denen ich schon mehr oder minder lange in Briefwechsel stehe. Viele haben reagiert und mir offene Antworten geschickt, wofür ich ihnen vielmals danke.

Da die Antworten von großen Biologen, Virologen, Immunologen, Biochemikern und Onkologen stammen, dürften sie, so glaube ich, auch für den Leser von Interesse sein.

Die erste Frage lautete: Was denken Sie über die Ursache (Ursachen) des Krebses im allgemeinen und des Krebses beim Menschen im besonderen?

Die Meinungen waren geteilt.

Erster Standpunkt: Krebs ist eine polyätiologische Erkrankung. Dem neigte die Mehrzahl zu.

Abelew (UdSSR): „Polyätiologie, zumal bei Humantumoren."

Kit (USA): „Welches die Ursachen des Krebses sind? Es gibt viele Ursachen, virale, chemische, Kanzerogene, Hormone, Strahlung, Ernährungsfaktoren, Mutationen somatischer Zellen."

Nastak (Rumänien): „Krebs ist eine polyätiologische Krankheit."

Zweiter Standpunkt: Den Hauptanteil an der Ätiologie des Krebses haben chemische Faktoren.

Rowe (USA): „Ich nehme an, daß die Hauptwirkungsfaktoren beim menschlichen Krebs (mir gefällt dieser Terminus besser als ‚Ursache') chemische Substanzen sind, hauptsächlich in unserer Nahrung, einige Nebenprodukte der Organismen des Darmtraktes, einige normale Metaboliten des Körpers und schließlich Rauchen und chemische Umweltstoffe."

Theilen (USA): „Die Mehrzahl der Krebse des Menschen wird durch Umweltfaktoren hervorgerufen, vor allem durch chemische Kanzerogene aus Luft, Wasser und Nahrung. Wichtig sind auch Besonderheiten der Ernährungsweise vieler Menschen ..."

Ferschtudt (UdSSR): „Chemische Substanzen spielen die Hauptrolle beim Krebs des Menschen."

Dritter Standpunkt: Es wird auf Viren als Ursache einiger oder vieler Tumoren des Menschen hingewiesen.

Bernhard (Frankreich): „Ich bin der Ansicht, daß onkogene Viren die Ursache einiger, aber nicht aller Tumoren des Menschen sind."

Bentwelzen (Niederlande): „Ich denke, daß die Genese einer beträchtlichen Anzahl maligner Tumoren des Menschen mit Viren zusammenhängt, aber ich glaube nicht mehr daran, daß sie alle eine virale Ätiologie haben."

Altschtein (UdSSR): „Viren sind die effektivsten Kanzerogene. Jedoch können sie in keinem Falle als einzige Ursache des Krebses angesehen werden."

Sarma (USA): „Ich bin davon überzeugt, daß menschliche Karzinome unzweifelhaft von Viren hervorgerufen werden. Bisher haben wir das nicht mit experimentellen Methoden beweisen können. ... Denkbar ist auch, daß einige Karzinome nicht obligatorisch durch Viren hervorgerufen werden, sondern durch die direkte mutagene Wirkung von chemischen und anderen Kanzerogenen bedingt sind."

Vierter Standpunkt: Die Bedeutung der Viren als Ursache des Krebses beim Menschen wird geleugnet oder als bedeutungslos angesehen.

Temin (USA): „Viele Karzinome einschließlich der Mehrheit der Karzinome des Menschen werden nicht direkt durch Viren erzeugt."

Rubin (USA): „Onkogene Viren sind hauptsächlich als experimentelle Mittel für die Untersuchung des Mechanismus der Zelltransformation interessant, haben aber keine große Bedeutung für das Karzinom des Menschen."

Einige schließlich halten die Ätiologie des Krebses für eine offene Frage.

Bjorklund (Schweden): „Die derzeitigen Informationen sind für eine solide Hypothese unzureichend."

Dulbecco (England): „Hinsichtlich der Ursachen maligner Tumoren und des Mechanismus der Kanzerogenese ziehe ich es vor, meinen Standpunkt nicht zu fixieren, da es klar ist, daß viele Ansichten möglich sind."

Die zweite Frage: „Wie stellen Sie sich den Mechanismus der Kanzerogenese vor?", wurde von unterschiedlichen Positionen aus beantwortet.

Die einen betrachten den Krebs als Erkrankung des *ganzen Organismus.*

Rubin (USA): „Ich denke, man sollte den Krebs mehr als Problem des ganzen Organismus denn nur als Problem einer Gruppe veränderter Zellen betrachten."

Hašek (ČSSR): „Meiner Meinung nach besteht der Hauptmechanismus der Kanzerogenese im Fehlen des immunologischen Schutzes, möglicherweise in einer pathologischen immunologischen Toleranz gegenüber den Tumorzellen."

Andere halten den Krebs für eine Zellkrankheit und machen eine Störung der Zellprozesse zum Angelpunkt: der Differenzierung, der Proliferation, des Zellzyklus, der DNS-Synthese, eine Veränderung der Zellmembran oder des Vererbungsapparates der Zelle.

Koprowski (USA): „Krebs wird entweder durch Anomalitäten im Entwicklungsprozeß oder durch Anomalitäten in der Proliferation der Zellen hervorgerufen."

Gallo (USA): „Beim Menschen, so glaube ich, erklärt sich die akute myelogische Leukämie am besten aus einem Block der Differenzierung."

O'connor (USA): „Mit vielen Pathologen habe ich die Ansicht vertreten, daß viele primäre Karzinome beim Menschen das Resultat entweder eines Blocks der normalen Differenzierung oder einer Abweichung von der normalen Differenzierung sind."

Svoboda (ČSSR): „Unter gewissen Bedingungen kann das Genom eines onkogenen Virus anscheinend die Regulation in der Zelle (speziell die DNS-Synthese) verändern, und die Zelle wird maligne."

Burmester (USA): „Der Prozeß geht mit einer Veränderung der Antigenstruktur der Zellhülle einher, was man am Immunmechanismus erkennt. Letzterer kann auf gewissen Stadien des Tumorwachstums zur Regression führen."

Irreversible genetische Veränderungen legen Abelew (UdSSR), Řiman (ČSSR), Fujinaga (Japan), Rowe (USA) und Bernet (Australien) der Kanzerogenese zugrunde.

Bentwelzen (Niederlande): „Die Virusinfektion (es ist von Onkornaviren die Rede – V. P.) ist faktisch eine Translokation von Proliferationsgenen."

Řiman (ČSSR): „Die neoplastische Konversion schließt eine konstante genetische Veränderung einiger somatischer Zellen ein."

Dulbecco (England): „Im allgemeinen nehme ich an, daß Krebs die Folge einer Veränderung des genetischen Materials einer Somazelle ist, die durch zwei Mechanismen erzeugt sein kann: Der eine ist der Einbau neuer Virusgene, der andere die Veränderung von Zellgenen durch Mutation. Wie es scheint, kann gegenwärtig lediglich die Virushypothese kritisch auf ihre Fundiertheit überprüft werden. Deshalb ist es sehr wichtig, intensive Arbeit daranzusetzen, die das Ziel verfolgt, sie zu widerlegen, falls das möglich ist (da in der Wissenschaft nichts bewiesen werden kann)." (Hier irrt Dulbecco – d. Übers.)

ABELEW (UdSSR) betrachtet die Kanzerogenese als biphasischen Prozeß: „Die erste Phase ist eine spezifische Stimulierung der zellulären Vorläufer eines Tumors (Präkanzerose), die durch ein chemisches Kanzerogen oder ein Virus ausgelöst wird, die zweite ist eine Mutation, die zur Entstehung eines autonomen (tumorösen) Zellklons führt."

Wie stellen sich nun die Wissenschaftler die weitere Krebsforschung vor?

Welche Aspekte des Krebsproblems halten sie für die wichtigsten?

Eine Reihe von Wissenschaftlern legt den Akzent auf die immunologischen Aspekte (BJORKLUND, BENTWELZEN, BEARD, BURMESTER, HAŠEK, LACOUR), auf die Untersuchung der Umweltkanzerogene (RUDALI, THEILEN, SARMA), auf die Untersuchung der Zellbiologie (ABELEW, GALLO, RUBIN) oder auf die Untersuchung der molekularen Grundlagen der Kanzerogenese (ALTSCHTEIN, BEARD, PAUNE, ŘIMAN, FUJINAGA, MIZUTANI, SVOBODA, THURZO).

BENTWELZEN (Niederlande): „Der wichtigste Ansatzpunkt onkologischer Forschungen ist der Versuch, die Rolle des Immunapparates für die Kontrolle des Krebses zu verstehen."

FUJINAGA (Japan): „Die molekularbiologischen Ansätze, um den Mechanismus der Kanzerogenese zu erforschen."

PAYNE (England): „Die wichtigsten Probleme sollten sein, in der Sprache der molekularen Beschreibung eine Erklärung für das Wesen der Veränderungen (die genetische Mutation) zu erhalten, die zum veränderten Verhalten der Krebszellen führen."

Viele neigen der Komplexforschung zu.

BERNHARD (Frankreich): „*Alle* Ansätze sind wichtig, die wissenschaftlich fundiert sind. Die *klinische Forschung* ist ebenso wichtig wie die Arbeit im Labor! Die Untersuchung der *chemischen* Kanzerogene steht heute wieder auf der Tagesordnung, und sie kann die virale Onkologie erfolgreich ergänzen."

ITO (Japan): „Die Biologie auf dem zellularen und molekularen Niveau sowie sie allgemeine Informiertheit in der medizinischen Wissenschaft."

Schließlich die letzte Frage: „Welches ist Ihre Prognose hinsichtlich des Krebsproblems?"

Einige Antworten waren pessimistisch, aber in der Mehrzahl klang doch Hoffnung und sogar Erfolgsgewißheit an, wenn auch nicht auf einen Schlag, nicht kurzfristig, aber doch nach hartnäckiger, jahrelanger Arbeit.

Roudali (Frankreich): „Ich glaube, daß sich die Erforschung des Problems ‚Virus – Krebs‘ bei der derzeitigen Sachlage in einer Sackgasse befindet.“

Hilleman (USA): „Letzten Endes wird der Anteil der Viren am Krebs definiert werden. Darüber können 10–20 Jahre vergehen, aber es wird geschehen. Dann werden wir genau wissen, wie wir Prophylaxe zu treiben haben. Ich werde nicht im geringsten erstaunt sein, wenn sich der Krebs als Infektionskrankheit erweisen sollte, die in der Mehrzahl der Fälle horizontal, nach der Geburt übertragen wird.“

Moore (USA): „Wissen erwirbt man in kleinen Schritten, und im Laufe der Zeit, so hoffen wir, werden die einzelnen Teile des ganzen Rätsels an die richtige Stelle gerückt werden. Einige von ihnen sind sicher viraler Natur, und ich denke, daß sich das auch auf den Krebs des Menschen bezieht.“

Abelew (UdSSR): „Der erste völlig entschlüsselte Mechanismus der Kanzerogenese wird der Mechanismus der viralen Kanzerogenese sein. Die ersten liquidierten Tumoren des Menschen (nichtprofessionalen Charakters) werden die viralen Tumoren sein, das Burkitt-Lymphom und das Nasopharyngialkarzinom.“

Lacour (Frankreich): „Ich denke, die größten Mühen wird man auf die immunologischen Mittel der Prophylaxe und Abschwächung des Krebses wenden. Ich denke, die Suche nach dem Krebsvirus des Menschen wird andauern. Immer größere Anstrengungen wird man auf die epidemiologische Forschung richten.“

Bentwelzen (Niederlande): „Die „Onkogene‘ einer großen Anzahl onkogener Viren werden ebenso wie ihre Produkte charakterisiert werden. Es wird geklärt werden, wie diese Genprodukte die neoplastische Konversion bewirken. Man wird die Besonderheiten der nichtviralen Transplantatantigene von Tumoren definieren, die durch ein Virus induziert wurden, und man wird eine wirksame Vakzination entwickeln. Der Zusammenhang onkogener Viren mit einigen Humantumoren, wie dem Nasopharyngialkarzinom, den mesenchymalen Tumoren und dem Mammakarzinom, wird besser gesichert werden. Man kann hoffen, daß das zur Immunisierung mit gereinigten Transplantatantigenen führen wird, die an Modellsystemen von Tieren entwickelt werden. Auf diesem Wege wird eine erhebliche Reduzierung der Krebsfälle erreicht werden. Die stärkste Reduzierung dürfte jedoch von einer Kontrolle der Umwelt zu erwarten sein.“

Thurzo (ČSSR): „Die Aufhellung des Differenzierungsprozesses während des Embryonallebens im Zusammenhang mit der Rolle eines Endovirus könnte dazu beitragen, ein Verfahren der Krebsprophylaxe und -therapie zu finden."

Hašek (ČSSR): „Es werden Wege einer rationellen Regulierung der Immunreaktionen gefunden werden, speziell Verfahren der Anwendung der Übertragung einer adaptativen Immunität, um eine effektive Immunotherapie des Krebses zu erreichen."

Beard (USA): „Die größten Möglichkeiten werden aller Wahrscheinlichkeit nach Chemotherapeutika bieten, allein oder in Kombination mit chirurgischen Eingriffen, Röntgenstrahlen oder chemischer Radiation. Wann ein derartiger Stoff oder derartige Stoffe entdeckt werden, läßt sich nicht vorhersagen."

Ito (Japan): „Eine Prognose ist derzeit schwierig, aber günstig, und letzten Endes wird der Lohn der Mühe sich einstellen."

Bjorklund (Schweden): „Es wird möglich werden, den Krebs zu kontrollieren."

Stewart (USA): „Mein Interesse an der Krebsforschung war immer auf den Krebs des Menschen gerichtet. Noch haben wir unsere Ziele nicht erreicht, aber ich glaube, wir gehen in der rechten Richtung."

Lewina, Dora (UdSSR): „Krebs ist das Arbeitsfeld gemeinsamer Bemühungen von Wissenschaftlern der ganzen Welt. Er bringt unsagbare Not und Qual. Und wenn wir auch bei der Behandlung vieler Formen Fortschritte gemacht haben, so fehlen uns bisher dennoch Methoden und Ansätze zu seiner Prophylaxe. Krebs ist ein Schlachtfeld, auf dem wir ständig kämpfen und das, davon bin ich überzeugt, die Forscher als Sieger verlassen werden."

Krebs ist zweifellos ein ökologisches Problem, das komplizierte Abhängigkeiten zwischen Organismus und Umwelt einschließt. Die Vererbung, Besonderheiten des Immunsystems, die Stadien der Individualentwicklung, psychische, physikalische und chemische Einflüsse, Infektionen, alle diese Faktoren beeinflussen die Entstehung und Entwicklung eines Tumors. Derzeit werden die onkogenen Viren zum Zwecke ihrer detaillierten Untersuchung als wichtiges Glied in der Kette der Ereignisse von den Wissenschaftlern „ausgegliedert". In nicht allzu ferner Zukunft werden sie zweifellos zur Untersuchung des Problems in seiner Ganzheit übergehen, ohne es in Teile aufzuspalten, vielmehr wird man die Teile in der Gesamtheit ihrer natürlichen Zusammenhänge erforschen. Das wird neue Perspektiven für die Lösung des Rätsels „Krebs" und des wirksamen Kampfes gegen ihn eröffnen.

Biographische Angaben[1,2]

Gamaleja, Nikolai Fjodorowitsch* (1859–1949) – prominenter sowjetischer Mikrobiologe, Ehrenmitglied der Akademie der Wissenschaften der UdSSR. Arbeitete mit großem Erfolg auf den verschiedensten Gebieten der Mikrobiologie. In seinen Forschungen über die Rinderpest (1886) antizipierte er die Entdeckung der

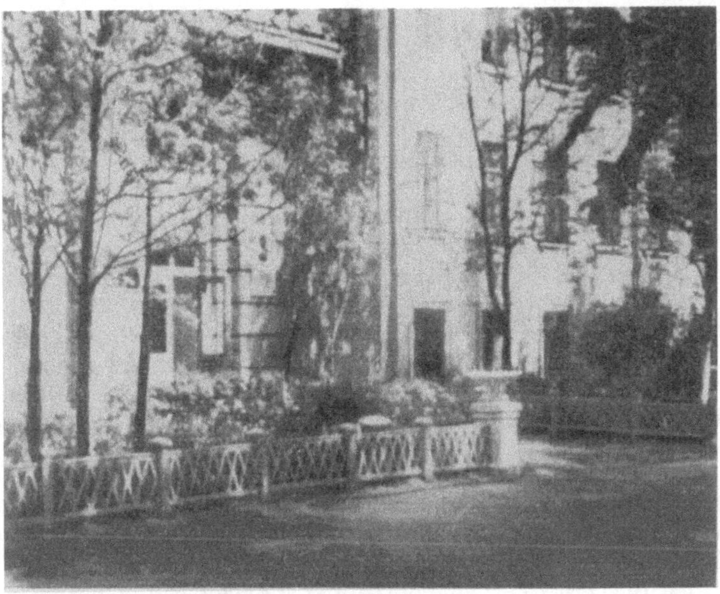

Nikolai-Fjodorowitsch-Gamaleja-Institut

[1] Der Stern weist auf eine Abbildung hin.

[2] Die „Biographischen Angaben" wurden inhaltlich unverändert in die deutschsprachige Ausgabe übernommen, um den subjektiven Charakter der Aussagen zu unterstreichen. Die teilweise unvollständigen Daten konnten nicht durchgehend ergänzt werden (der Herausgeber).

Viren, indem er nachwies, daß die Krankheit durch Filtrate des geschädigten Gewebes erzeugt werden kann. Seine Versuche zur Lysis von Bakterien waren der erste Schritt zur Entdeckung der Bakteriophagen. GAMALEJA sagte die Bedeutung von Ultramikroben für die Entstehung maligner Tumoren voraus. Zu seinen Leistungen gehören die Vervollkommnung der PASTEURschen Impfmethode gegen Tollwut, die Entdeckung der Bakteriolysine, des Erregers einer choleraähnlichen Erkrankung der Vögel, nämlich des von ihm so benannten Metschikow-Vibrions, die Untersuchung von Mikrobentoxinen, die Klärung des Anteils der Läuse an der Verbreitung von Flecktyphus. GAMALEJA richtete zusammen mit I. I. METSCHIKOW in Odessa eine bakteriologische Station (1886) und später ein bakteriologisches Institut (1899) ein. Die Bekämpfung von Tuberkulose, Tollwut, Pest, Cholera, Pocken, Fleck- und Rückfalltyphus, Untersuchungen zum Problem der Grippe und schließlich der malignen Tumoren – das ist eine bei weitem nicht vollständige Aufzählung seiner wissenschaftlichen, organisatorischen und praktischen Aktivitäten. GAMALEJA ist Träger des Nationalpreises der UdSSR. Das größte mikrobiologische Institut in unserem Lande trägt seinen Namen.

ROUS, Payton* (1879–1970) – international bekannter amerikanischer Wissenschaftler, entdeckte 1911 das Hühnersarkomvirus. Seinen Forschungen lag der Gedanke zugrunde, daß Viren an der Entstehung maligner Tumoren beteiligt seien. Das ROUSsche Virus wird in der Onkologie weithin verwendet. ROUS stellte als erster fest, daß die Immunität gegen ein Virus und gegen die unter seinem Einfluß entstandene Tumorzelle durch unterschiedliche Mechanismen bedingt ist. Für seine Arbeiten zur Krebsforschung erhielt er 1966 den Nobelpreis.

SILBER, Lew Alexandrowitsch* (1894–1966) – bekannter sowjetischer Mikrobiologe, Immunologe und Virologe, Mitglied der Akademie der Medizinischen Wissenschaften der UdSSR, nach seinen Büchern zur Immunologie und Virologie wurde eine ganze Generation sowjetischer Forscher ausgebildet. SILBER leistete zahlreiche Beiträge zum Problem der Variabilität der Mikroben und der Immunität, beschrieb eine bis dahin unbekannte Krankheit, die fernöstliche Enzephalitis, entdeckte ihren Erreger und Überträger und ermittelte die Ausbreitungswege. Auf seine Initiative wurde 1935 das Virologische Zentrallaboratorium gegründet und später ein Viruslabor, das die Untersuchung der Natur maligner Tumoren und der Immunität ihnen gegenüber zur Grundlage seiner Arbeit machte. Viele Jahre seines Lebens widmete SILBER dem Krebsproblem. Sein Wunschtraum war die Gewinnung einer effektiven Vakzine. Als glänzender Redner und glühender Propagandist der Virustheorie der Entstehung maligner Tumoren zog er zahlreiche junge Wissenschaftler an und begründete eine wissenschaftliche Schule, deren Verdienst die Entdeckung und Untersuchung spezifischer Antigene in den Tumoren ist. Er entdeckte (zeitgleich mit SWET-MOLDAWSKI), daß ein onkogenes Hühnervirus auch bei Säugern Tumoren erzeugen kann. Diese Ent-

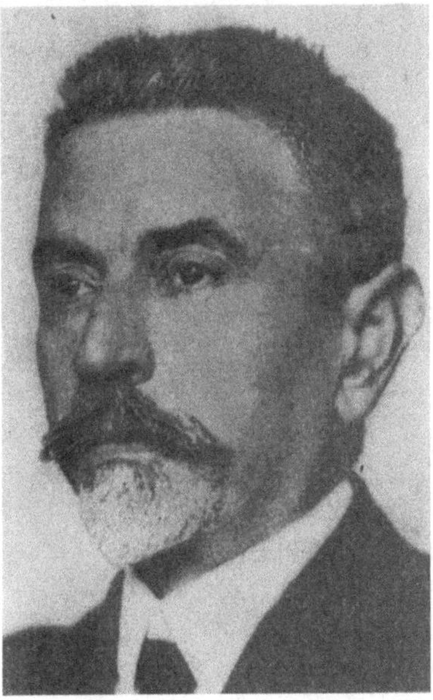

Amédée BORREL

deckung von prinzipieller Bedeutung zerstörte die herrschende Meinung, daß onkogene Viren streng artspezifisch seien. SILBER ist der Begründer der viral-genetischen Krebstheorie, zweifacher Nationalpreisträger der UdSSR, Ehrenmitglied der New-Yorker Akademie der Wissenschaften und anderer Akademien und wissenschaftlicher Gesellschaften im Ausland.

BORREL, Amédée* (1867 – 1936) Lehrstuhlinhaber für Bakteriologie und Hygiene an der Universität Strasbourg, begründete in der Anfangsphase der Entwicklung der Onkovirologie in einer

Reihe von Arbeiten seine Hypothese über den Anteil von Viren an der Krebsentstehung.

SHOPE, Richard* (1901 1966) – amerikanischer Forscher (geboren in Iowa – USA, wo er auch die Universität besuchte), arbeitete während seines ganzen Lebens im Rockefeller-Institut. Er entdeckte die virale Genese des Kaninchenpapilloms und des Fibroms beim Hirsch.

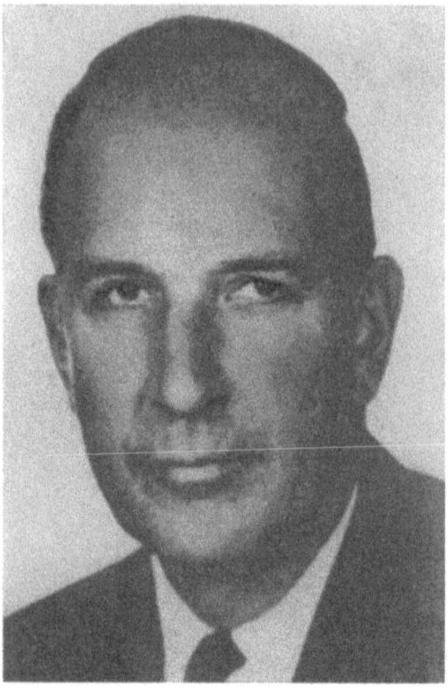

Richard SHOPE

LUCKÉ, Baldwin* (1889–1954) – amerikanischer Forscher (wurde in Deutschland geboren, erhielt seine Ausbildung in den USA), war Professor für Pathologie an der Pennsylvania-Universität in Philadelphia. Beschrieb das Nierenkarzinom des Frosches und kam auf Grund seiner Experimente zu dem Schluß, daß es viralen Ursprungs sei.

BITTNER, John* (1904–1961) · amerikanischer Forscher, arbeitete im Jackson-Laboratorium. Ermittelte den Anteil eines extrachromosomalen Faktors, der bei Mäusen mit der Muttermilch übertragen wird, an der Entstehung des Mammakarzinoms. Er nannte ihn „Milchfaktor". Erst später wurde er als Mammakarzinomvirus der Mäuse bezeichnet. Es war das erste Virus eines malignen Tumors bei Säugern.

GROSS, Ludwig* (1904) – amerikanischer Forscher, Mitglied der New-Yorker Akademie der Wissenschaften. Er bewies als erster, daß die Mäuseleukose durch ein Virus hervorgerufen und daß das Virus „vertikal", von der Mutter auf die Nachkommen übertragen wird; wies das Vorhandensein des Virus bei durch Bestrahlung erzeugter Mäuseleukose nach, entdeckte das Virus von Tumoren der Ohrspeicheldrüse von Mäusen, das später als Polyomavirus der Mäuse bekannt wurde. Die Arbeit von GROSS „Onkogene Viren" ist ein wichtiges Handbuch für den Onkovirologen.

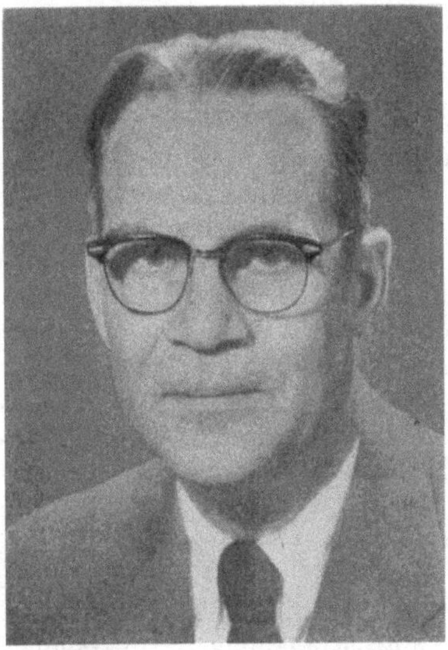

John BITTNER

DMOCHOWSKI, Leon* – amerikanischer Wissenschaftler, Mitglied der New-Yorker Akademie der Wissenschaften. Einer der Pioniere der elektronenmikroskopischen Untersuchung von Tumoren. Entdeckte die charakteristischen Viruspartikel beim Mammakarzinom und bei der Leukose der Mäuse. Weithin bekannt wurde er durch seine Suche nach Viren bei Leukose, Mammakarzinom, Knochensarkom und anderen Tumoren des Menschen sowie durch seinen Anteil an der Isolierung des Virus ESP-1.

STEWART, Sarah* (1905–1976) – amerikanische Forscherin, der (zusammen mit EDDY) das Verdienst gebührt, in einer Gewebskultur das Polyomavirus isoliert zu haben. Von großem Interesse sind ihre in den letzten Jahren durchgeführten Versuche zur Aktivierung und zum Nachweis von viralen Agenzien in Tumoren des Menschen.

EDDY, Bernice* – amerikanische Forscherin, isolierte in einer Gewebskultur (zusammen mit STEWART) das Polyomavirus der Mäuse. Zu ihren Entdeckungen von erstrangiger Bedeutung gehört der Nachweis der Onkogenität des Affenvirus SV-40, das man in normalen Zellen von Affen findet, die zur Vakzinegewinnung benutzt werden. Die Befunde von EDDY erwiesen die Aktualität des Problems der Verunreinigung von Virusvakzinen durch latente onkogene Agenzien.

. DEITSCHMANN, Galina Issaakowna – sowjetische Forscherin, leitet das Laboratorium für Antitumorimmunität im Onkologischen Zentrum der Akademie der Medizinischen Wissenschaften in Moskau. Sie wies als erste die Möglichkeit der Prophylaxe von viralen Tumoren durch Immunisierung der Tiere während der Latenzperiode der Tumorentwicklung nach; entdeckte das Auftreten eines virusspezifischen Transplantatantigens bei lytischer Infektion durch ein onkogenes Virus. Viele ihrer Arbeiten befassen sich mit der Klärung der Natur dieses Antigens, mit thermosensiblen Mutanten onkogener Viren und mit Fragen der immunologischen Kontrolle des Tumorwachstums.

MELNICK, Joseph* (1914, Boston, USA) – amerikanischer Forscher (besuchte die Weslejew-Universität in Middletown, Staat Connecticut, und die Yale-Universität in New-Haven, USA), leitet die Abteilung für Virologie und Epidemiologie im Medizinischen Bayle-College in Huston (USA), seit 1974 verdienter Professor und Dekan für die Ausbildung wissenschaftlicher Kader im selben College. MELNICK ist der Redakteur der mehrbändigen Serie „Fortschritte in der Medizinischen Virologie" und der Zeitschrift „Intervirologie", er ist Präsident und Mitglied leitender Organe vieler internationaler und amerikanischer wissenschaftlicher Gesellschaften und Forschungskomitees. Er wurde mit Auszeichnungen und Ehrentiteln im eigenen Lande und im Auslande geehrt. Er ist Ehrenmitglied der Metschnikow-Gesellschaft für Mikrobiologie und Epidemiologie der UdSSR. Auf dem Gebiet des Krebses galten seine Forschungen den Papova-Viren, den Hybriden dieser Viren mit Adenoviren, dem Phänomen der Defektivität, den Mechanismen der viralen Kanzerogenese, dem Problem der Gefahrlosigkeit von Vakzinen sowie dem Zusammenhang zwischen

Herpesviren und Humankarzinom und seiner photodynamischen Inaktivierung. Große Bedeutung haben die Arbeiten MELNICKS zur Nomenklatur und Klassifikation von Viren des Menschen und der Tiere, zum Hepatitisvirus, zur Umweltverschmutzung durch Viren. Das von MELNICK in Zusammenarbeit mit anderen Autoren verfaßte Lehrbuch zur Mikrobiologie und Virologie fand in vielen Ländern Verbreitung. 600 wissenschaftliche Arbeiten, die einen weiten Kreis virologischer Probleme umfassen, verschafften ihm

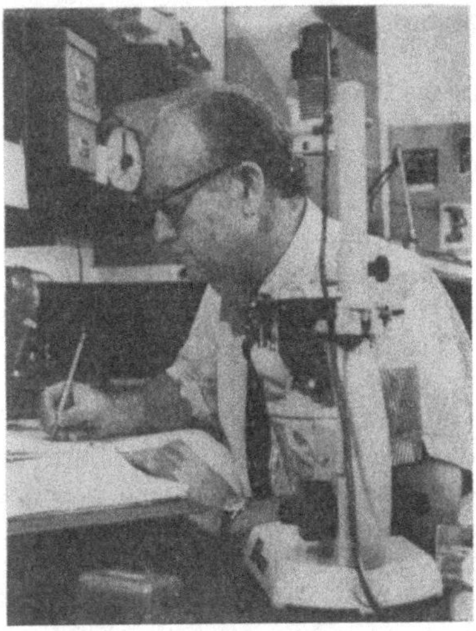

Joseph MELNICK

weltweite Anerkennung. An seinem 60. Geburtstag betonten die „300 wissenschaftlichen Söhne und Töchter" MELNICKS seine besondere Fähigkeit, die Bemühungen junger Wissenschaftler anzuregen, zu unterstützen und zu leiten.

DULBECCO, Renato* (1914) – bekannter Virologe, Mitglied der Nationalen Akademie der Wissenschaften (USA) und der Amerikanischen Akademie der Künste und der Wissenschaften. Er entwickelte eine Reihe von Methoden, die weithin zur Untersuchung DNS-haltiger onkogener Viren verwendet werden (die Metallplattenmethode, die Transformation von Zellen in der Gewebskultur) und klärte viele Seiten der molekularen Wechselbeziehungen von Virus und Zelle (Integration von viraler und zellulärer DNS, Repression der DNS-Synthese der Zelle, die Transkription nur eines Teiles der Virusgene in der transformierten Zelle usw.).

„Ich glaube, daß das Problem des Anteils von Viren an spontanen Karzinomen des Menschen derzeit nicht gelöst werden kann“, schrieb mir DULBECCO. „Offensichtlich müssen wir erheblich mehr experimentelle Ergebnisse abwarten und können heutzutage nicht einfach irgendeine apriorische Hypothese konstruieren. Ich halte solche Hypothesen wie die des Onkogens oder des Protovirus für völlig nutzlos. Im Gegensatz dazu halte ich experimentelle Ergebnisse für äußerst wichtig, die unter Verwendung solcher experimenteller Systeme akkumuliert werden, die eines schönen Tages auch auf menschliche Fälle angewendet werden können. Bisher aber ist das noch nicht geschehen.“ Für seine Forschungen erhielt DULBECCO die höchste Auszeichnung, den Nobelpreis, und zwar zusammen mit Howard TEMIN und David BALTIMORE.

DURAN-REYNALS, Francisco* (1899–1958) – durch viele originale Untersuchungen auf dem Gebiet der Biologie bekannt. Ihm gebührt das Verdienst der Entdeckung des „Ausbreitungsfaktors“ und der Klärung seiner Bedeutung bei der Infektion und Intoxikation. Er wies nach, daß dieser Faktor, der die Durchlässigkeit des Bindegewebes beeinflußt, (er wird auch „DURAN-REYNALS-Faktor“ genannt), in den Geweben von jungen und von ausgewachsenen Tieren unterschiedlich ausgeprägt ist, und benutzte diese Beobachtung erfolgreich bei seinen onkologischen Forschungen. Nachdem er die höhere Empfindlichkeit frisch geschlüpfter Hühner- und Entenküken und von Vogelembryonen gegenüber dem ROUSschen Virus festgestellt hatte, ermittelte er, daß ein onkogenes Virus bei Eintagsküken eine Erkrankung nichttumorösen Charakters erzeugt. Er äußerte den Gedanken, daß, da onkogene Viren sich analog den infektiösen Viren verhalten können, auch das Umgekehrte nicht ausgeschlossen sei, daß nämlich infektiöse Viren die Fähigkeit haben könnten, Tumore zu erzeugen. Er verfocht diese Idee mit Leidenschaft und unternahm zu ihrer Fundierung umfangreiche Versuche mit dem Pockenvirus. Aber auf dem Höhepunkt dieser Arbeit fällte ihn eben die Krankheit, ein maligner Tumor, mit dessen Untersuchung er sich befaßt hatte.

TRENTIN, John* – amerikanischer Virologe, der als erster die onkogenen Eigenschaften eines Typs des humanen Adenovirus ermittelte. Diese Entdeckung veranlaßte die Wissenschaftler zu umfangreichen Untersuchungen des Problems der Onkogenität infektiöser Viren. Auch der Anteil TRENTINS an der Isolierung des Onkornavirus Typ C des Hamsters mit einem Defekt der Revertase und fehlender biologischer Aktivität, Onkogenität und Infektiosität muß erwähnt werden.

Green, Morris* (1926) – amerikanischer Forscher, Direktor des Instituts für molekulare Virologie in San-Louis (Missouri, USA). Er machte sich um die Reinigung und Charakterisierung des 31. Typs der Adenoviren des Menschen sowie um die Aufklärung vieler Gesetzmäßigkeiten des Funktionierens onkogener Viren in der Zelle auf molekularem Niveau verdient. Die letzten Arbeiten Greens befaßten sich mit der Gewinnung von Derivaten des Rifamycins, die gegen die Revertase von Leukose- und Sarkomviren wirksam sein sollten.

Abelew, Garri Israilewitsch (1928) – sowjetischer Forscher (studierte an der Moskauer Universität, verteidigte 1955 seine Kandidaten- und 1963 seine Doktordissertation). Arbeitete ab 1952 in der Abteilung L. A. Silbers, war von 1962–1977 Leiter des Labors dieser Abteilung, seit 1977 Leiter des Laboratoriums für Immunchemie und Tumordiagnostik im Wissenschaftlichen Zentrum für Onkologie der Akademie der Medizinischen Wissenschaften der UdSSR, vertritt das Lehrfach Immunchemie am Lehrstuhl für Virologie der Staatlichen Moskauer Universität. Wichtigste wissenschaftliche Leistungen: Ermittlung der Synthese von Alpha-Fetoprotein (einem Embryonaleiweiß) durch Lebertumoren, experimentelle Analyse und klinische Anwendung dieser Beobachtung, Nachweis der Ubiquität von Viren des Typs C bei Mäusen hoch- und niedrigkarzinomatöser Linien, Entwicklung der Gegenstrom-Immunoisotachophorese. Gegenwärtig gelten seine Forschungen der immunochemischen Analyse der viralen und chemischen Kanzerogenese. Zusammen mit L. A. Silber schrieb er das Buch „Virologie und Immunologie des Krebses". Für seine außerordentlich wichtige Entdeckung, die eine neue Richtung in der Immunologie des Krebses begründete und der Entwicklung einer immunologischen Diagnostik des Leber- und des Ovarialkarzinoms des Menschen zugrunde liegt, wurde er mit dem Staatspreis der UdSSR ausgezeichnet.

Andrews, Christopher Howard* (1896) – englischer Pathologe, arbeitete viele Jahre am Nationalinstitut für Medizinische Forschung in London, leistete einen großen Beitrag zur Lehre über die Viruskrankheiten. Bewies zusammen mit Smith und Ladloy die virale Natur der Grippe. Auf dem Gebiet der Onkologie: überimpfte 1932 das Hühnersarkom durch Filtrat auf Fasane, wies die

Fähigkeit des onkogenen Virus nach, die Artbarriere zu überwinden, beschrieb 1938 zusammen mit AHLSTRÖM den Übergang eines benignen Fibroms der Kaninchen in ein malignes Neoplasma unter dem Einfluß eines chemischen Kanzerogens und warf die Frage nach der Fähigkeit chemischer Kanzerogene auf, die Balance zwischen einem onkogenen Virus und der Wirtszelle zu stören. „Ich glaube", so schrieb er mir, „daß mein Hauptbeitrag zur Onkologie darin bestand, daß ich mich bemühte, die Idee eines Kausalzusammen-

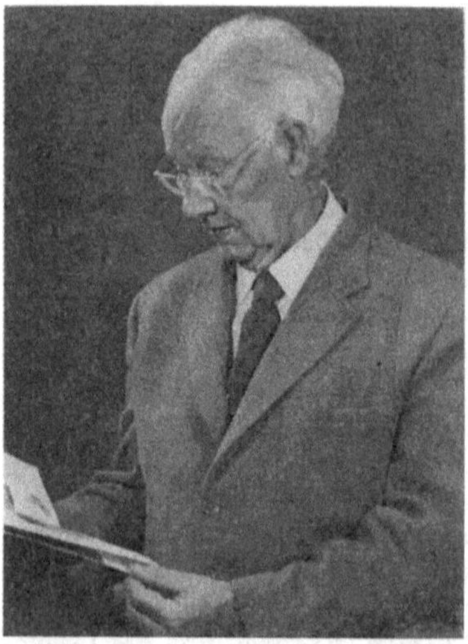

Christopher Howard ANDREWS

hanges zwischen Viren und Krebs im Brennpunkt der Aufmerksamkeit zu halten, eine Idee, die vor 40 Jahren höchst unpopulär war."

BURKITT, Dennis* (1911) – englischer Chirurg, der die Aufmerksamkeit der internationalen Wissenschaft auf das Lymphom afrikanischer Kinder lenkte, das als „BURKITT-Lymphom" bezeichnet wird. Wegen seiner Forschungen in Afrika wurde er zum Ehrenmitglied zahlreicher wissenschaftlicher Gesellschaften ernannt und in verschiedenen Ländern ausgezeichnet.

EPSTEIN, Michel Antoine* (1921) – englischer Pathologe und Virologe, leitet die Abteilung für Pathologie an der Universität in Bristol. Entdeckte in den Zellen des BURKITT-Lymphoms ein Virus, das zur Gruppe der Herpesviren gehört, und erforschte dessen Beziehungen zu den Zellen. Dieses Virus, das als Epstein-Barr-Virus bezeichnet wird (nach den Namen des Wissenschaftlers und seiner Assistentin Barr), ist einer der Kandidaten für die Rolle eines Tumorvirus des Menschen. Durch diese Entdeckung regte EPSTEIN die Untersuchung des Anteils der Herpesviren an der Entstehung maligner Erkrankungen des Menschen an. Die Arbeit am Problem: Herpesvirus und Krebs beim Menschen dauert an.

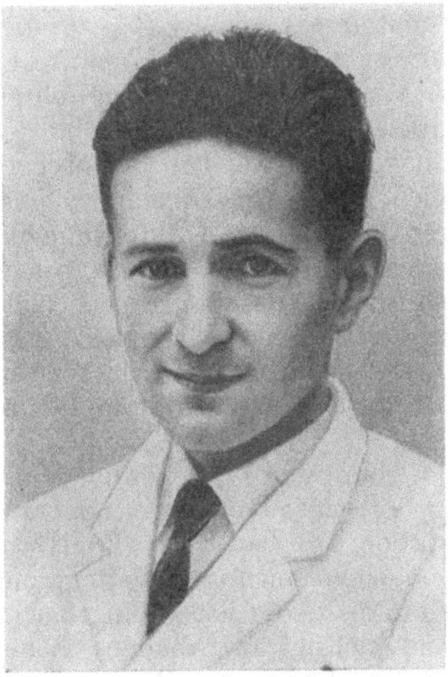

Georg KLEIN

KLEIN, Georg* (1925, Budapest) schwedischer Forscher, Leiter des Instituts für Tumorbiologie und Professor der Tumorbiologie (Karoling-Institut, Stockholm). Viele experimentelle Untersuchungen führte KLEIN zusammen mit seiner Frau Eva KLEIN durch, die die Stelle des Vizedirektors innehat. Diese Arbeiten lieferten einen wesentlichen Beitrag zur Immunologie des Krebses, speziell zur Erforschung des Anteils des Epstein-Barr-Virus am BURKITT-Lymphom. Die KLEINS waren unter den ersten, die die Methode der Zellhybridisierung zur Klärung der Genexpression bei Krebs anwandten. Georg KLEIN ist Mitglied des Nobelkomitees für Physiologie und Medizin, Redakteur der mehrbändigen periodischen Schrift „Erfolge der Krebsforschung“, Mitglied vieler nationaler und internationaler Gesellschaften, Räte und Akademien. Er erhielt eine Reihe von Auszeichnungen, Ehrentiteln und -berufungen im eigenen Lande wie auch in fremden Ländern. Von ihm stammen über 500 Artikel über die experimentelle Untersuchung von Zellen und malignen Tumoren.

Rapp, Fred* (1929) – amerikanischer Virologe, Leiter des Lehrstuhls für Mikrobiologie an der medizinischen Fakultät der Pennsylvania-Universität (USA). Seine Hauptforschungen galten den DNS-haltigen onkogenen Viren: ihrer Defektivität, der Beziehung des onkogenen T-Antigens zum Genom des SV-40-Virus sowie den Eigenschaften der PARA-Viren. In den letzten Jahren konzentriert er seine Arbeit hauptsächlich auf das Problem des Anteils von Viren an der Karzinomentstehung beim Menschen. Prinzipielle Bedeutung haben seine Entdeckungen der transformierenden und onkogenen Eigenschaften des Herpes-simplex-Virus Typ 1 und 2 sowie des humanen Zytomegalievirus und seines Kausalzusammenhanges mit dem Kaposi-Sarkom, sowie seine Arbeiten zur Kartierung des DNS-haltigen Herpes-simplex-Virus. Rapp ist Mitglied zahlreicher wissenschaftlicher Gesellschaften und Komitees sowie von wissenschaftlichen Redaktionskollegien.

Biggs, Peter* (1926, Petersfield, Hampshire) – englischer Forscher (studierte am Königlichen Veterinär-College in London), Direktor der Vogelforschungsstation in Hughton (England). Leistete durch seine Forschungen einen wichtigen Beitrag zur Erforschung der Marekschen Krankheit, die der Geflügelzucht ungeheuren Schaden zufügt. Seine wichtigsten Arbeiten: Isolierung des Erregers der Marekschen Krankheit, eines DNS-haltigen Virus aus der Gruppe der Herpesviren, Züchtung gegen das Virus immuner Hühnerstämme und Entwicklung einer wirksamen Vakzine (zusammen mit L. N. Payne), Untersuchung der Epidemiologie der Krankheit, der biologischen und Antigeneigenschaften des Erregers. In der letzten Zeit gelten die Bemühungen des Wissenschaftlers der Leukose bei Putern. Biggs erhielt (zusammen mit Payne) für seine Arbeiten über die Mareksche Krankheit den Internationalen Thoma-Newman-Preis sowie eine Reihe weiterer Preise, Medaillen, Ehrenämter und -titel.

Burmester, Ben Roy* (1910, Petalama, Kalifornien, USA) – amerikanischer Forscher (studierte an der Universität in Kalifornien, erwarb den Doktor der Veterinärmedizin an der Universität Michigan). Arbeitet seit 1940 im Laboratorium zur Untersuchung der Hühner im Department für Landwirtschaft der USA, dessen Direktor er von 1964–1974 war. BURMESTER ermittelte als erster die virale Natur eines filtrierbaren Agens, nämlich des Erregers der Lympholeukose der Hühner, und lieferte damit den Schlüssel zur Erforschung dieser Krankheit. Er wies nach, daß der Hauptweg der Krankheitsverbreitung die Übertragung des Virus durch das Ei ist. Das warf das Problem der onkogenen Gefährdung durch Vakzine auf, die mit Hilfe von Hühnereiern pro-

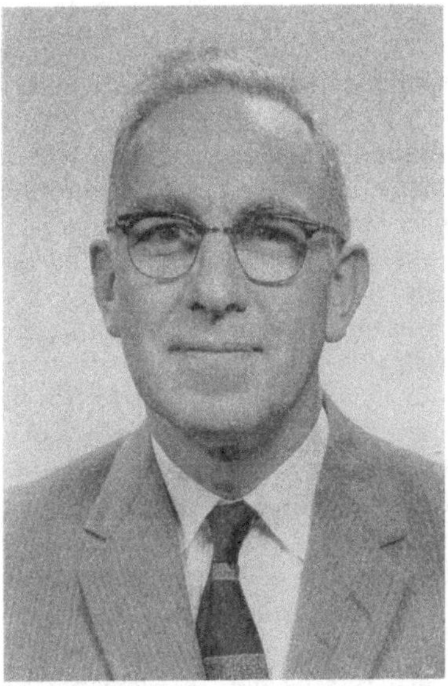

Ben Roy BURMESTER

duziert werden, und führte zu grundlegenden Veränderungen in der Vakzineproduktion. BURMESTER leitete die Gruppe zur Erforschung der MAREKschen Krankheit in den USA, die (zeitgleich mit den Engländern BIGGS u. a.) fand, daß der Erreger ein hochkontagiöser Vertreter aus der Gruppe der Herpesviren ist. Später fanden sie ein eng verwandtes Herpesvirus, mit dem unter natürlichen Bedingungen fast alle Puter infiziert sind, ohne daß es bei ihnen eine Erkrankung erzeugt. Dieses Virus wurde mit Erfolg zur Herstellung einer Vakzine gegen die MAREKsche Krankheit benutzt. In einem Großversuch wurde ermittelt, daß die Vakzine die Sterblichkeit auf 12% senkt. Für seine Verdienste um die Steigerung der Nahrungsressourcen der Welt wurde BURMESTER mit dem Edward-Browning-Preis sowie vielen anderen Auszeichnungen und Ehrenämtern ausgezeichnet. „Es ist überhaupt keine Frage", schreibt BURMESTER, „daß viele Neoplasmen bei vielen Tieren direkt durch ein Virus erzeugt werden, und es ist sehr wahrscheinlich, daß Viren einige Neoplasmen des Menschen erzeugen. Allem Anschein nach hängen viele gewöhnliche Neoplasmen des Menschen direkter mit chemischen und/oder physikalischen kanzerogenen Agenzien zusammen."

TEMIN, Howard* (1934) – amerikanischer Virologe, Professor für Onkologie an der Universität in Wisconsin. Widmete seine Forschungen den RNS-haltigen onkogenen Viren. Entwickelte zusammen mit RUBIN eine Reihe von Methoden zu ihrer quantitativen Bestimmung, die zur Erforschung dieser Gruppe von Viren beitrugen. Entwickelte auf Grund seiner experimentellen Befunde die Theorie des Provirus, die die Übertragung der genetischen Information von der RNS auf die DNS annimmt. Eine Bestätigung für die Möglichkeit einer derartigen Übertragung war seine Arbeit über das Vorhandensein eines Ferments im Onkornavirus, das die umgekehrte Transkription ermöglicht. Die Entdekkung von Revertaseaktivität in normalen Zellen führte TEMIN zur Begründung seiner neuen Theorie, der Theorie des Protovirus. Sie setzt voraus, daß die Revertase an der normalen Entwicklung beteiligt ist und daß nur ihre Störung zum Auftreten von „tumorösen" Genen führt. Gegenwärtig arbeitet TEMIN an der experimentellen Bestätigung seiner Theorie. Fur seine hervorragenden wissenschaftlichen Arbeiten erhielt er den Nobelpreis.

BALTIMORE, David* (1938) – amerikanischer Wissenschaftler, Professor der Mikrobiologie am Massachusetts-Institut für Technologie in Cambridge. Eine Reihe seiner Arbeiten befaßt sich mit den molekularen Mechanismen der malignen Transformation. Größter Erfolg des Wissenschaftlers ist die Isolierung der Revertase eines Onkornavirus, die ihm unabhängig von TEMIN gelang. Zusammen mit ihm und DULBECCO erhielt er den Nobelpreis. „Daß Viren bei Tieren Krebs erzeugen, ist ein zweifelsfreies Faktum", schreibt er, „daß sie ihn auch beim Menschen erzeugen, ist weniger sicher, aber möglich."

BALUDA, Marcel* (1930) – amerikanischer Virologe, Professor für Virologie an der kalifornischen Universität in Los Angeles. Wurde durch seine Arbeiten über die Viren der Vögelleukose bekannt. Gegenwärtig untersucht er Struktur und Funktionieren des Vererbungsapparates des Leukosevirus und einzelner seiner Komponenten, den Mechanismus der Aktivierung und Repression von Virusgenen bei der Wechselwirkung von Virus und Zelle (integriertes und nichtintegriertes Genom), den Einfluß des Einbauortes viraler DNS in die zelluläre auf die Transkription sowie andere Fragen der molekularen Wechselbeziehungen von Virus und Zelle der Transformation.

SVOBODA, Jan* – tschechoslowakischer Forscher. Leitet die Abteilung fur virale und zelluläre Genetik im Institut fur Molekulargenetik der Tschechoslowakischen Akademie der Wissenschaften in Prag, Träger des Staatspreises der ČSSR. Zu seinen wichtigsten Forschungen gehört: die Gewinnung virogener Zellkulturen, die das vollständige Genom des ROUSschen Virus enthalten, jedoch keine Viruspartikel und kein infektiöses Virus produzieren, die Untersuchung der Integrationsmechanismen des viralen Genoms in das zelluläre, die Transfektion und Induktion des ROUSschen Virus durch Verschmelzung virogener Zellen mit Hühnerfibroblasten. „Die maligne Konversion von Zellen durch Viren", schreibt SVOBODA, „erfolgt auf dem Niveau der Wechselwirkung des viralen Genoms mit dem zellulären." Er hält die Methoden der Mole-

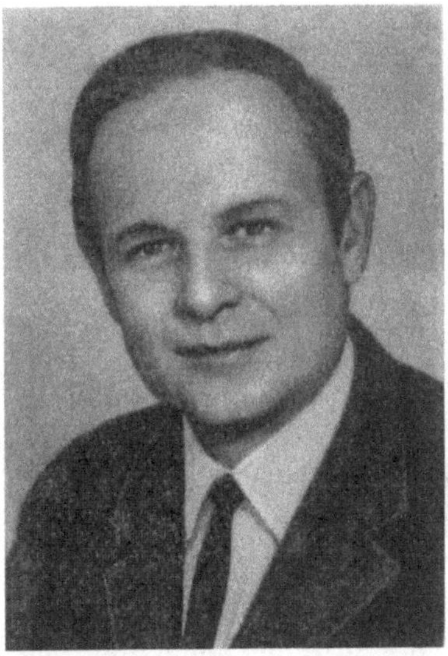

Jan SVOBODA

kularbiologie für die am meisten erfolgversprechenden für die Gewinnung weiterer wichtiger Informationen über den Mechanismus der Kanzerogenese.

SWET-MOLDAWSKI, Georgi Jakowlewitsch (1928) — sowjetischer Virologe und Immunologe, Leiter des Laboratoriums für Virologie im Institut für experimentelle und klinische Onkologie der Akademie der Medizinischen Wissenschaften der UdSSR in Moskau. Seine eigenständigen Forschungen ergaben viel Neues

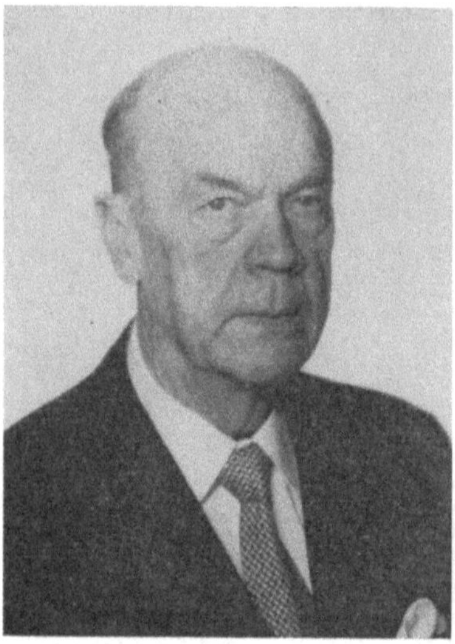

Karl AHLSTRÖM

für die Wissenschaft von den Viren und von der Immunität (speziell für die Onkovirologie und die Anti-Tumor-Immunität). Er injizierte in den Tumor für den Organismus heterogene Virusantigene, um die Abwehrreaktionen ds Organismus gegen den Tumor zu verstärken. Dieses Phänomen, das er unter der Bezeichnung „Heterogenisierung eines Tumors" beschrieb, machte er neben anderen Befunden zur Immunität gegen Tumore zur Grundlage der Entwicklung neuer Therapiemethoden des Karzinoms beim Menschen. Hervorragende Bedeutung erlangte seine Entdeckung der Fähigkeit von onkogenen Vogelviren, Säuger zu schädigen, wofür er zusammen mit SILBER den Staatspreis der UdSSR erhielt.

HANAFUSA, Hidesaburo* (1929) — Professor am Rockefeller-Institut in New York. Erforschte vor allem die Onkornaviren, wobei es ihm in vielen Fällen gemeinsam mit seiner Frau Teruke HANAFUSA gelang, Fakten von fundamentaler Bedeutung zu entdecken (die Defektivität, die Rolle der Helfer-Viren, die Existenz von Virusmutanten mit einem Defizit an Revertase, das Vorhandensein von Virusgenen in normalen Hühnerzellen, die Diploidität des Onkornavirusgenoms, neue Beweise für die endogene Natur des transformierenden Gens des Onkornavirus u. a.).

AHLSTRÖM, Karl (1905, Göteborg, Schweden) – schwedischer Forscher, der sich schon in der Frühperiode der Entwicklung dieses Wissensgebietes mit den onkogenen Viren befaßte, und zwar im Laboratorium von Christopher ANDREWS, einem der Pioniere der Onkovirologie in England. Mit ihm zusammen untersuchte er die Wirkung von Teer auf das Fibromvirus der Kaninchen. Seine wichtigsten Forschungen befaßten sich mit der Überwindung der Artbarrieren durch das Hühnersarkomvirus, mit der Untersuchung von Tumoren, die durch das Roussche Virus bei Säugern erzeugt wurden, sowie mit der kombinierten Wirkung des Rousschen Virus und chemischer Kanzerogene oder Hormone. „Die kanzerogene Bedeutung der Viren", schreibt mir AHLSTRÖM, „scheint erheblich komplizierter zu sein, als man anfänglich gedacht hatte."

GRAFFI, Arnold* (1910, Bistritz, Siebenbürgen) – deutscher Forscher (studierte Medizin in Marburg, Leipzig und Tübingen), em. Direktor der experimentellen Abteilung des Instituts für Krebsforschung der Deutschen Akademie der Wissenschaften in Berlin (DDR), Mitglied der Akademie der Wissenschaften der DDR, Mitglied der Deutschen Akademie der Naturforscher (Leopoldina), korrespondierendes Mitglied der Amerikanischen Assoziation für Krebsforschung. GRAFFI ist der Autor von über 400 Artikeln, Monographien und Handbüchern. Er isolierte eines der Leukoseviren der Mäuse, das seinen Namen trägt, beschrieb Virustumoren bei Goldhamstern und führte eine große Anzahl weiterer wichtiger onkovirologischer Forschungen durch, darunter die Isolierung eines Virus aus einer konstanten Linie menschlicher Zellen und die Untersuchung seiner Eigenschaften. „Letzten Endes wäre die Entdeckung eines echten menschlichen onkogenen Virus", so schreibt er, „die wichtigste Voraussetzung für die Entwicklung effektiver prophylaktischer und therapeutischer Maßnahmen ..." GRAFFI ist Träger zahlreicher Auszeichnungen und genießt hohe internationale Autorität.

MOLONEY, John* amerikanischer Virologe, entdeckte die Viren der Leukose und des Sarkoms bei Mäusen. Sein Hauptforschungsgebiet sind die Onkornaviren.

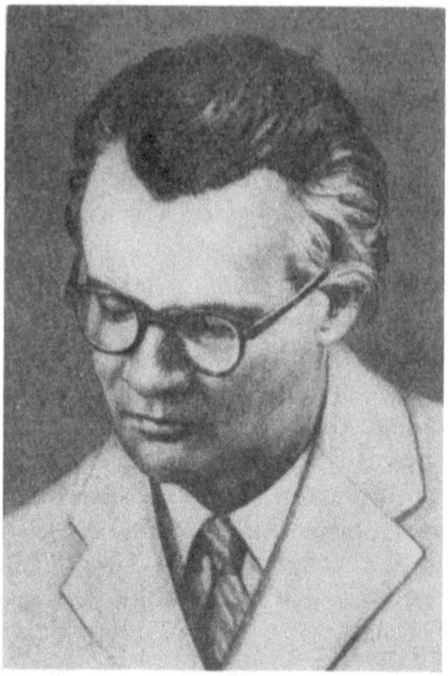

Arnold GRAFFI

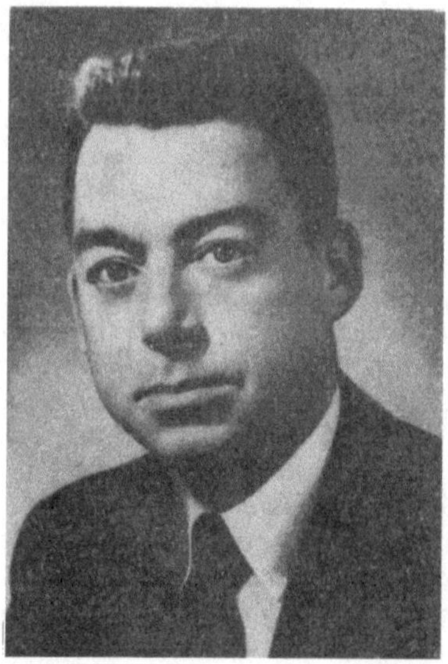

John MOLONEY

MASURENKO, Nikolai Petrowitsch* (1918) – sowjetischer Virologe, Leiter des Laboratoriums für virale Kanzerogenese im Onkologischen Zentrum der Akademie der Medizinischen Wissenschaften der UdSSR in Moskau. Prinzipielle Bedeutung hatte eine seiner Untersuchungen, in der er die Möglichkeit der Aktivierung eines latenten Leukosevirus durch Infektion mit dem Pockenvirus nachwies. MASURENKO ist auch die Entdeckung und allseitige Beschreibung eines neuen Leukosevirus der Mäuse zu danken, das nach ihm benannt wurde.

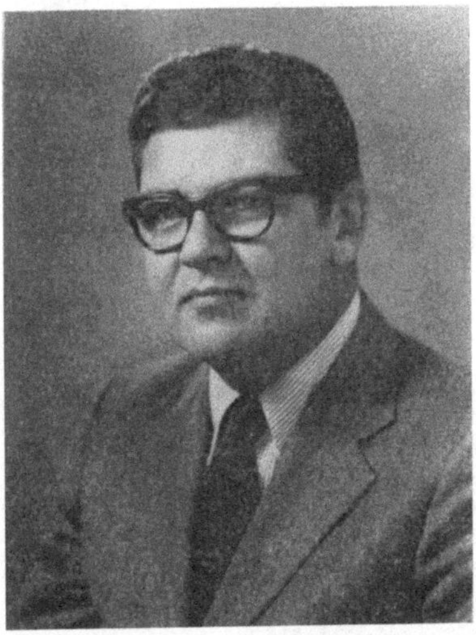

Frank Joseph RAUSCHER

FRIEND, Charlotta* – amerikanische Forscherin, Mitglied der New-Yorker Akademie der Wissenschaften, Direktor des Zentrums für experimentelle Zellbiologie in New York. Wurde durch ihre Arbeiten zur Isolierung eines neuen Leukosevirus der Mäuse aus einem überimpfbaren Mäusekarzinom bekannt. Ihr ist auch die detaillierte Untersuchung der Krankheit zu verdanken, die durch dieses Virus (das „Friend-Virus“) hervorgerufen wird. Im Blickpunkt des Interesses von FRIEND stehen derzeit die Mechanismen, die die Realisierung der viralen Onkogenität verhindern, sowie die Klärung des Zusammenhanges zwischen Differenzierung und Malignität.

RAUSCHER, Frank Joseph* (1931, Hellertown, USA) – amerikanischer Forscher, von 1972–1979 wissenschaftlicher Direktor für Ätiologie im Nationalen Krebsinstitut in Bethesda. Er isolierte und charakterisierte ein neues Leukosevirus der Mäuse, das nach ihm benannt wurde. Dieses Virus wird in 800 verschiedenen Laboratorien der Welt benutzt und in 5000 Artikeln erwähnt. RAUSCHER entwickelte einige quantitative Methoden zur Bestimmung von Onkornaviren. Seine wissenschaftlichen Bemühungen gelten der vergleichenden Untersuchung der Wirtreaktionen auf onkogene und nekrotisierende Viren als Grundlage für den Nachweis der ätiologischen Agenzien des Karzinoms beim Menschen. RAUSCHER ist Träger zahlreicher Auszeichnungen und Ehrentitel.

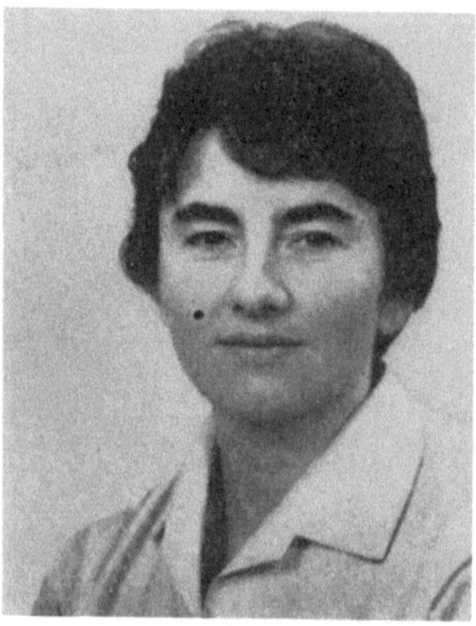

Jennifer HARVEY

HARVEY, Jennifer* – englische Forscherin, entdeckte 1964, als sie in der Karzinomabteilung des Londoner Hospitals des Medizinischen College arbeitete, ein Virus, das bei Mäusen Sarkome erzeugt. Dieses Virus wurde von ihr in verschiedenen Richtungen untersucht. Ihre Hauptarbeiten galten den Onkornaviren.

THEILEN, Gordon* (1928, Montevideo) – amerikanischer Forscher (studierte an der Universität in Kalifornien), Professor an der Universität Kalifornien, leitet die Unterabteilung für klinische Veterinäronkologie an der veterinärmedizinischen Fakultät. Hauptarbeiten auf dem Gebiet der Onkologie: Isolierung eines Virus aus dem Katzensarkom und eines onkogenen Virus des Wollaffchens. Untersucht gegenwärtig die Pathogenese dieser Tumorerkrankungen, ihre Ausbreitung sowie die Möglichkeit ihrer Prophylaxe und Therapie. „Für das wichtigste wissenschaftliche Vorgehen zur Lösung des Krebsproblems halte ich", so schreibt mir THEILEN, „die Einsicht in die Notwendigkeit einer Verbesserung der Umwelt und des Schutzes des Organismus gegen das Eindringen chemischer und viraler Kanzerogene. Die Frühdiagnostik transformierter Zellen mit immunologischen Methoden kann zur früheren und besseren Therapie führen, aber das Hauptgewicht muß auf die Krebsprophylaxe gelegt werden."

SPIEGELMAN, Saul* (1914) – amerikanischer Mikrobiologe, Professor für Genetik an der Columbia-Universität, Mitglied der Nationalen Akademie der Wissenschaften und der Amerikanischen Akademie der Künste und der Wissenschaften. Bekannt durch seine Artikel über Zellphysiologie, Genetik, Entwicklungsbiologie und Molekularbiologie. Leistete einen großen Beitrag zur Untersuchung der Onkornaviren und ihres möglichen Anteils an Humantumoren.

Mac ALLISTER, Robert* (1922) – amerikanischer Virologe, Professor für Pädiatrie an der medizinischen Fakultät an der Universität in Süd-Kalifornien (USA). Seine Hauptarbeiten auf dem Gebiet der Onkovirologie befassen sich mit der Untersuchung des Anteils von Adenoviren an der Karzinomentwicklung und mit der Natur des von ihm gemeinsam mit einer Wissenschaftlergruppe isolierten Onkornavirus RD 114. Bei diesen Forschungen wurde ein sehr wichtiger Sachverhalt aufgedeckt: die Aktivierung latenter onkogener Tierviren bei der Injektion humaner Tumorzellen.

SHDANOW, Wiktor Michailowitsch (1914) – Mitglied der Akademie der Medizinischen Wissenschaften der UdSSR, Direktor des Iwanowski-Instituts für Virologie der Akademie der Medizinischen Wissenschaften der UdSSR. Bedeutender Organisator des sowjetischen Gesundheitswesens und der Wissenschaft, Epidemiologe und Virologe. Schloß sich in den letzten Jahren der Erforschung onkovirologischer Probleme an. Unter seiner direkten Beteiligung wurden aus Zellinien in der Gewebskultur Kandidaten für die Rolle eines Krebsvirus des Menschen isoliert.

LAPIN, Boris Arkadjewitsch* (1921) – sowjetischer Forscher, Verdienter Wissenschaftler der Abchasischen SSR, Mitglied der Akademie der Medizinischen Wissenschaften der UdSSR, Direktor des Instituts für experimentelle Pathologie und Therapie der Akademie der Medizinischen Wissenschaften der UdSSR in Suchumi. LAPIN war Teilnehmer zweier bedeutender Expeditionen: einer zur Erforschung der Affen in den vietnamesischen Dschungeln und einer zur Erforschung des BURKITT-Lymphoms in Nigeria. Das von ihm geleitete Wissenschaftlerkollektiv lieferte eine grundlegende epidemiologische Analyse der Leukoseepidemie unter den Affen der Station in Suchumi und ermittelte den Zusammenhang zwischen dem Ausbruch der Krankheit und dem Kontakt mit Affen, die mit leukämischen Menschenblut geimpft worden waren. LAPIN gelang es, aus den erkrankten Affen Viruspartikel vom Typ C zu isolieren, die in allen Eigenschaften den Onkornaviren ähnelten. Diese Forschungen, die von großem Interesse sind, werden fortgesetzt.

BURNET, Frank Macferlan* (1899) – australischer Wissenschaftler, Virologe und Immunologe, Nobelpreisträger, in unserem Lande durch seine eigenständigen Arbeiten zur Genetik des Grippevirus sowie zur Natur der Viren und der Immunität bekannt. Viele Ideen BURNETS waren wichtige Meilensteine in der Entwicklung der Biologie. Auf dem Gebiet der Krebsforschung entwickelte er eine Theorie, nach der das Altern des Organismus, das mit einer Schwächung seiner Abwehrkräfte und mit vermehrten Mutationen einhergeht, der entscheidende Faktor der Karzinogenese sei. In den letzten Jahren veröffentlichte BURNET zwei Bücher, die sein Interesse für das heutzutage so aktuelle Problem „Wissenschaft und Gesellschaft“ bekunden („Das sich wandelnde Vorbild“ und „Das herrschende Säugetier“).

HUEBNER, Robert* (1914) – einer der führenden amerikanischen Onkovirologen, Mitglied der Nationalen Akademie der Wissenschaften, leitet die Abteilung für virale Kanzerogenese im Nationalen Krebsforschungsinstitut in Bethesda (USA). Ihm gelang eine Entdeckung von fundamentaler Bedeutung: die Entdeckung des onkogenen T-Antigens und des gruppenspezifischen Antigens der Onkornaviren; er begründete ferner die sehr populäre Theorie des Onkogens. Derzeit werden unter seiner Gesamtleitung experimentelle Daten zu ihrer Bestätigung gesammelt.

TODARO, George* (1937, New York) – amerikanischer Forscher (absolvierte die medizinische Fakultät der New-Yorker Universität), arbeitet im Nationalen Institut für Krebsforschung in Bethesda. Begründete zusammen mit HUEBNER die „Theorie des Onkogens“ und trug wesentlich zur Entwicklung der Lehre von den Endoviren bei.

ALTSCHTEIN, Anatoli Dawidowitsch (1935, Jalta) — sowjetischer Virologe. Beendete 1957 sein Studium im I. Moskauer Medizinischen Institut, verteidigte 1970 seine Doktordissertation über das Thema „Die Defektivität onkogener Viren und die virale Kanzerogenese", leitete 1963—1969 das Laboratorium für onkogene Viren im Tarassewitsch-Institut (Moskau), seit 1969 Leiter der

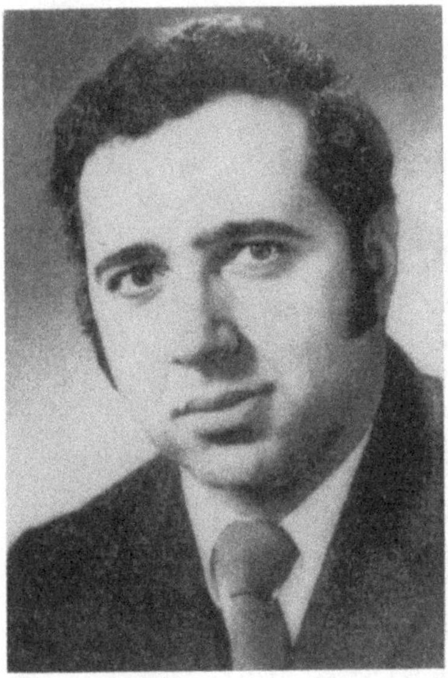

George TODARO

Gruppe „onkogene Viren" im Institut für Virologie der Akademie der Medizinischen Wissenschaften der UdSSR. Autor von über 150 wissenschaftlichen Publikationen. Hauptaspekt seiner experimentellen Arbeit ist das Problem des Zusammenhanges zwischen Defektivität und Onkogenität DNS-haltiger onkogener Viren, die biologischen Eigenschaften der Affenviren der Gruppe Papova und Adeno, die vergleichende Untersuchung und Evolution der Onkornaviren. Zu seinen Verdiensten gehören die Isolierung eines Endovirus der Schweine vom Typ C, die Entdeckung von Metallplatten-Mutanten der Viren SV-40 und SA-7 (C 8), der Nachweis einer neuen Klasse von defektiven Adenovirenhybriden zwischen einem hochonkogenen Adenovirus des Affen SA-7 (C 8) und einem Adenovirus des Menschen („Adeno-Adeno-Hybride"), der Nachweis einer neuen Klasse von zwischenartlichen Antigendeterminanten im internen Hauptеiweiß der Onkornaviren. 1972 stellte er die Hypothese über den zellulären Ursprung des Onkogens der Tumorviren auf.

BENTWELZEN, Peter (1938, Gaaga, Niederlande) – holländischer Forscher (studierte in Leyden), arbeitete im Institut für Krebsforschung in Amsterdam (Niederlande) unter der Leitung von Otto MÜHLBOCK, erwarb den Titel eines Doktors der Wissenschaften mit seiner Arbeit über die genetische Transmission des Mam-

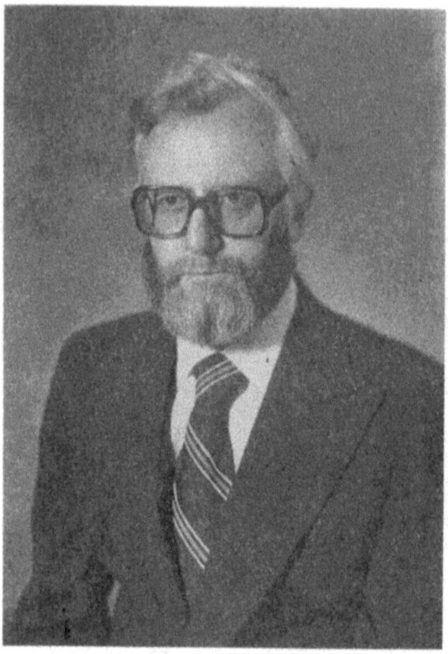

Anatoli Dawidowitsch ALTSCHTEIN

makarzinomvirus der Mäuse. Arbeitet seit 1969 in dem von ihm begründeten Laboratorium für Onkovirologie im Radiobiologischen Institut Rijswijk, ist Vizepräsident der Internationalen Assoziation zur Erforschung der Leukämie und ähnlicher Krankheiten. Sein Hauptbeitrag zur Onkovirologie ist die Entdeckung der genetischen Transmission des Mammakarzinoms der Mäuse. In seinem Labor werden Gene untersucht, die die Expression von Mäuse-Endoviren der Milchdrüsen kontrollieren, der Anteil epigenetischer Faktoren an der Expression von Endo- und Exoviren der Mäuse, die Verwendung von Vakzine zur Prophylaxe des Mammakarzinoms. Eine andere Forschungsrichtung sind die mesenchymalen Humantumoren und ihr Zusammenhang mit Onkornaviren vom Typ C.

Bernhard, Wilhelm* (geb. 1920 in Worb, Schweiz, gest. 1979 in Paris) — französischer Forscher (erhielt seine Ausbildung in der Schweiz, in Bern und Genf). Arbeitete aber 1948 und während seiner ganzen Laufbahn im Institut für wissenschaftliche Krebsforschung in Villejuif (Frankreich), wo er das Laboratorium

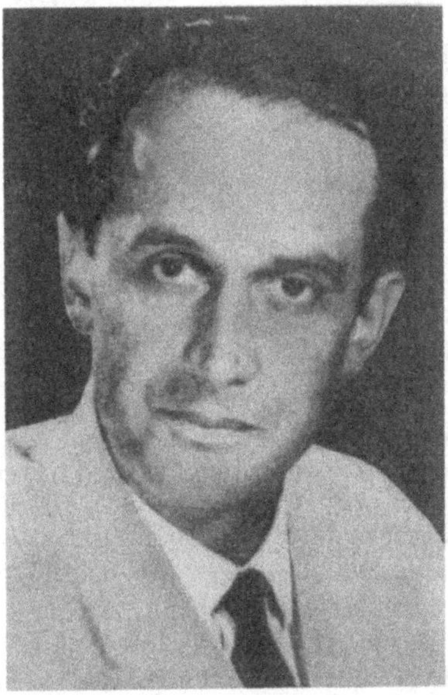

Wilhelm Bernhard

für Elektronenmikroskopie leitete. Verstand sich als Schüler von Charles Oberlin. Zu seinen Verdiensten zählen die Entwicklung zahlreicher Methoden der Herstellung elektronenmikroskopischer Präparate, die Untersuchung der Intrazellulärstrukturen und der Zellchemie, die erste Strukturbeschreibung einer Reihe von Onkornaviren und ihre Klassifikation (Typ A, B, C), die vergleichende Untersuchung normaler und tumoröser Gewebe unter dem Elektronenmikroskop und die Beschreibung des malignen Lymphoms des Menschen. Bernhard erhielt den Grand-Prix für Wissenschaft der Stadt Paris, teilte sich mit Dulbecco den Ehrlich-Preis (Deutschland), war Ehrendoktor der Universitäten in Brüssel und Basel, erhielt die Howard-Taylor-Ricketts-Medaille (Chicago, USA), die Pasteur- und die Gamaleja-Medaille (Moskau, UdSSR) sowie die Schleiden-Medaille (Halle, DDR). „Die Virustheorie ist die am meisten stimulierende Hypothese seit dem Kriege", schreibt er. „Sie spielt auch weiterhin eine führende Rolle, aber die chemische Kanzerogenese wird neuerlich immer wichtiger."

Beard, Joseph Willis*, (1901, Athen, Louisiana, USA) – amerikanischer Forscher (erhielt seine Ausbildung an der Universität Chicago und an der Vanderbilt-Universität in Nashville, Tennessy,

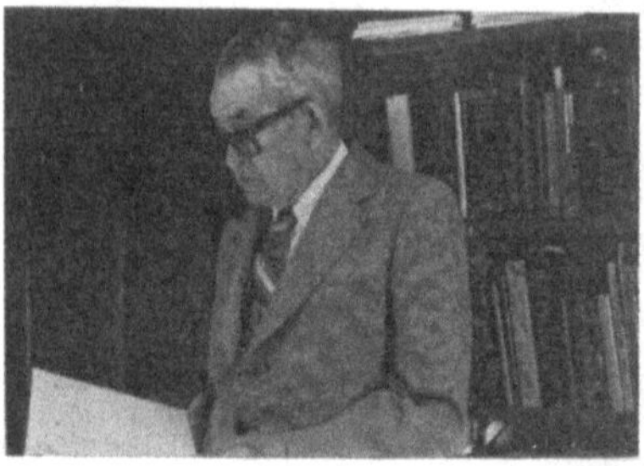

Joseph Willis Beard

USA). Ihre ersten Untersuchungen über onkogene Viren führten Joseph Beard und seine Frau Dorothy im Rockefeller-Institut zusammen mit Rous am Papillomvirus der Kaninchen durch. Von 1937 bis 1973 arbeitete er im Duke-Zentrum für Medizin in Durham, seit 1973 in der Life Science ins. als wissenschaftlicher Direktor. Die weitaus überwiegende Mehrzahl seiner Untersuchungen führte er gemeinsam mit Dorothy Beard durch, der er auch sehr große materielle Unterstützung verdankt, wodurch es möglich wurde, ein Laborgebäude für virologische Forschungen zu bauen, das der Arbeit zur Erforschung von Tumor- und Leukoseviren der Vögel außerordentlich förderlich war. Seine wichtigsten Ergebnisse in der onkovirologischen Forschung sind: die Entdeckung des Übergangs des Viruspapilloms der Kaninchen in Krebs, die Reinigung des Papillomvirus der Kaninchen und des Leukosevirus der Hühner, Methoden ihrer quantitativen Bestimmung und detaillierten Charakteristik, die Klassifikation der onkogenen Vogelviren, die Untersuchung des Virus der Myelozytose der Vögel. Beard schrieb viele Übersichten und Bücher über onkogene Viren. Seit Jahren befassen sich Joseph und Dorothy Beard mit der Produktion von gereinigtem Myeloblastenvirus der Vögel und von gereinigter Revertase, die von vielen Labors in der Welt verwendet werden. BEARD ist der Ansicht, daß „der fundamentale Mechanismus der Kanzerogenese nicht wesentlich vom ätiologischen Agens abhängt", und daß „das die Bedeutung der Verwendung von viralen Tumoren als Modelle für die Aufdeckung des Mechanismus der Kanzerogenese insgesamt verstärkt".

BEARD ist Mitglied der New-Yorker Akademie der Wissenschaften. Er hat zahlreiche Ehrenämter inne und erhielt Auszeichnungen. Es sei noch einmal betont, daß Dorothy BEARD an allen seinen

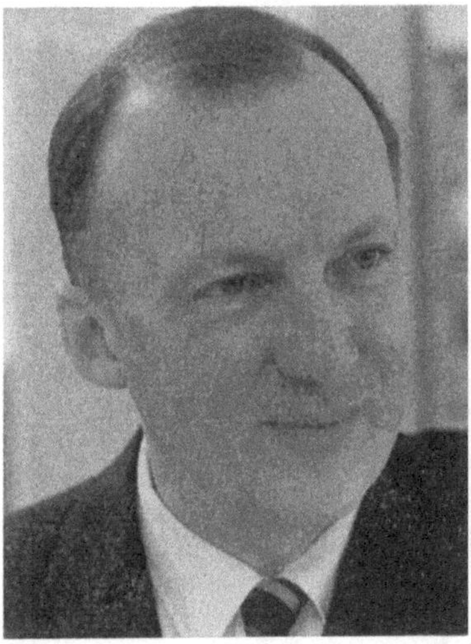

Knut Bertill BJORKLUND

wissenschaftlichen Aktivitäten beteiligt war, in seinem „wissenschaftlichen Kollektiv" mit Recht einen wichtigen Platz einnimmt und als Wissenschaftlerin internationale Anerkennung genießt.

BJORKLUND, Knut Bertil* (1921, Malmö, Schweden) — schwedischer Forscher. Leitet die Abteilung für Krebsimmunologie im Nationalen Laboratorium für Bakteriologie in Stockholm. Er entwickelte die Methode der spezifischen Hemmung der Präzipitationsreaktion im Gel und schrieb zahlreiche Arbeiten zur Immunologie des Krebses. Er verfaßte über 100 wissenschaftliche Arbeiten. Führte eine Reihe methodischer Verbesserungen in die onkoimmunologische Forschung ein. Er ist Mitglied einer Reihe wissenschaftlicher Gesellschaften und der New-Yorker Akademie der Wissenschaften.

HAŠEK, Milan* (1925, Prag) — tschechischer Forscher studierte an der Prager Karls-Universität), Professor, Korrespondierendes Mitglied der Tschechoslowakischen Akademie der Wissenschaften, wurde durch seine Arbeiten zur immunologischen Toleranz be-

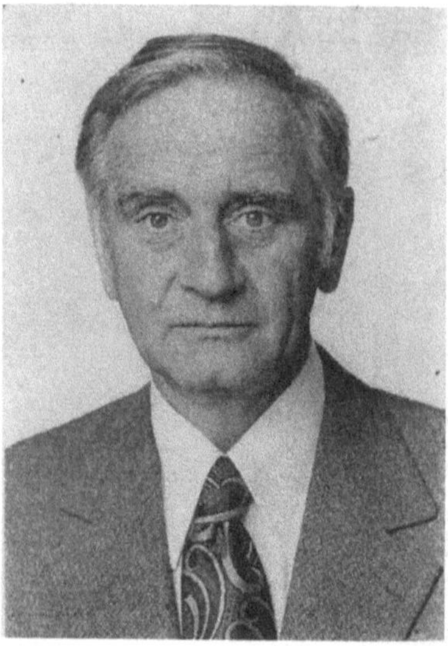

Milan HAŠEK

kannt. Als seinen wichtigsten Beitrag zur Onkologie erachtet er die Erforschung der Bedeutung der immunologischen Toleranz beim malignen Wachstum. HAŠEK ist Autor von etwa 150 wissenschaftlichen Arbeiten. Gegenwärtig sind seine Hauptanstrengungen auf die Untersuchung der Regulation der Immunmechanismen gerichtet. „Unter immunologischem Aspekt, so scheint mir“, schreibt er, „ist eines der wichtigsten Probleme des Krebses die Lösung der Frage einer möglichen Beseitigung einer pathologischen immunologischen Toleranz und einer spezifischen oder unspezifischen Erhöhung der immunologischen Reaktivität.“

ITO, Ioschei* (1923, Tsu, Japan) — japanischer Forscher (studierte an der Universität in Kioto), Präsident der Internationalen Assoziation zum vergleichenden Studium der Leukämie und verwandter

Krankheiten (1973–1975), Professor und Leiter der Abteilung für Mikrobiologie an der medizinischen Fakultät der Universität in Kioto. Für seinen wichtigsten Beitrag zur Onkovirologie hält er die von ihm bei der Arbeit mit dem SHOPEschen Papillomvirus erstmals entdeckte *Tumorogenität* der viralen Nukleinsäure. Gegenwärtig gelten seine Bemühungen der Suche nach möglichen viralen oder anderen Substanzen, die die Ursache des malignen Wachstums beim Menschen sein können. Zur Ätiologie der Tumoren schreibt er: „Virale Nukleinsäuren oder möglicherweise ihre

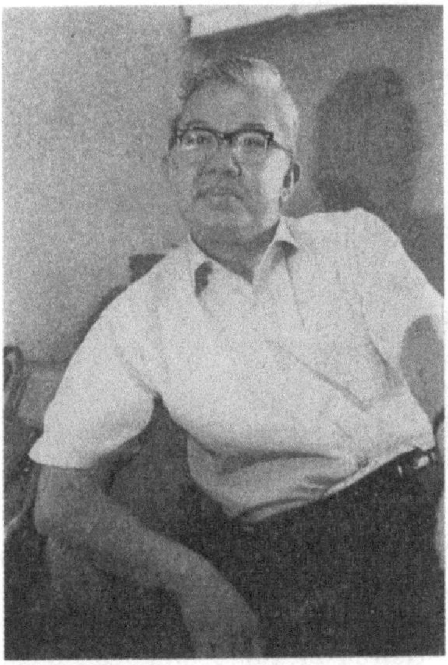

Ioschei ITO

Fragmente können sich als notwendiger Faktor in den Zellen von Säugern (des Menschen) befinden, und der neoplastische Prozeß kann durch irgendeinen der bekannten ‚induzierenden' Faktoren ausgelöst werden: durch ein Virus, durch Strahlung und durch chemische Kanzerogene."

KIT, Saul (1920, Passake, New Yersey, USA) – amerikanischer Forscher (studierte an der Universität Kalifornien), Professor der Biochemie, leitet die Abteilung für biochemische Virologie am Medizinischen Baylor-College (Huston, Texas). Hauptinteressen: Molekularbiologie, Biochemie des Krebses, virale Onkogenese. Die Forschungen KITS gelten den virusinduzierten Fermenten im Zusammenhang mit der viralen Onkogenese. KIT ist Autor einer Reihe von Übersichten zur Biochemie der Viren und des Krebses. Man findet seinen Namen in internationalen Biographien und analogen Veröffentlichungen.

KOPROWSKI, Hillary* (1916, Warschau, Polen) – amerikanischer Virologe, Direktor des Wistar-Instituts für Anatomie und Biologie in Philadelphia, Professor für experimentelle Medizin und Mikrobiologie an der Pennsylvania-Universität in Philadel-

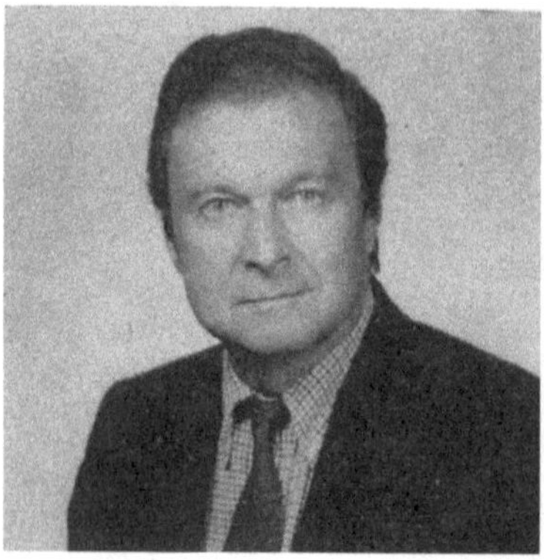

Hillary KOPROWSKI

phia. Durch seine Forschungen bereicherte er unsere Kenntnisse von den neuroviralen und onkogenen Infektionen. In der Onkovirologie verdienen seine Arbeiten zur viralen Onkolyse, zur Fähigkeit des SV-40-Virus, in der Gewebskultur Humanzellen zu transformieren, zur Anwendung von Heterokaryonen für den Nachweis des Genoms von SV-40 sowie zur Ermittlung der Bedeutung der Gene des Chromosoms 7 von Humanzellen für die Expression des transformierten und malignisierten Phänotyps bei Infektion mit diesem Virus besondere Beachtung. In der letzten Zeit galt das Hauptinteresse KOPROWSKIS der Ermittlung von „Krebschromosomen" beim Menschen und dem Anteil immunologischer Mechanismen an der Prophylaxe des tumorösen Wachstums. Er wurde im eigenen und in anderen Ländern mit Auszeichnungen geehrt und ist Konsultant der WHO.

LEWINA, Dora Moissejewa* – sowjetische Forscherin (erhielt ihre Hochschulausbildung in Moskau, im I. Moskauer Medizinischen Institut (mit dem Leninorden ausgezeichnet)), arbeitet im Wissenschaftlichen Zentrum für Onkologie der Akademie der Medizinischen Wissenschaften der UdSSR (Moskau). LEWINA ist an vielen Arbeiten zur Immunologie von Tumoren beteiligt, die in der Abteilung SILBERS und später dann in dem von mir geleiteten Laboratorium für onkogene Viren im Institut für experimentelle und klinische Onkologie der Akademie der Medizinischen Wissen-

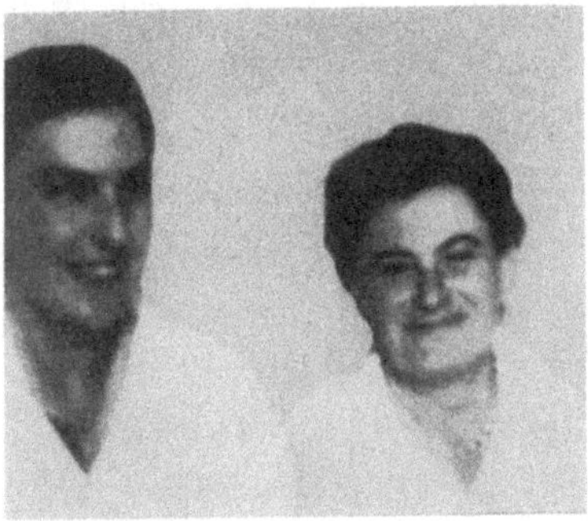

Dora LEWINA und Fanny LACOUR

schaften der UdSSR (Moskau) durchgeführt wurden. Ihre Hauptarbeiten befassen sich mit der Isolierung spezifischer Antigene des Leberkrebses, der Papillomatose und des Krebses der Harnblase, mit der Untersuchung der zwischenartlichen Pathogenität einer Reihe onkogener Viren sowie mit der viral-genetischen Erforschung von Infektionen durch RNS- und DNS-haltige Tumorviren. LEWINA hat sich um die praktische Einführung der von ABELEW entwickelten Methode der Diagnostik des Leberkarzinoms und einiger anderer Karzinome verdient gemacht, die mit dem Staatspreis der UdSSR ausgezeichnet wurde.

LACOUR, Fanny* – französische Forscherin (studierte an der Pariser Universität), Direktor für wissenschaftliche Forschung am Gustav-Russi-Institut (Villejuif, Frankreich). Fanny LACOUR ist Laureat der Medizinischen Akademie in Paris und Trägerin des Prix-Rosen für Onkologie.

1957 kam LACOUR nach Moskau und arbeitete in der Abteilung SILBERS in meiner Gruppe an der Isolierung spezifischer Antigene nukleoproteider Natur aus Leukosegewebe. Später setzte sie die Arbeit an den Nukleinsäuren im Gustav-Russi-Institut fort. „Meine wichtigste Arbeit war“, schreibt mir LACOUR, „die Induktion von Tumoren durch Nukleinsäuren, die aus den Lymphknoten von Patienten mit Leukämie extrahiert waren. Diese Arbeit prognostizierte, daß eine Transfektion möglich sei.“

Rubin, Harry* (1926) — amerikanischer Forscher, Professor für Molekularbiologie an der Kalifornischen Universität in Berkley (USA). Er ist durch seine Arbeiten über Onkornaviren der Vögel und Säuger und die Mechanismen ihrer Einwirkung auf die Zelle

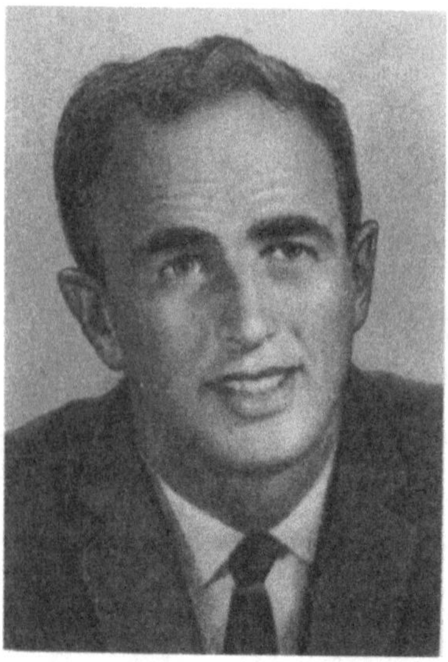

Harry Rubin

bekannt. „Mein größter Beitrag zur Onkovirologie“, schreibt er mir, „war die Einführung eines exakteren quantitativen Vorgehens bei der experimentellen Arbeit und der Analyse.“ Für die wichtigste Aufgabe hält er die Erforschung der biologischen Natur des Krebses, und zwar seinen Zusammenhang mit dem Altern und dem Funktionieren physiologischer Kontrollmechanismen, die die Homöostase im normalen Organismus aufrechterhalten, deshalb gilt derzeit sein wichtigstes Bemühen der Untersuchung der Regulation des Zellmetabolismus und -wachstums.

Mizutani, Satoshi* (1937, Yokohama) wurde bekannt, nachdem er zusammen mit Temin die Revertase entdeckt hatte. Hauptforschungsrichtungen: Untersuchung der DNS-Polymerase und der Replikationsweise retikuloendothelialer Viren und Bestimmung des Verwandtschaftsgrades von DNS-Polymerasen der Retroviren und Zellen von Vögeln. „Die experimentellen Befunde zeigen, daß die Nukleinsäuresequenzen, die die neoplastische Krankheit erzeugen", schreibt MIZUTANI zur Ätiologie des Krebses, „im Genom der Sarkom- und Leukoseviren enthalten sind. Derartige vollständige Nukleinsäuresequenzen fehlen aber im Genom

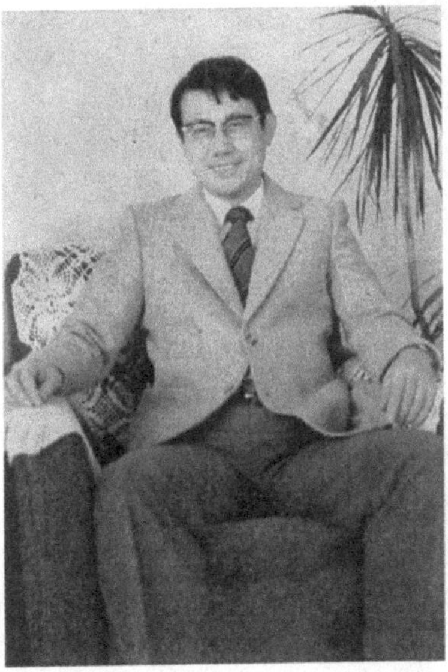

Satoschi MIZUTANI

der Endoviren und in der DNS normaler Zellen. Daher bilden sich die neuen Nukleinsäuresequenzen, die mit der Krebsursache zusammenhängen, anscheinend durch Rekombination, Translokation, Mutation usw. Eine Virusinfektion kann diese Prozesse beschleunigen. Chemische Kanzerogene und physikalische Strahlung können ebenfalls diese Prozesse der Entstehung neuer Nukleinsäuresequenzen fördern."

MOORE, Dan* (1909, Elcreek, Virginia, USA) — amerikanischer Forscher studierte in Duke, Südkarolina, und an der Universität in Virginia), arbeitete in der Columbia-Universität, im Rockefeller-Institut und im Institut für Medizinische Forschungen

(Camden, New Jersey), leitet die Abteilung für zytologische Biophysik. Außerdem ist er Professor der Amerikanischen Krebsgesellschaft. Für sein wichtigstes Arbeitsergebnis auf dem Gebiet der Onkovirologie hält MOORE die Identifizierung der B-Partikel des Mammakarzinomvirus der Mäuse und die Entdeckung ähnlicher Partikel und verwandter Komponenten in der Milch und in Mammatumoren von Frauen sowie den Nachweis der Tatsache,

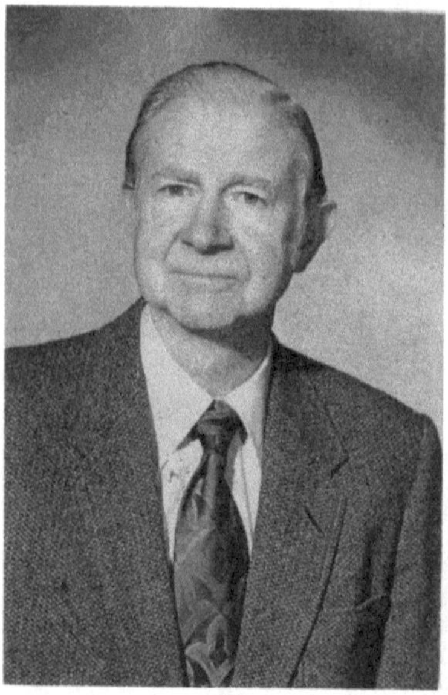

Dan MOORE

daß das Milchdrüsenvirus der Mäuse kein Einzelvirus darstellt, sondern eine große Familie verwandter Viren. In der Folge konzentrierte sich sein Interesse auf Probleme des Mechanismus der Infektiösität und Onkogenität von Mammakarzinomviren der Mäuse und den möglichen Anteil ähnlicher Viren an der Ätiologie einiger Brustkrebse des Menschen.

NASTAK, Elisabeth – rumänische Forscherin (studierte an der medizinischen Fakultät in Bukarest), leitet die Abteilung für virale Onkologie im Institut von Stephan S. Nicolau. Für ihren wichtigsten Beitrag zur Onkovirologie hält sie den Nachweis der onkolytischen Wirkung eines Schweinevirus auf das experimentell erzeugte Sarkom der Ratte sowie der Fähigkeit von Nukleinsäuren aus verschiedenen Tumoren des Menschen und der Tiere, bei Mäusen nnd Goldhamstern Tumore zu erzeugen. Gegenwärtig untersucht sie die onkolytische Wirkung einiger Viren auf das Karzinom des Menschen sowie die Modifikation der biochemischen und Antigeneigenschaften von Viren bei Kultivierung in Tumorzellen in vivo. Sie ist ferner mit der Suche nach einem Virusgenom und anderen Virusfraktionen in Humankarzinomen befaßt.

O'Connor, Timothy (1925) – amerikanischer Forscher (studierte in Irland und spezialisierte sich anschließend in den USA auf Biochemie), leitet die Abteilung für biologische und medizinische Forschungen des Argonnaer Nationallaboratoriums (Argonna, Illinois, USA), Professor der Universität Chicago. Seine hauptsächlichen Forschungen gelten dem quantitativen Aspekt der Beziehungen zwischen Virus und Zelle. Zusammen mit Fishinger wies er die Bildung interviraler Aggregate in einem Gemisch aus Sarkomvirus der Mäuse und Leukämievirus der Katzen nach, entwickelte eine neue Technik der zwischenartlichen Infektion mit einem Virus und erzielte als erster eine schnelle Transformation von Humanzellen durch ein Mäusevirus.

Payne, L. N.* (1933) – englischer Wissenschaftler (studierte Veterinärmedizin an der Universität Bristol), leitet das Laboratorium für experimentelle Leukose der Vögel (Leukosis Experimental Unit Houghton Poultry Research Station, England). Seine Haupterfolge stehen mit der Untersuchung (gemeinsam mit Biggs) der Marekschen Krankheit in Zusammenhang (Übertragungswege, Pathogenese, Vakzinierung gegen die Krankheit). Zu seinen wichtigen Forschungen zählt Payne auch die Untersuchung der genetischen Resistenz gegen Onkornaviren der Vögel und den Beweis für das Vorhandensein endogener viraler genetischer Information in den Zellen von Vögeln. „Es besteht nur wenig Zweifel daran", schreibt er, „daß die Neoplasie bei Vögeln das Resultat des Einbaues transformierender Gene von onkogenen Viren in das Zellgenom des Wirtes ist."

Říman, Joseph (1925, Gorni Suša, Tschechoslowakei) – tschechischer Forscher, Professor, Doktor der biochemischen Wissenschaften, Mitglied der Tschechoslowakischen Akademie der Wissenschaften, Direktor des Instituts für Molekulargenetik der Tschechoslowakischen Akademie der Wissenschaften in Prag. Seine Hauptforschungsrichtungen sind die Onkornaviren der Vögel: 1. Bestimmung der biochemischen, zytologischen und pathophysiologischen Parameter der Myeloblastose der Vögel, was ihm ermöglichte, als erster den zugrunde liegenden rhythmischen Prozeß nachzuweisen; 2. Untersuchung der RNS von Onkornaviren; 3. Untersuchung der Revertaseaktivität des Onkornavirus und der Feinstruktur des Virusgenoms bei Myeloblastose der Vögel sowie eine Reihe anderer wichtiger Fragen. „Für die Untersuchung der molekularen Mechanismen der Neoplasie", schreibt er, „bietet die virale Kanzerogenese eine weitere rationale Strategie, heute und

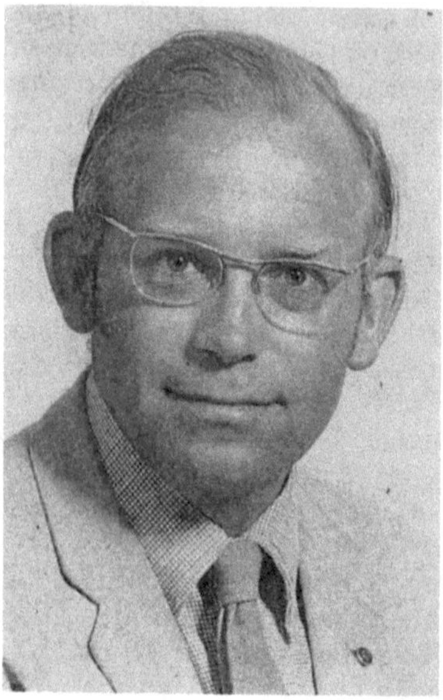

L. N. Payne

in Zukunft." Er betont, daß eine der ungelösten Fragen „die natürliche und tatsächliche Rolle der onkogenen Viren in der Natur ist". Řiman ist Träger des Staatspreises der ČSSR.

Rowe, Wallace* (1926, Baltimore, Maryland, USA) — amerikanischer Forscher, leitet das Laboratorium für Viruskrankheiten des Nationalinstituts für Allergien und Infektionskrankheiten in Bethesda, USA. Seine Forschungen gelten DNS- und RNS-haltigen Onkoviren und befassen sich mit Problemen der Integration des viralen Genoms ins zelluläre, mit dem T-Antigen und mit dem Beweis, daß Mäuseviren vom Typ C bei Mäusen als chromosomale Gene vererbt werden. Rowe ist Mitglied der Nationalen

Akademie der Wissenschaften und Träger vieler nationaler Auszeichnungen. Er schrieb über 200 wissenschaftliche Arbeiten. Seine Interessen gelten den onkogenen Viren sowie den chronischen und latenten Virusinfektionen. „Ich glaube", schreibt ROWE, „daß die onkogenen Viren eine große Zukunft als Mittel der Approbierung von Zellfunktionen und -regulationen haben. Zweifellos wird man finden, daß sie einige Karzinomtypen erzeugen, aber ihr größter Beitrag wird darin bestehen, daß man mit ihrer Hilfe die Genfunktionen, die DNS-Synthese und die sie kontrollierenden Faktoren verstehen wird."

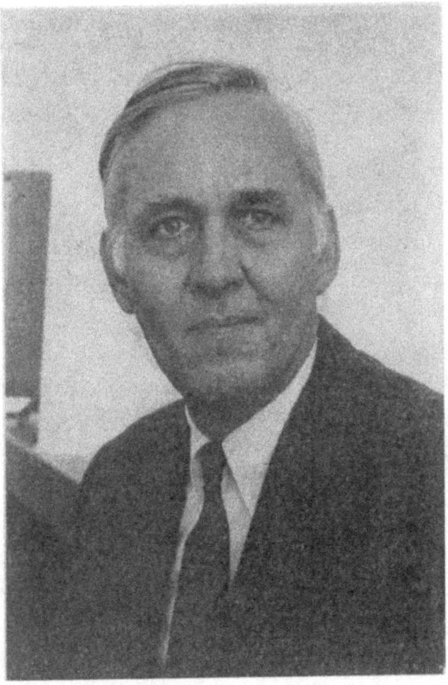

Wallace ROWE

ROUDALI, J. – französischer Forscher. Nach Abschluß des Medizinstudiums wurde er Praktikant bei LACASSAGNE im Radium-Institut, wo er heute noch arbeitet. Seit 1970 ist er Direktor für wissenschaftliche Forschungen und seit 1973 Ritter der Ehrenlegion. Seine wichtigsten wissenschaftlichen Leistungen beziehen sich auf die Untersuchung der Ätiologie des Krebses, speziell auf die Rolle chemischer Kanzerogene. So entdeckte er die Kanzerogenität von Benzakridinen. Als seine zentrale Aufgabe sieht er „den Kampf gegen toxische Umweltsubstanzen" an.

SARMA, Padmen (1931, Indien) studierte am Veterinärmedizinischen College in Madras, Indien, leitet die Unterabteilung für Virologie der Tiere und für Feldforschungen am Nationalinstitut für Krebsforschung in Bethesda (USA). Arbeitete viele Jahre zusammen mit Robert HUEBNER an der Untersuchung von Onkornaviren der Tiere, an der Entwicklung von Testmethoden (KOFAL-Test, Kokultivierung eines defekten ROUSschen Virus mit sensiblen Zellen, Nachweis des defekten Genoms des Sarkomvirus der Mäuse mit Hilfe des Virus der Katzenleukämie), an der Untersuchung vieler Fragen, die mit Viren der Mäuse, Hamster, Ratten und Katzen, mit dem Adenovirus der Vögel Celo u. a. zusammenhängen. „Man darf annehmen", schreibt SARMA, „daß die Kanzerogene der Umwelt gemeinsam mit Viren oder allein wirken ... Ich meine, wir Virologen sollten den Kanzerogenen in unserer Umwelt große Aufmerksamkeit schenken und die molekularen Mechanismen studieren, die mit der Krebsentstehung zusammenhängen."

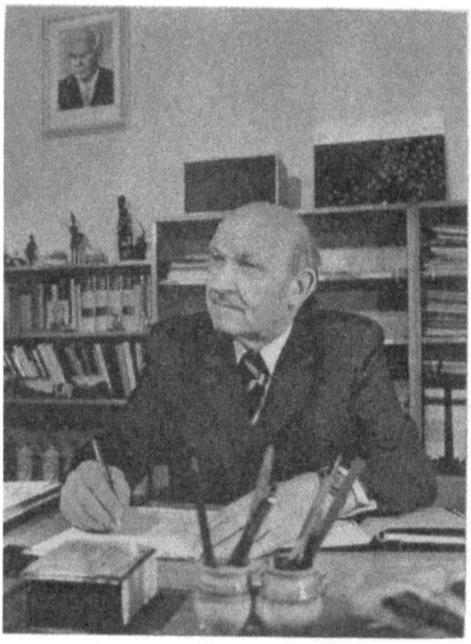

Viliam THURZO

THURZO, Viliam* — slowakischer Wissenschaftler, Akademiemitglied, Direktor des Instituts für experimentelle Onkologie der Slowakischen Akademie der Wissenschaften (Bratislava) seit seiner Gründung. 1950 begann er, auf den Arbeiten SILBERS fußend, mit einer kleinen Mitarbeitergruppe die Untersuchung des ROUSschen Virus und der Virustumoren bei Mäusen und Ratten. Diese Forschungen führten zur Isolierung des Virus B 77. Dieses Virus, das allseitig charakterisiert wurde, ist weithin bekannt und wird in vielen Laboratorien verwendet. Es wurde aus Ratten isoliert, die ein Filtrat von Rattensarkom erhalten hatten, und kann Tumoren bei anderen Tierarten erzeugen, deren Immunologie einer der Forschungsgegenstände THURZOS ist. Seine Hauptaufgabe sieht er in der Klärung des Transformationsmechanismus bei Tumoren epithelialen Ursprungs.

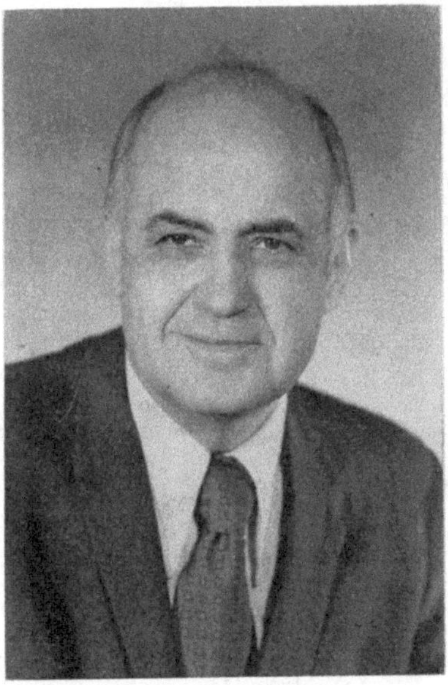

Maurice HILLEMAN

HILLEMAN, Maurice* (1919, Montana) – amerikanischer Forscher (studierte in Montana, erwarb den Doktor der Philosophie an der Universität Chicago), Vizepräsident der Forschungslaboratorien und Forschungsdirektor für Virus- und Zellbiologie im Merck-Institut für therapeutische Forschungen (West Point, Pennsylvania, USA), Professor der Virologie an der medizinischen Fakultät der Universität Pennsylvania. Verfasser von über 330 Originalarbeiten auf verschiedenen Gebieten der Virologie, darunter über Onkovirusinfektionen (SV-40, Adenoviren, Herpesviren, Leukämieviren der Katzen). Träger zahlreicher nationaler und internationaler Auszeichnungen. „Krebs ist eine multifaktorielle Erkrankung", schreibt HILLEMAN. „Allem Anschein nach muß in vielen Tumoren neues genetisches Material eingebaut worden sein. Durchaus möglich, daß es von Viren stammt. Wenn also auch viele Faktoren in der Kanzerogenese Bedeutung haben, so bilden doch die Viren, wie es sich darstellt, ein wichtiges Bindeglied, zumindest in einigen Tumoren.“

GALLO, Robert* (1937, Waterboory, Connecticut, USA) — amerikanischer Forscher, leitet das Laboratorium für Biologie der Tumorzellen im Nationalinstitut für Krebsforschung in Bethesda,

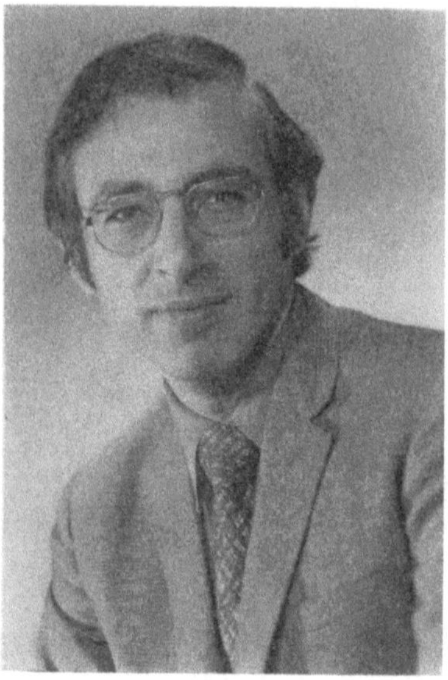

Robert GALLO

Professor der Genetik an der George-Washington-Universität. Seine Hauptforschungsgebiete sind: die Untersuchung der Revertase (ihr Vorhandensein in Zellen, Anteil an der viralen Pathologie, Reinigung, Methoden der Differenzierung gegenüber zellulären DNS-Polymerasen), Wirkung des Interferons auf Onkornaviren und auf die Leukose des Menschen (Nachweis von „Spuren“ eines Onkornavirus und Isolierung eines sich replizierenden infektiösen Agens vom Typ C aus einem Leukosepatienten). Die Untersuchung der Entstehung von Leukämie bei Tieren und vor allem beim Menschen steht nach wie vor im Mittelpunkt seines Interesses, wie auch die Molekularbiologie der Onkornaviren. „Ich glaube, daß derzeit in den USA das Pendel zu weit in Richtung der Suche nach chemischen Verunreinigungen ausschlagt", schreibt mir GALLO. „Wenn sie auch wichtig sind, so werden sie sich doch in der Perspektive, wie ich annehme, nur als eine zusätzliche Hilfe erweisen (wenn man einmal das Rauchen außer Betracht läßt)."

GALLO ist Träger zahlreicher Auszeichnungen. Er ist ein Mensch von umwerfender Energie: Innerhalb von 6 Jahren (1970–1976) nahm er nach meiner Zählung an 35 internationalen Kongressen und Symposien teil, an 35 nationalen Konferenzen, Symposien und Seminaren, schrieb er (allein oder in Koautorenschaft) 16

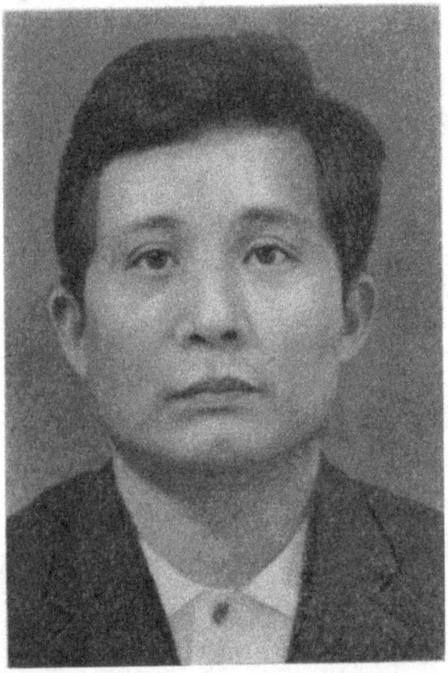

Kej FUJINAGA

redaktionelle Artikel und Übersichtsarbeiten und 165 Originalarbeiten.

FUJINAGA, Kej* (1931, Fukuoka, Japan) - japanischer Forscher auf dem Gebiet der Molekularvirologie (studierte an der Hokkaido-Universität in Sapporo, Japan), Professor und Direktor der Abteilung für Molekularbiologie des Instituts für Krebsforschung (Medizinisches College, Sapporo, Japan). Seine Arbeiten befassen sich zu einem großen Teil mit DNS-haltigen onkogenen Viren, vorzugsweise Adenoviren, deren Untersuchung er im Laboratorium von GREEN in den USA begann (Nachweis viraler genetischer Information in viralen Tumoren und transformierten Zellen, Ermittlung der partiellen Expression des Virus-Genoms in den letzteren und des Vorhandenseins nur eines Teiles des Virus-Genoms in der Zell-DNS bei Transformation des Adenovirus vom Typ 7, Ermittlung der Nukleotidsequenzen beim Typ 12 und Lokalisation der transformierenden Gene im Genom der Adenoviren der Typen 7 und 12). Zum Interessenbereich des Wissenschaftlers gehören auch die Mechanismen der durch Onkornaviren bedingten Kanzerogenese, die Aktivität der DNS-abhängigen DNS-Polymerase im Virion des Onkornavirus, die Identifizierung des Virus RD 114 als Endovirus aus normalen Katzenzellen. Die Grundlage der Kanzerogenese sieht FUJINAGA in „irreversiblen Veränderungen der zellulären Genfunktionen, die durch onkogene Viren (einschließlich der Endoviren), durch chemische Kanzerogene u. a. hervorgerufen werden", wobei er den molekularbiologischen Methoden bei der Untersuchung dieser Phänomene die größte Bedeutung beimißt.

Verzeichnis wichtiger Begriffe

Antigen – eine Substanz, zumeist von Eiweißnatur, die das Abwehrsystem des Organismus beeinflußt und die Erzeugung von Antikörpern bewirkt.

Gen – Einheit der Vererbung, nimmt im Chromosom einen bestimmten Platz ein und ist Träger einer bestimmten Funktion.

Homologie von Nukleinsäuren – Vorhandensein von Abschnitten mit gleicher Sequenz der Stickstoffbasen.

Integration von Genomen – Einbau eines Genoms in ein anderes.

Interferon – Abwehreiweiß, das von der Zelle als Reaktion auf das Eindringen einer fremden Nukleinsäure gebildet wird. Es ist fähig, die Funktionen der fremden Nukleinsäure in der Zelle zu unterdrücken.

Crossing Over – Austausch von genetischem Material zwischen homologen Chromosomenpaaren.

Leukose – maligne Erkrankung, bei der das hämatopoetische Gewebe geschädigt ist.

Mutagen – Substanz, die Veränderungen im Vererbungsapparat – Mutationen – erzeugt.

Mutante – eine durch Mutation entstandene Form. Sie überträgt die neuerworbenen Merkmale auf ihre Nachkommen.

Genmutationen – Veränderungen, die die Struktur einzelner Gene stören. Führen zur Störung oder zum völligen Verlust ihrer Funktionen und werden vererbt.

Nukleoproteid – kompliziertes Eiweiß, das Nukleinsäure enthält.

Revertase – Ferment, das die DNS-Synthese auf einer RNS-Matrize bewirkt (reverse Transscriptase)

Onkornaviren – RNS-haltige onkogene Viren.

Papillom – gutartiger Tumor (z. B. Warzen der Haut).

Präkanzeröser Zustand oder Präkarzinom – Krankheitsprozeß, der dem Beginn des malignen Wachstums vorausgeht.

Provirus – DNS-Kopie eines Onkornavirus.

Reversion – Rückkehr einer Tumorzelle zum normalen Aussehen.

Revertante – Zelle, die eine Reversion vom transformierten zum Normalzustand durchgemacht hat.

Transkription – RNS-Synthese auf der DNS-Matrize mit Hilfe eines Ferments, der DNS-Polymerase.

Translation – Eiweißsynthese auf Ribosomen unter Beteiligung der Messenger-DNS, die die Aminosäurensequenz im zu synthetisierenden Eiweiß bestimmt.

Transformation, tumoröse – Veränderung der Zelleigenschaften, die mit einer Störung der Kontrolle über Zellwachstum und -teilung einhergeht.

Fibrom – gutartiger Tumor aus Bindegewebsfasern.

Fibrosarkom – maligner Tumor aus Bindegewebszellen von Faserstruktur.

Chromosomen – spezielle Gebilde, die die Erbfaktoren – Gene – enthalten.

Sachregister

Personenregister

FSC
www.fsc.org
MIX
Papier | Fördert gute Waldnutzung
FSC® C083411

Zeitfracht Medien GmbH
Ferdinand-Jühlke-Straße 7
99095 Erfurt, Deutschland
produktsicherheit@kolibri360.de